イラスト図解

そこが知りたい！

病院・医療のしくみ

監修　木村憲洋

朝日新聞出版

目次

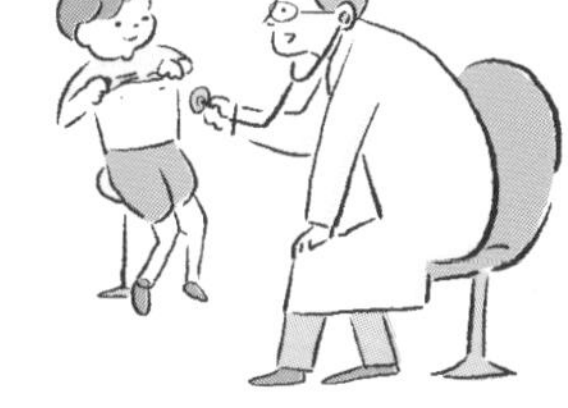
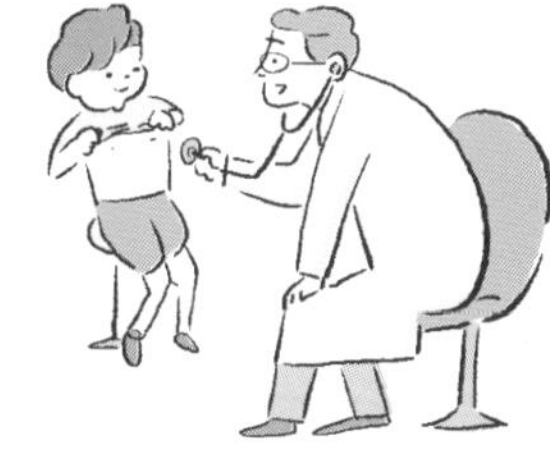

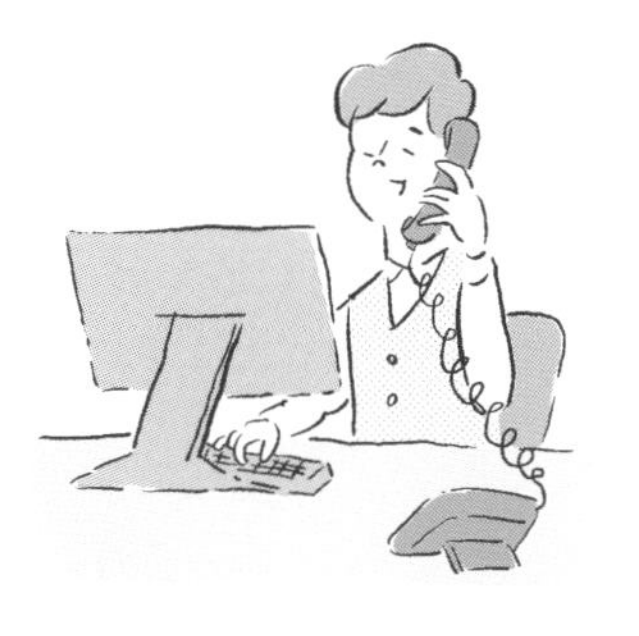

第4章 病院の運営

第5章 日本の医療制度と医療費のしくみ

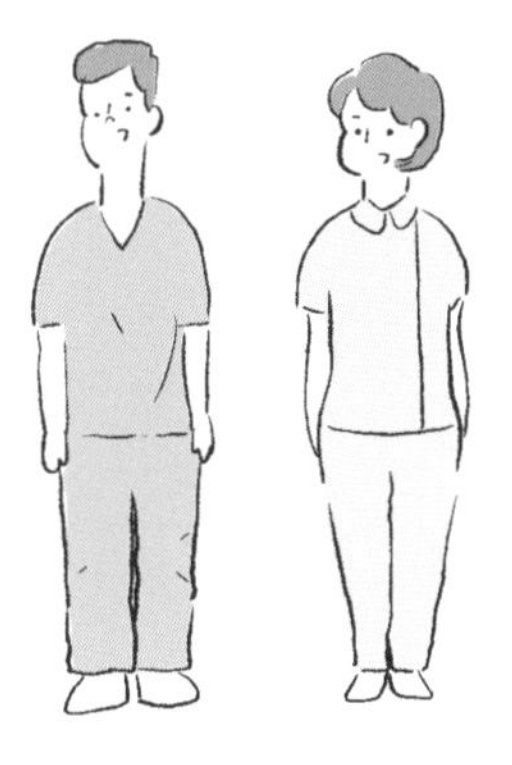

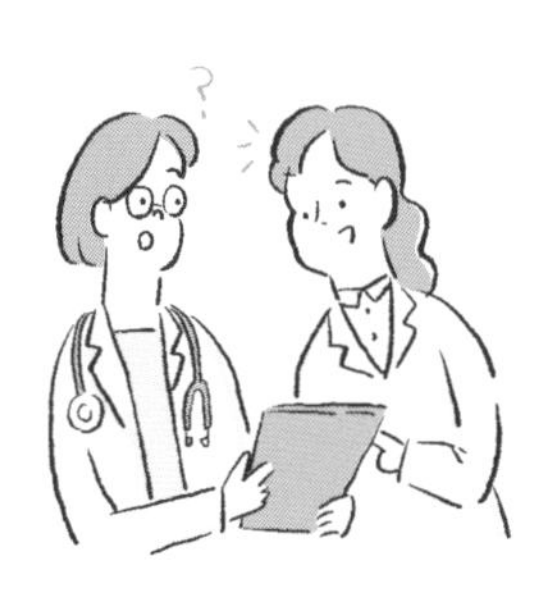

第6章 医療に関わる機関・組織の役割

※本書の情報は2021年8月現在のものです。

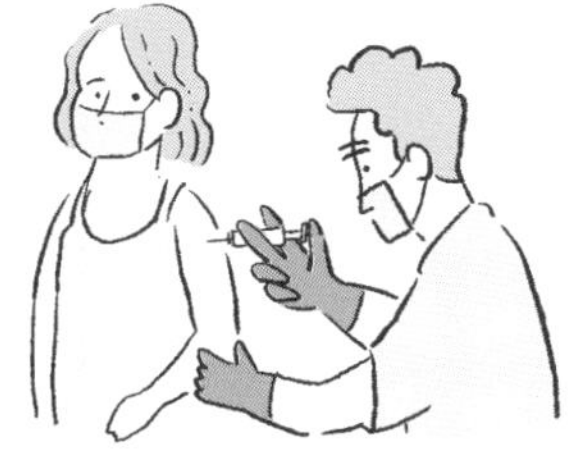

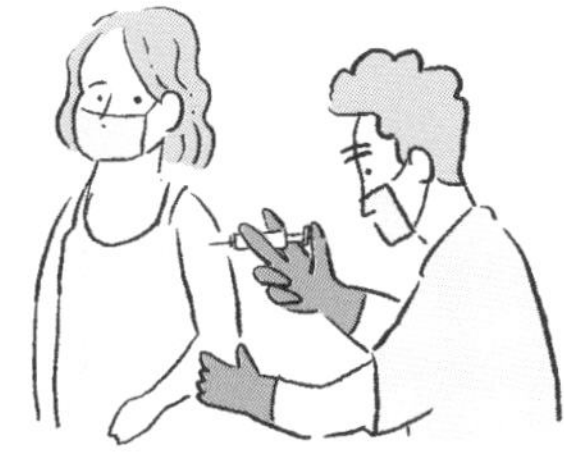

はじめに

世界中に猛威を振るう、新型コロナウイルス感染症。感染拡大を防ぐため、日々多くの医療従事者が奮闘しています。そんななか、医療に関連する言葉をニュース番組などで耳にする機会が格段に増えました。

たとえば、「ＰＣＲ検査」。この言葉自体を聞いたことがないという人は、もうほとんどいないと言っても過言ではありません。では、「ＰＣＲ」とは何の略で、どんなしくみを利用した検査でしょうか？　答えられる人は、多くないのではないかと思います。

本書では、そんな「知っているようで知らない」医療や病院のしくみについてまとめました。

「病院と診療所のちがいとは？」
「医療機関ではどんな人たちが働いている？」
「あの検査はどういうしくみで行われているのか？」
「病床の種類分けって？」
「医療費はどうやって決められている？」
「新しい薬はどのようなプロセスで承認されるのか？」

といった素朴な疑問から、病院経営の現状や組織の決まり、医師の就職などの実態について、わかりやすく解説します。

本書が、命と健康を守るために日々懸命に働く医療従事者や、医療業界への理解を深める一助となれば幸いです。

２０２１年９月

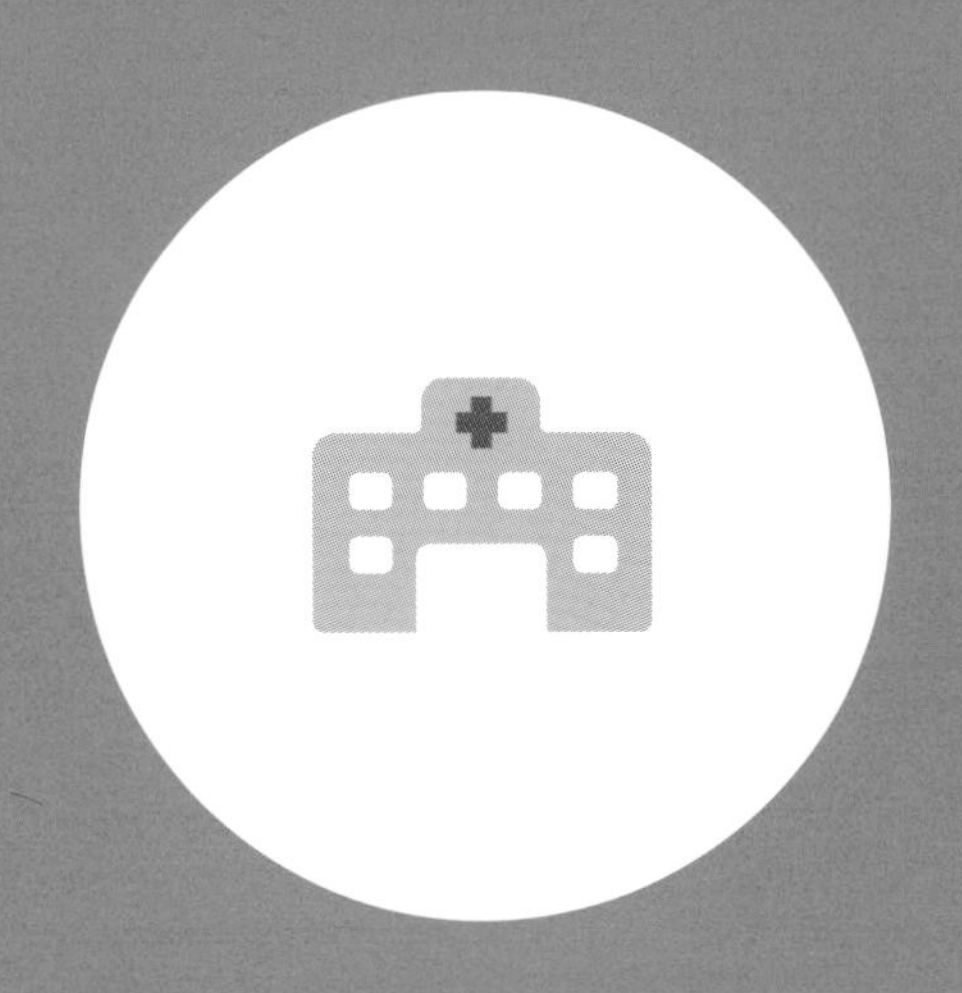

第1章

病院をとりまく医療のしくみ

01

医療機関・病院の種類

病院をはじめとする医療機関は、その役割や機能によっていくつかに分類されています。適切な医療機関選びのためにも特徴を知っておきましょう。

■ 医療機関・病院の種類

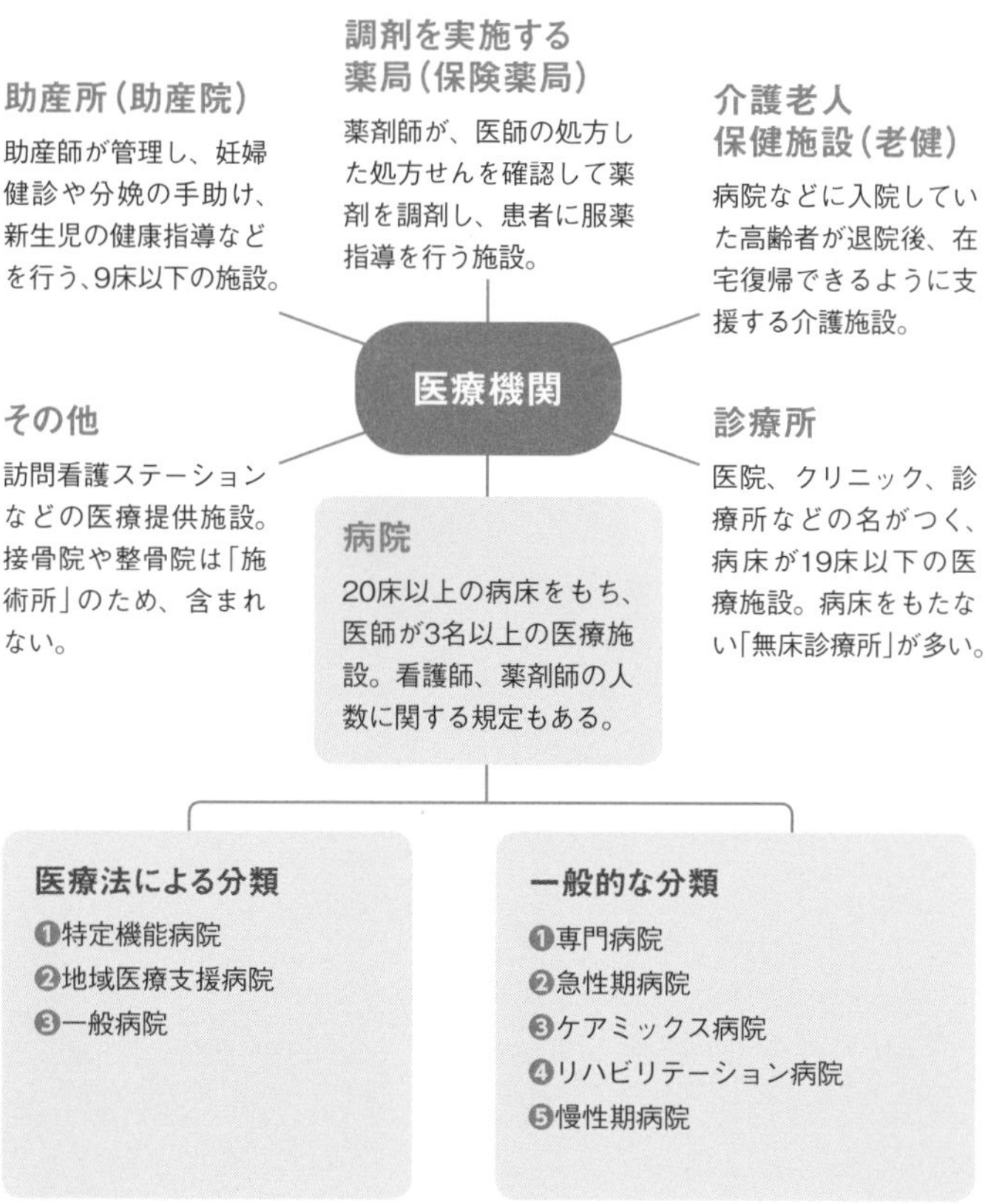

医療機関

助産所（助産院）
助産師が管理し、妊婦健診や分娩の手助け、新生児の健康指導などを行う、9床以下の施設。

調剤を実施する薬局（保険薬局）
薬剤師が、医師の処方した処方せんを確認して薬剤を調剤し、患者に服薬指導を行う施設。

介護老人保健施設（老健）
病院などに入院していた高齢者が退院後、在宅復帰できるように支援する介護施設。

その他
訪問看護ステーションなどの医療提供施設。接骨院や整骨院は「施術所」のため、含まれない。

診療所
医院、クリニック、診療所などの名がつく、病床が19床以下の医療施設。病床をもたない「無床診療所」が多い。

病院
20床以上の病床をもち、医師が3名以上の医療施設。看護師、薬剤師の人数に関する規定もある。

医療法による分類
❶特定機能病院
❷地域医療支援病院
❸一般病院

一般的な分類
❶専門病院
❷急性期病院
❸ケアミックス病院
❹リハビリテーション病院
❺慢性期病院

病院などの医療機関は医療法によって分けられる

日本では、医療機関は「医療法」という法律によって上図のように大きく6つに分類されています。

さらに、**病院はその規模や機能、役割、開設者によっていくつかの分類があります。**「特定機能病院」や「地域医療支援病院」などは医療法で定められ、厚生労働大臣や都道府県知事による承認が必要です。ほかに、「専門病院」や「リハビリテーション病院」など、病院の特徴や役割による分類も一般的です。

■医療法による病院の分類

❶特定機能病院

高度な医療を提供し、医療技術の開発・評価を行う病院。400以上の病床を有する。先進医療の検証システムとしての役割もあり、最先端の医療を提供できる。厚生労働大臣の承認が必要。

❷地域医療支援病院

地域の医療機関からの紹介患者の受け入れや、地域の医療従事者への研修支援などを行う病院。200床以上を有し、救急は24時間受け入れる。都道府県知事の承認が必要。

❸一般病院

❶、❷以外の病院。病床数や扱える治療の種類には差がある。診療の結果、精密検査や高度な治療が必要になった場合は、紹介状を発行し、特定機能病院や地域医療支援病院の受診を促す。

■一般的な病院の分類

❶専門病院

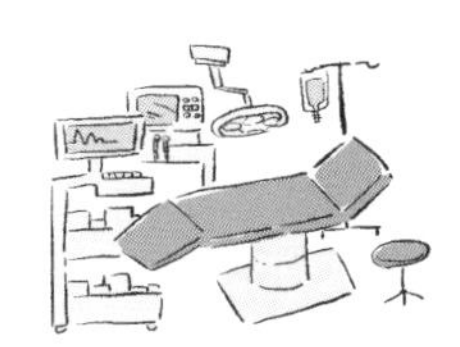

ある病気などに特化した病院。がんセンターや循環器病センターなどの「高度専門病院」と、耳鼻咽喉科病院や精神科病院などの「単科専門病院」に分けられる。

❷急性期病院

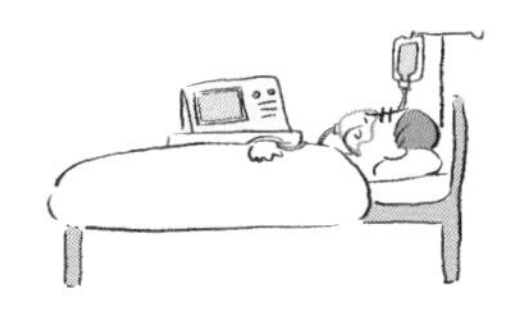

発症してすぐの、重症度が高い急性期の患者への機能を強化した病院。救急医療や手術を24時間体制で行う。平均在院日数※が短いのが特徴。

❸ケアミックス病院

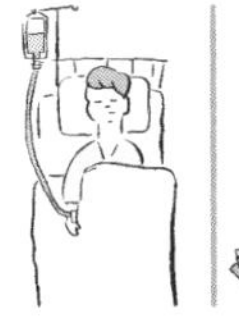

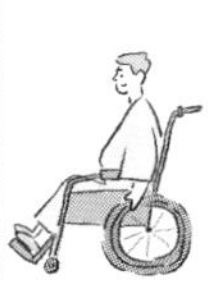

一般病床と療養病床、または精神病床（P18）を併せもつ混合型病院。急性期機能に加え、回復期機能や慢性期機能など、複数の病床機能をもつ病院が増加中。

❹リハビリテーション病院

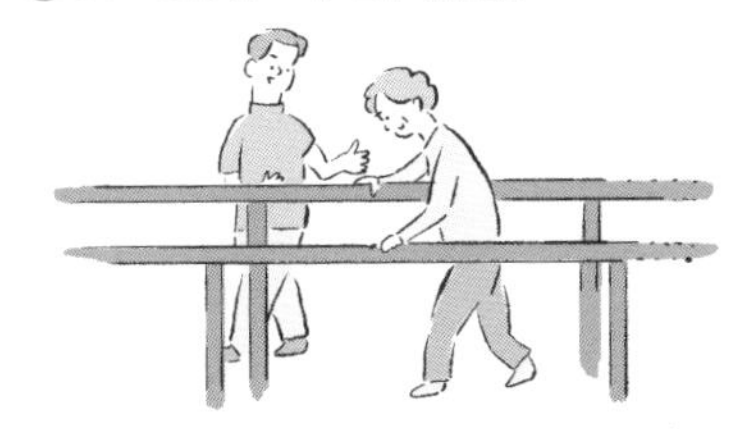

脳血管障害や骨折などの治療後に、寝たきり防止や社会復帰のためのリハビリを集中的に行う病院。理学療法士（P46）などによる高密度のリハビリを365日提供する。

❺慢性期病院

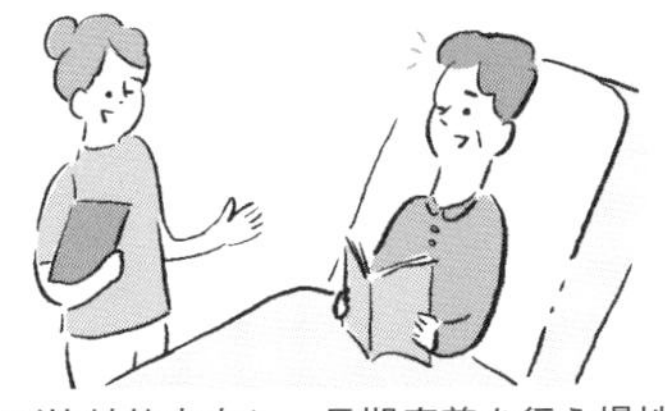

症状が比較的安定し、長期療養を行う慢性期患者のための病床だけをもつ。長期の入院医療を提供しつつ、再発予防や体力維持のため、リハビリによる自立支援を行う。

※　平均在院日数：患者の入院から退院までの期間の平均を計算した日数。病院の入院治療機能の指標の一つとなる。
＜延べ在院患者数 ÷｛(新入院患者数 ＋ 退院患者数)÷ 2｝＞で算出する。

■19床の診療所と20床の病院の比較

19床の場合

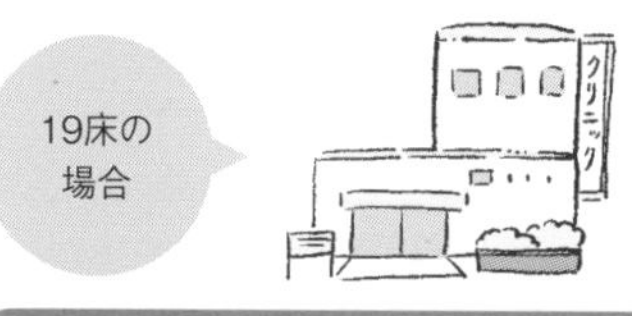

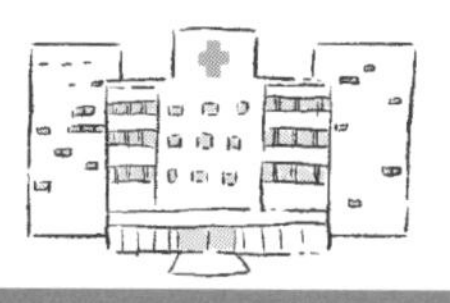

20床の場合

診療所		病院
1人	医師の数	3人
医療法に定めなし	薬剤師の数	1人
医療法に定めなし	看護師の数	患者3人：1人

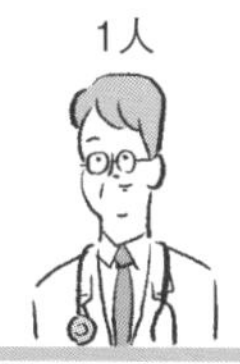
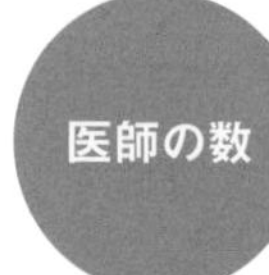
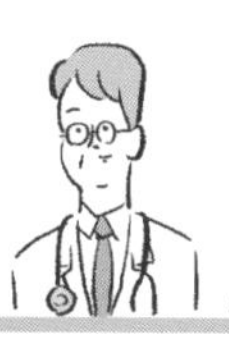
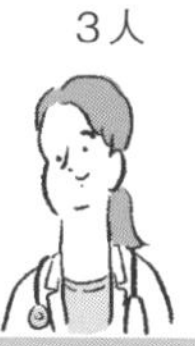
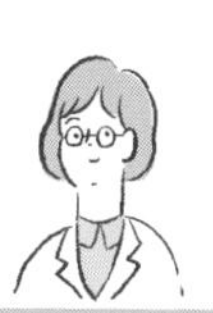
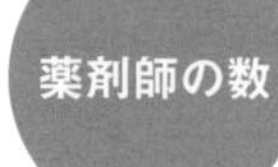
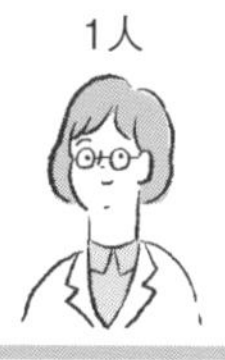

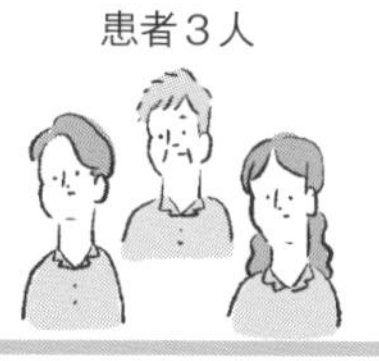
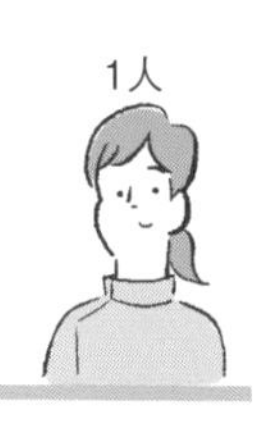

病院と診療所のちがいは設置する病床の数

一般的には、近所にあるような身近なクリニックも、大学病院などの大病院もまとめて「病院」と呼びますが、**医療法では、病床数によって20床以上の施設を「病院」、19床以下あるいは無床の施設を「診療所」と定義しています。**

病床数以外にも、病院の一般病棟では「入院患者16人に対して1人／外来患者40人に対して1人の医師が必要」というように、医師や看護師、薬剤師の最低人数にも決まりがあります。

また、診療所の名称に規則はありませんが、病院と区別するためにも「診療所」や「クリニック」、「医院」などの名前がつくことがあります。

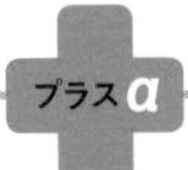

よく聞く病院の位置づけ

病院には、これまでみた分類のほかにも「大学病院」や「総合病院」など、日常でよく耳にする分け方があります。なかには明確な定義がなく、慣習で呼ばれているものもあります。どのような病院があるのか、見てみましょう。

大学病院

医学部や歯学部を有する大学に付属する病院。高度の医療を提供するだけでなく、医師の育成のための教育機関や最新医療の研究・開発を行う研究機関という目的を併せもち、地域の中核的医療機関としての役割を担う。紹介状がない場合は特別料金がかかる。

総合病院

かつては医療法により病床数などが細かく規定されていたが、医療法改正によって明確な定義がなくなった。現在はさまざまな診療科をもついわゆる大病院で、救急病院としての機能をもち、地域医療の中核的役割を担う病院を指すことが多い。

救急病院

消防法によって定められ、都道府県知事が承認した病院。軽症患者に対する一次救急（初期救急）、24時間体制で救急患者を受け入れる二次救急、高度な救急医療を提供する三次救急に分かれ、三次救急を提供する施設は「救命救急センター」と呼ばれる。

市中病院

診療を主目的とする病院。大学病院と比較して一般病院とも呼ばれる。開設者は民間に限らず、公立・公的病院も存在する。規模はさまざまで、なかには大学病院よりも多い病床数の病院もある。研修医が２年間の初期臨床研修（P32）を行う「臨床研修病院」となっている場合もある。

赤十字病院

日本赤十字社が運営する公的病院。地域の中核医療機関として地域医療に貢献するほか、救急医療や高度専門診療、生活習慣病の予防や介護の支援、災害時における国内外への医療チーム派遣など、さまざまな医療活動を通じて社会に貢献する目的がある。

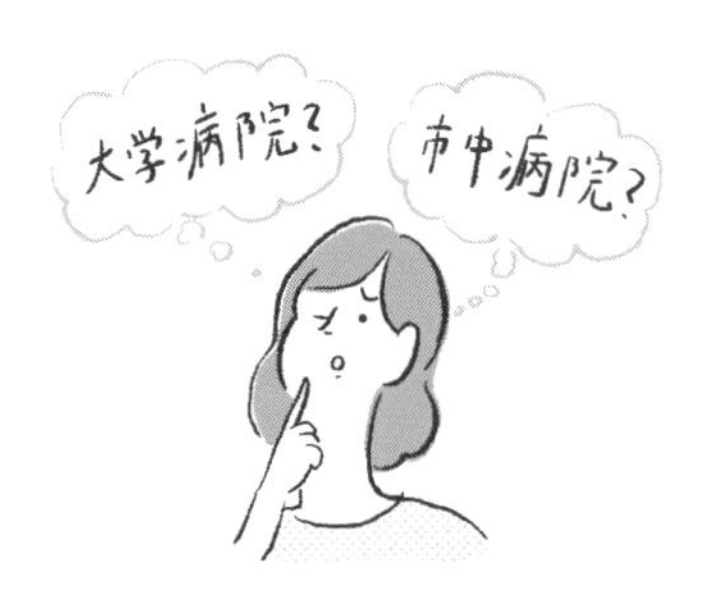

02

病院の開設とルール

病院は、医療法によって開設や管理、広告などに関するさまざまなルールが設けられています。地域ごとの病床数などにも決まりがあります。

病院は営利目的の開設が認められない

病院の開設や運営の主体となる開設者は、国（厚生労働省、独立行政法人国立病院機構など）や自治体（都道府県、市区町村）、地方独立行政法人や日本赤十字社などの公的組織のほか、社会保険関係団体、医療法人、学校法人、個人など、さまざまです。

医療機関の開設にあたっては、都道府県知事の許可が必要です。しかし、医療は直接生命に関わることだけに、**開設者は医療法で「原則として営利を目的としない法人または医師である個人であること」と規定され、営利を目的とする者には「許可を与えないことができる」とされています**。そのため現行の医療法の下では、株式会社などの営利企業は医療施設を開設できません。※1

医療機関の非営利性を損なうことなく医療の質の向上を図り、資金が集まりやすくするために設けられたのが、「医療法人」です。**日本では病院の開設者の約7割、診療所の約4割が医療法人となっています**。※2

ただし、２００７年の医療法改正により非営利性の低い医療法人は新設できなくなるなど、近年はより高い非営利性が求められています。

病院は広告できる内容が制限されている

医療においては提供する側（医師）と受ける側（患者）に情報の量・質・理解力に格差があるため、利用者保護の観点から広告内容は最小限に規制されていました。しかし、患者自身の判断で医療機関を選択するための情報提供の流れを受け、近年徐々に規制が緩和されています。

現在、医療機関の広告では**①虚偽広告 ②誇大広告 ③比較優良広告 ④公序良俗に反する内容 ⑤治療内容や効果に関する体験談**などは禁止となっています。

※1　医療法による規制（1950年）以前に開設されていた医療機関はのぞく。
※2　厚生労働省「令和元（2019）年医療施設（動態）調査」より

■非営利法人とは?

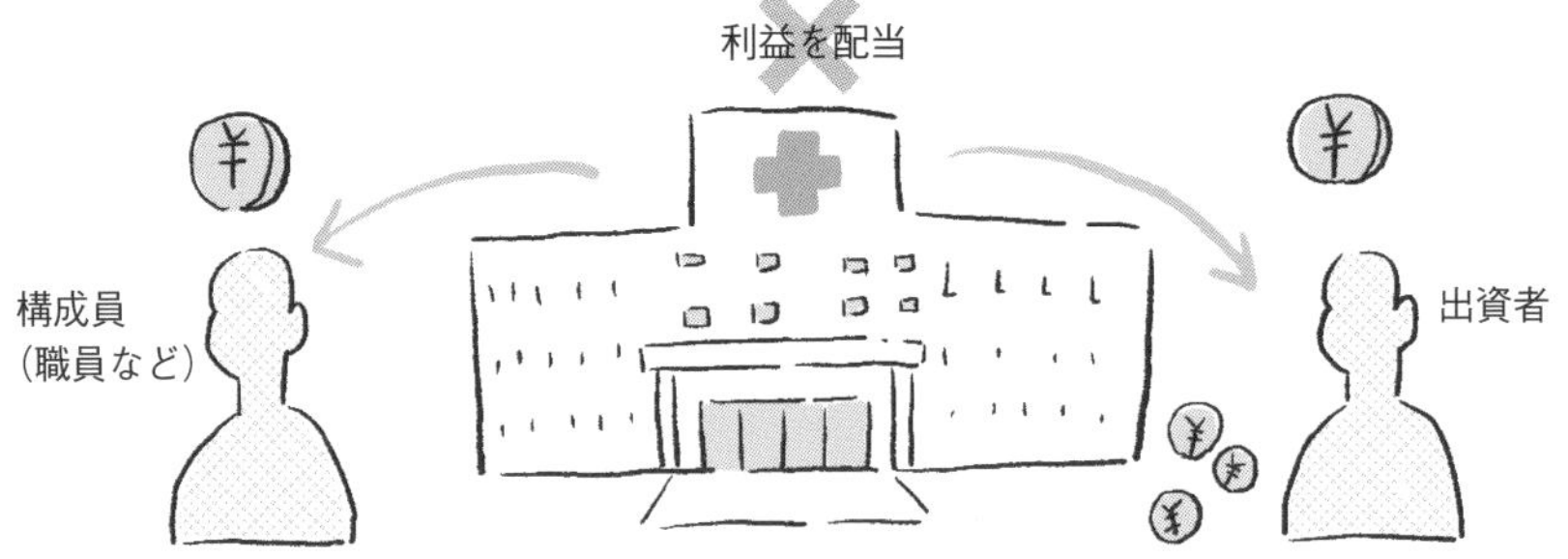

法人の非営利性とは、利益を出してはいけないということではなく、利益を一般の企業のように出資者に配当することが禁じられているため、営利を目的としないということ。

■広告表現のOK・NG例

OK	NG
例「病院感染対策委員会を立ち上げ、組織的な取り組みを行っています」 客観的な事実のみを伝えている。	**例「心臓手術の件数では全国一の実績を誇ります」** 客観的な事実であっても、手術の件数を比べる「比較優良広告」となっている。
例「過去5年で心臓手術を○○件行っている病院です」 医療機関が行った手術件数はOK。ただし、医師が行った件数は不可。	**例「90%以上の患者さまから満足の回答をいただいています」** 主観に基づく評価で真偽を確認できない。

プラスα

ホームページも広告規制の対象に

以前はホームページは「広告」とみなされず、規制の対象外だった。しかし、2018年6月の医療法改正でホームページも規制の対象となり、患者の体験談などは掲載できなくなった。

表示可能な看板広告の例

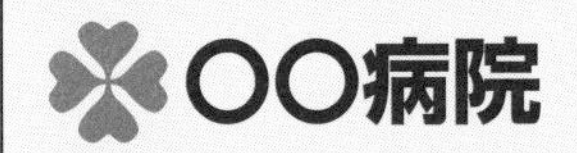

●診療科目
一般内科　腎臓内科
循環器内科　禁煙外来

△△駅下車5分

受付時間	月	火	水	木	金	土	日
8:30〜11:00	○	○	○	○	○	○	×
12:30〜14:00	○	○	○	○	○	×	○

夜間透析・長時間透析対応　無料送迎バスあり

〒180-0000　東京都武蔵野市○○1−2−3
☎ 0422-00-0000　HP http://www/hosupital.com

■グループ病院のメリット・デメリット

メリット

- 規模が大きくなることで収益性が高まる
- 医薬品・資材の一括購入によるコストダウンができる
- 医療連携の強化と安定的・専門的な人材確保ができる　など

デメリット

- スタッフは、転勤や異動の可能性がある
- 管理体制がグループ内でしっかりとられている分、給与や労働条件の融通が利きづらい場合がある

■おもなグループ病院

独立行政法人国立病院機構〈国立病院〉

独立行政法人化した国立病院のグループで、日本最大規模の病院グループ。大病院が多いのが特徴。

済生会病院グループ〈公的病院〉

明治天皇によって、経済的に恵まれない人々への医療提供を目的に設立された、社会福祉法人。医療施設のほか、福祉施設を運営する。

徳洲会グループ〈民間病院〉

24時間年中無休の医療提供を理念とし、離島やへき地の医療にも力を入れている、医療法人主体で民間最大規模のグループ。

セコムグループ〈民間病院〉

警備サービス会社「セコム」が経営支援を行った提携病院で構成され、地域医療連携モデルの構築を目指す。大病院が多い。

グループ化して経営難を乗り切る

近年、医師・看護師などの医療資源の不足や、医療コストの増加、診療報酬の引き下げなどのために**多くの病院が経営難となっており、こうした問題解決のためにも病院をグループ化する動きが公私を問わず活発**になっています。

上にあげたグループ以外にも、赤十字病院グループやＪＡ（農業協同組合）系の厚生連病院グループなどのほか、民間では医療法人を主体としたグループや企業を主体としたグループ、大学を主体としたグループがあります。特に民間のグループ病院は多くの医療施設を抱え、規模が大きく収益が安定した傾向にあるのが特徴です。

■医療圏の種類と役割

狭 → 範囲 → 広

一次医療圏	一般的な疾病の診断・治療や健康相談を行う、市区町村単位で生活に密着した区域。かかりつけ医（P23）が初期医療（外来で対応できる医療）に対応する。
二次医療圏	疾病予防から入院治療まで、幅広く一般的な医療を提供するための単位。市区町村を超えた大きさのため、一次医療圏の範囲よりは身近な印象が下がる。二次医療圏にもとづき、一般病床の病床数や、必要な医療従事者の数が決められる。
三次医療圏	先進医療などの高度で専門的な医療を提供する区域。基本は都道府県に一つだが、面積の大きい北海道と長野県には複数設定されている。

例　面積・人口はほぼ同じだが…

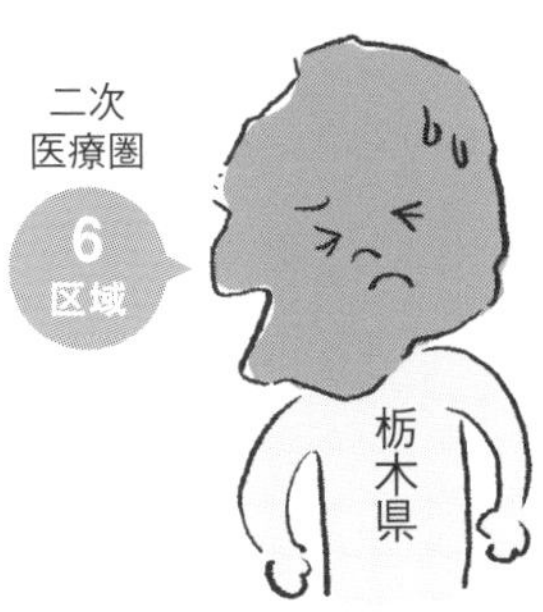

二次医療圏
10
区域
群馬県

二次医療圏の数が少ないと、その分医療圏の範囲が広くなり、患者が医療機関へアクセスするのが大変になるなどの問題が起こる。群馬県と栃木県は面積・人口がほぼ同じだが、二次医療圏の数には差がある。

医療圏ごとに医療計画が立てられる

医療計画は、日常生活圏で通常必要とされる医療の確保のため、都道府県が作成する整備計画です。※ **病院の病床数や人員数は、この医療計画により、「二次医療圏」（上表参照）を基準に算出されています。**

医療計画では、国民医療費に占める割合が高い5つの病気（がん、脳卒中、急性心筋梗塞、糖尿病、精神疾患）と、地域ごとの整備が必要な5つの事業（救急医療、災害医療、へき地医療、周産期医療、小児医療）の**5疾病5事業を中心に、医療政策を立案**しています。**2024年度からはこれに「新興感染症対策」が加わり、5疾病6事業**となります。

※　医療計画は6年ごとに策定され、3年で中間見直しが行われる。

03

病院の移り変わり

少子高齢化による医療需要の増大や、低経済成長下の医療費の高騰など、医療をとりまく環境は大きく変化しています。病院や診療所が直面している問題と、今後について考えます。

■病院数と診療所数の推移

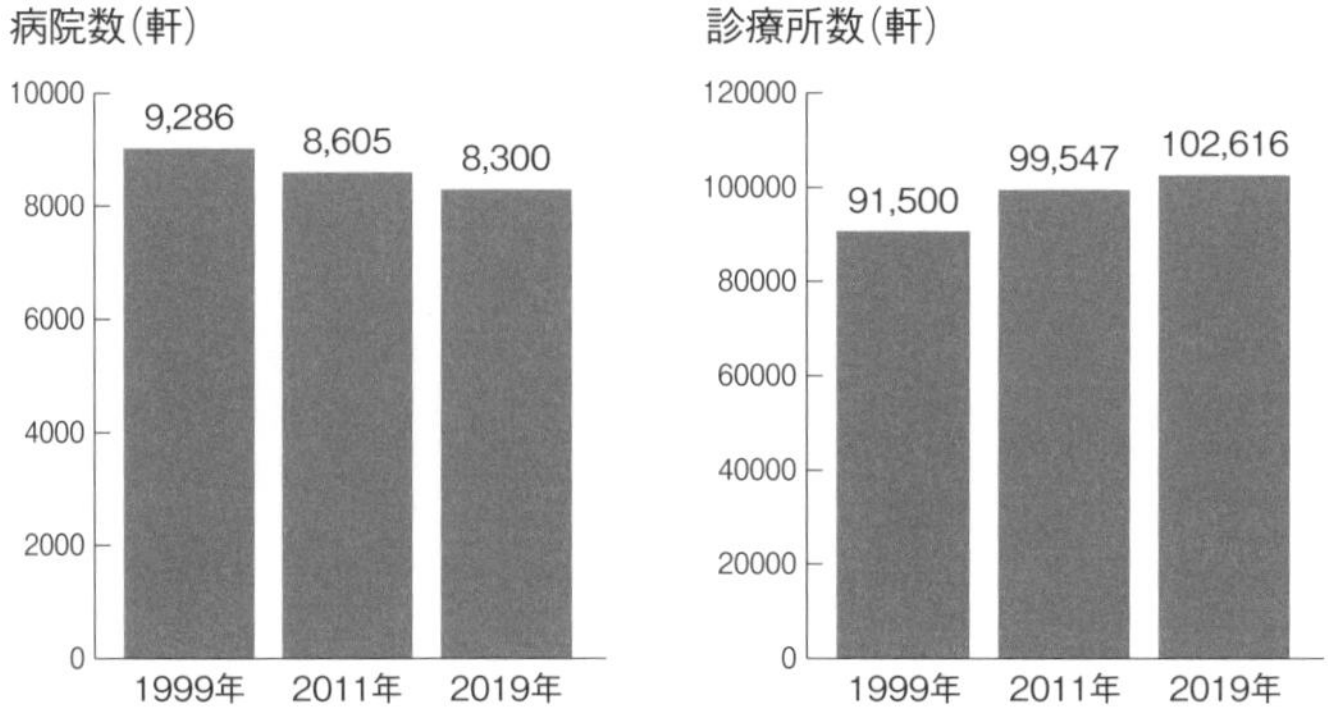

病院数（軒）

年	病院数
1999年	9,286
2011年	8,605
2019年	8,300

診療所数（軒）

年	診療所数
1999年	91,500
2011年	99,547
2019年	102,616

出典：厚生労働省「医療施設調査」

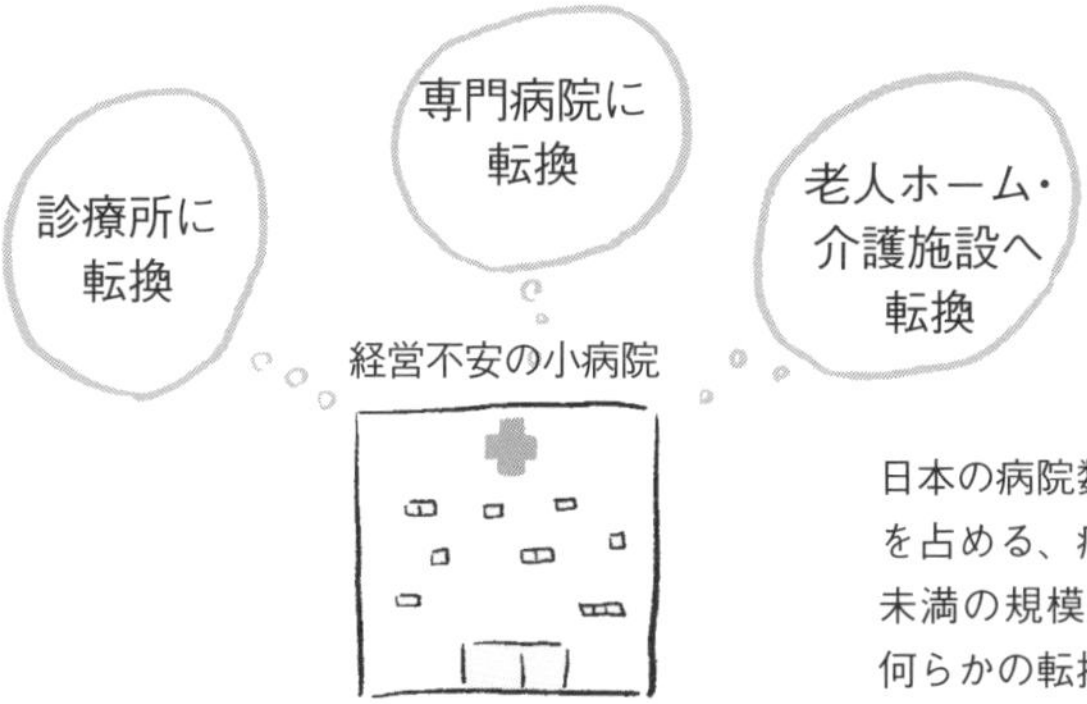

日本の病院数の約３割を占める、病床数100未満の規模の病院が、何らかの転換を迫られている。

日本の病院数は減少 診療所数は増加傾向

日本の病院数は近年、減少傾向が続いています。一方で診療所は毎年増加していますが、新設とともに廃止数も多く、入れ替わりが激しくなっています。

病院が減少しているのは、医師の不足や診療報酬の改定による経営悪化が要因といわれます。特に厳しいのが、病床数が１００未満の小病院です。規模の小さい病院では安定した人材の確保や後進育成が難しいという現実があります。そのため、小（中）規模の一般病院の統廃合や、

■広告できる診療科名

①部位	②患者特性	③診療方法	④疾病
呼吸器内科	新生児内科	漢方内科	糖尿病内科
循環器内科	小児外科	内視鏡内科	心療内科
消化器内科	婦人科	人工透析内科	リウマチ科
乳腺外科	産婦人科	リハビリテーション科	感染症内科
泌尿器科	老年内科	放射線治療科	腫瘍内科
など	など	など	など

外科　小児科

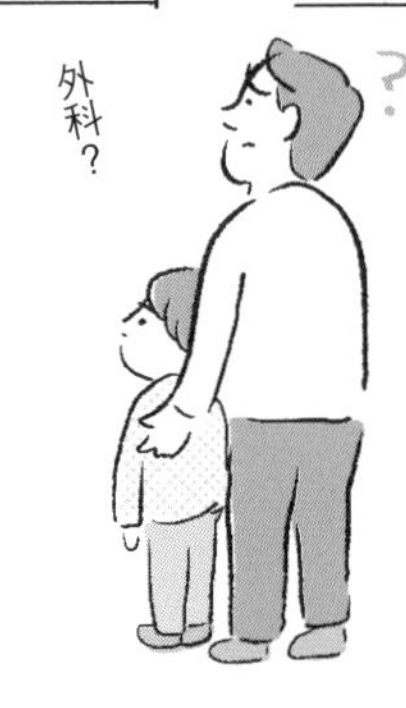

以前は診療科名がおおまかで、どの科を受診すればいいのか、患者が迷うこともあった。細分化されたことでわかりやすくなり、受診する科を迷ったり、病院内で別の科に回されることが減った。

小児外科

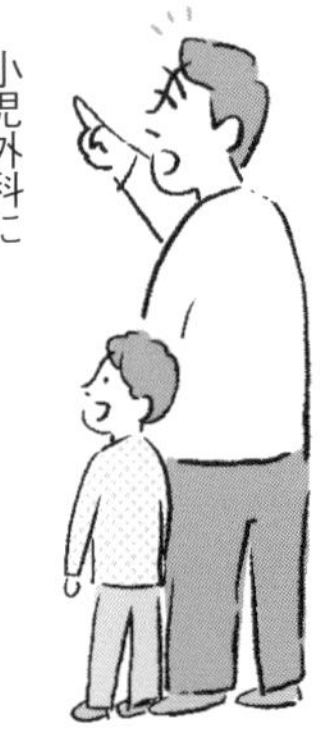

診療所・専門病院などへの転換が増加しています。

診療科は専門特化されてきている

病院や診療所の診療科名のつけ方には、決まりがあります。決まりに沿っていない診療科名は、広告を打つことができません。しかし、患者が自ら診療科を選択しやすいように、2008年度から規制が緩和されました。「内科」または「外科」に①**臓器や身体の名称** ②**患者の年齢・性別などの特性** ③**診療方法の名称** ④**患者の症状・疾患の名称** を組み合わせて表示できるようになりました。その結果、診療科名は専門化・細分化されて一気に増えました。

04

病床の種類と病床数

病院に種類があるように、病床も医療法によって分類されています。
さらに、病床には診療報酬による分類もあるため、正確には非常に多くの種類があります。

❸ 結核病床

結核患者のための病床。一般病床の設備に加えて、換気システムや感染予防のために必要な遮断施設、消毒設備などを備えている必要がある。近年は結核患者の減少により、病床数も減少傾向にある。

❹ 精神病床

精神疾患（認知症も含む）のある患者のための病床。一般病床と同様の医師などの配置に加え、医療の提供と患者の保護のために必要な設備の設置が義務づけられている。

❺ 感染症病床

一類感染症、二類感染症、新型インフルエンザ等感染症（P129）など、感染症に関する法律において指定された感染症の予防および患者のための病床。汚染された可能性のある空気を室外に出さないようにする「陰圧室」や、抵抗力の弱い患者のために外部の空気が室内に入らないようにする「陽圧室」などの、感染防止に配慮した隔離用設備を備える必要がある。

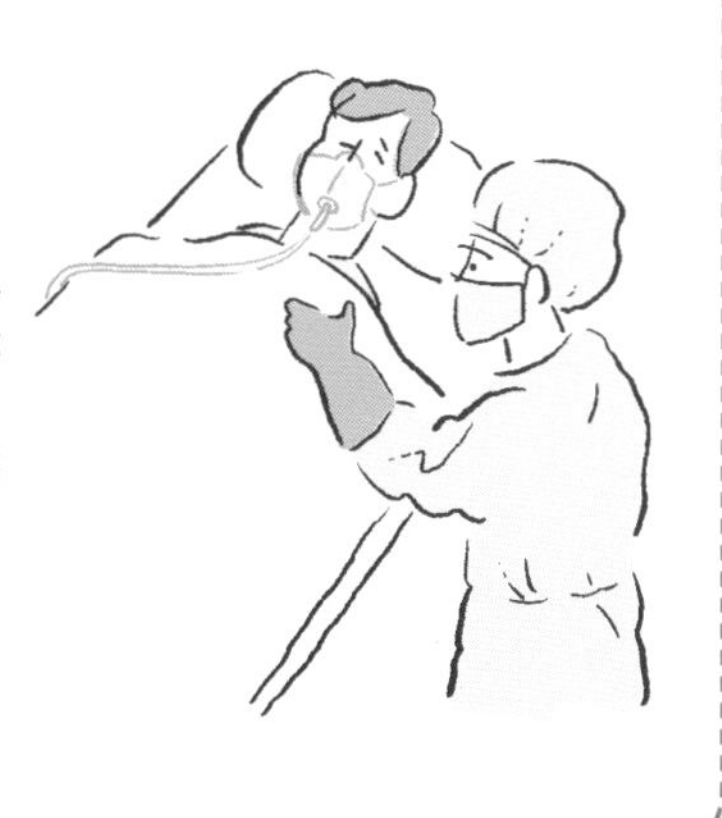

病床は役割によって種類が決められている

病床は、医療法により上記のように5種類に分けられています。また、2014年から一般・療養病床のある病院・診療所は、病棟単位で**病床を「高度急性期」「急性期」「回復期」「慢性期」の4つの機能から一つを選んで都道府県に報告する「病床機能報告制度」**が始まりました。

さらに、診療報酬の考え方では「入院基本料」と「特定入院料」の2種類があり（P123）、特定入院料がかかる病床は「特定集中治療室」など、機能により23種類に分けられます。

■病床の種類

❶一般病床

❷〜❺に指定された病床以外の、急性期の患者の診断・治療を行う病床。患者３人に対し看護師（常勤換算※3）１人、患者16人に対し医師（常勤換算）１人が基準とされている。

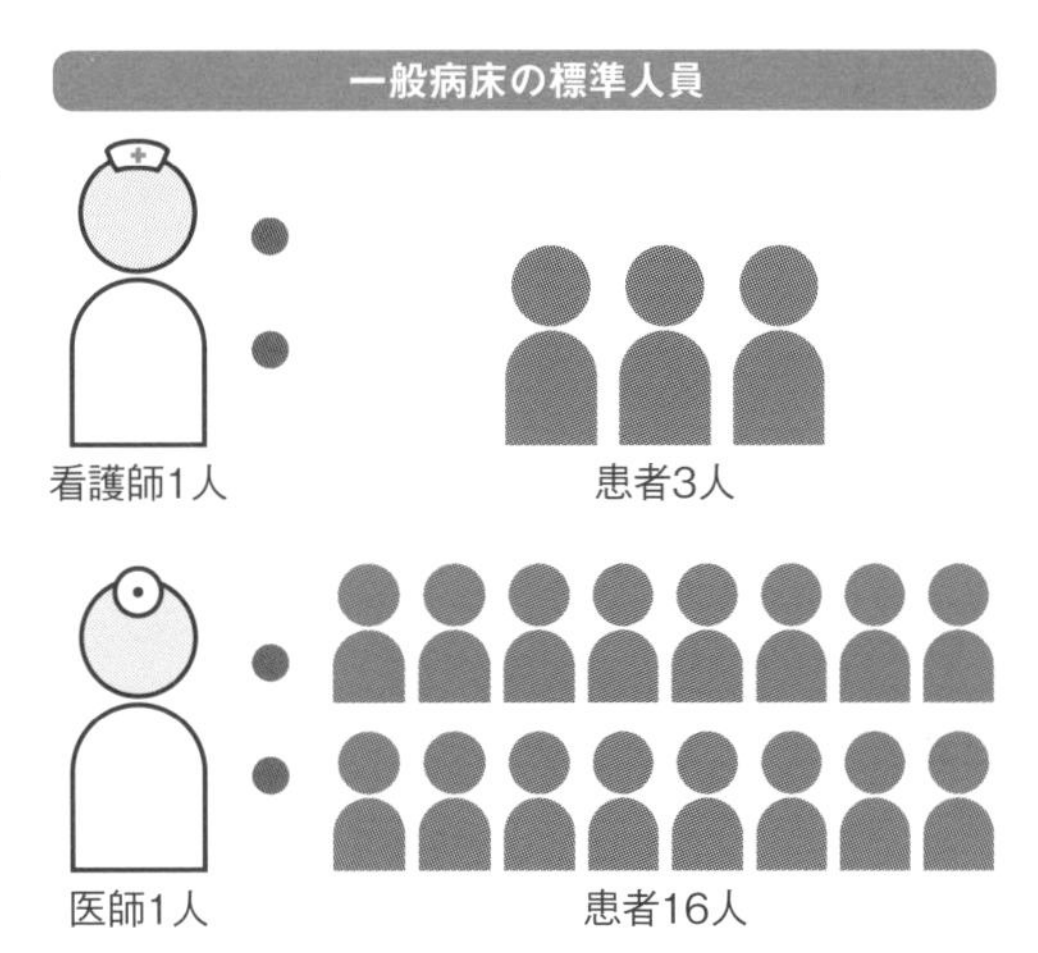

❷療養病床

急性期を脱し、長期にわたり療養を必要とする患者のための病床。「医療療養型」と「介護療養型」があり、介護が必要な人のための介護療養病床は2017年度末で廃止され、2023年度までは経過措置期間となっている。

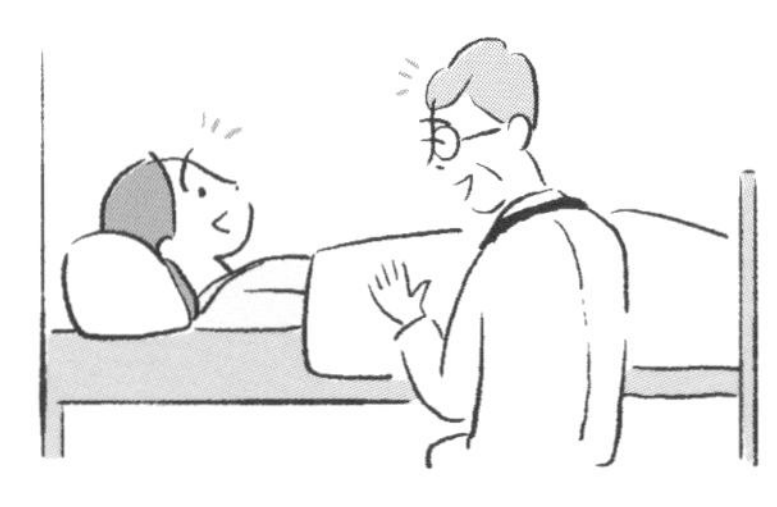

病床数は施設の判断で勝手に増やせない

医療機関の需要と供給のバランスを図るため、病院・診療所の病床数は人口や入院受療率※1などから算出された「基準病床数」によって決められます。**病院の開設や新しい病床の設置には都道府県知事の許可が必要です。既存の病床数が基準を満たしている地域では、原則、病院の開設や病床の増設は認められません。**

基準病床数は、地域医療計画によって一般病床は二次医療圏ごと、精神病床・結核病床は三次医療圏ごとに定められます。たとえば11の二次医療圏がある愛知県は、全地域で既存の病床数が基準を上回るため、今のままでは新しい病床が増えることはない地域です。※2

※1　入院受療率：人口10万人あたりの患者数（調査時点で入院・通院による医療を受けている人の数）の割合。
※2　診療所は条件つきで一部例外あり。
※3　その病院で常に働いている職員の平均数。全職員の労働時間をもとに計算し、「常勤の人が何人働いているか」に換算する。

■今後病床数が減ると予想されるワケ

患者1人あたりの看護師数が多いほど、診療報酬がUP

入院期間が短いほど、その患者の入院料の単価がUP

病院は患者を早く退院させる努力をする

↓

必要な病床数が減る

プラスα

再入院率の低い病院はよい病院

入院日数を短くしたいからといって、完治する前に無理に退院させると、場合によっては「再入院」が必要となる。診療を効率化して入院日数が短く、再入院率も低い病院が、よい病院といわれる。

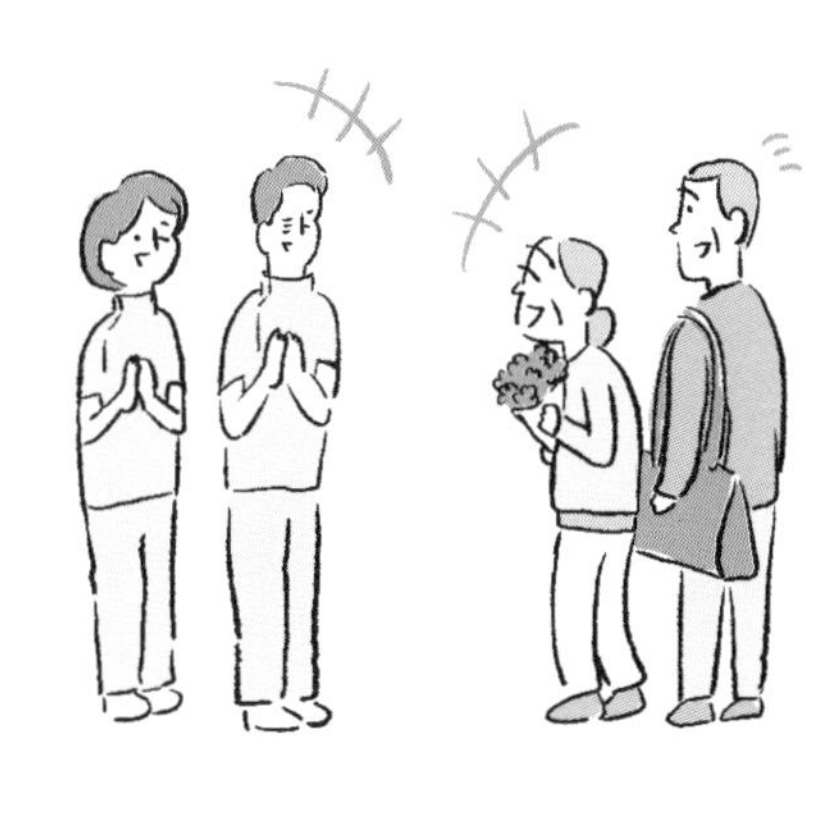

入院日数を短くする政策で病床数は減っていく

超高齢化社会の日本では、団塊の世代が後期高齢者（75歳以上）となる2025年には、医療費の保険給付金額は54兆円にものぼると試算されています。そのため、増え続ける医療費の削減のためにも、国は入院日数の短縮を目指しています。

たとえば、急性期病院の一般病棟への入院の診療報酬は、入院日数が短く、看護師の数が多いほど点数が高くなっています。つまり**病院側は平均在院日数を減らすことで患者単価が上がるため、1人の患者を長く入院させるのではなく、患者が回転するように診療の効率化を図る**ようになります。それが過剰な病床の削減にもつながると期待されています。

■地域内の連携がカギ

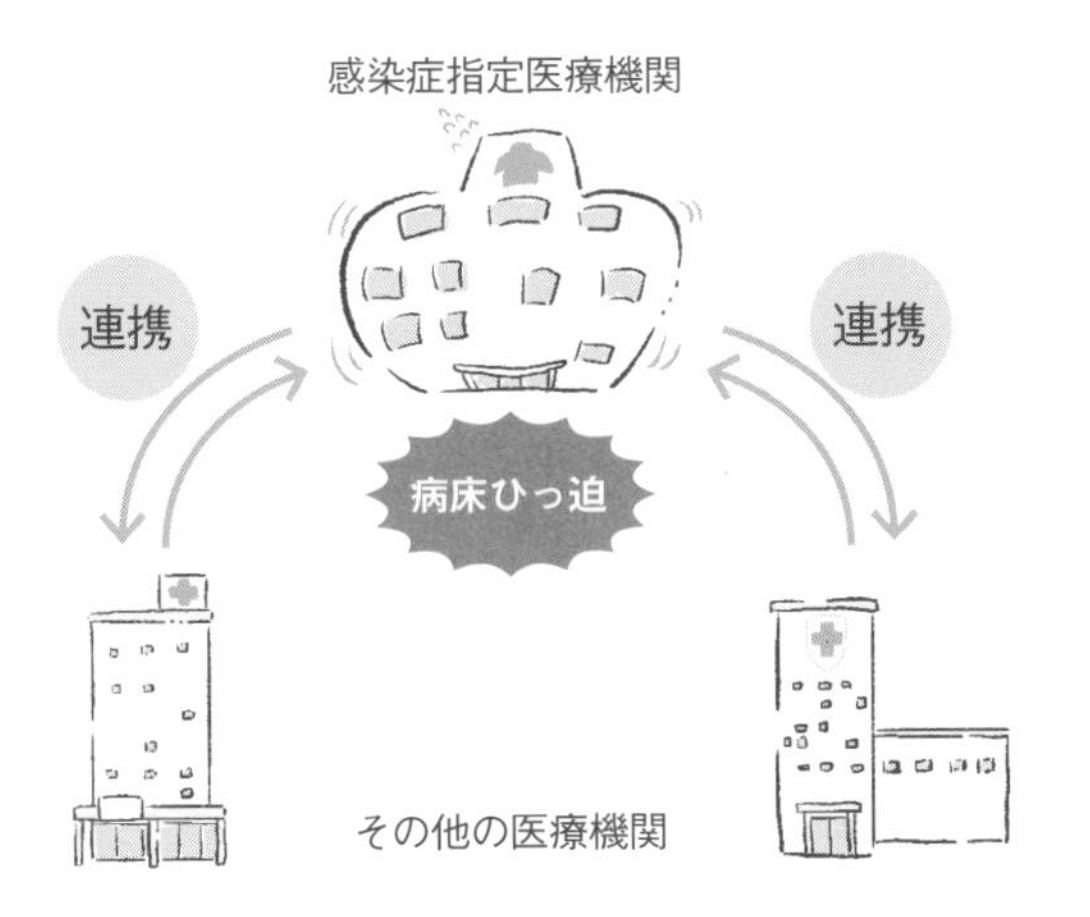

感染が拡大して感染症指定病院の病床が足りなくなった場合は、地域の病院で連携して患者を割り当てる地域ネットワークが重要になる。

プラスα

新型コロナ対応では病院に「勧告」も

新型コロナウイルスの感染拡大により医療機関がひっ迫するなか、患者を受け入れる病床を確保するため、政府は2021年2月、感染症法を改正。これまでの、医療関係者へ協力を求める「要請」だけでなく、より効力の強い「勧告」を追加した。これにより、正当な理由なく勧告に従わなかった場合は、都道府県知事が病院名を公表することが可能になった。

感染症流行時の病床の確保が課題

新型コロナウイルスの感染拡大は、医療機関のひっ迫を引き起こしました。ひっ迫の原因はいくつかありますが、**日本は病床数に比べて医師や看護師が少ない**ことが大きな要因の一つとされています。

厚生労働省は感染者の受け入れ病床と配置人員を確保するため、対応する医療機関に対し、診療報酬の特例的対応や、重点医療機関の病床確保料の引き上げなどの支援を行いました。また、**地域の医療機関が連携して患者を受け入れたうえで、緊急時には一般医療を制限してベッドを空ける**など、感染症流行時の地域連携の見直し・構築が急務となっています。

05

病院の患者紹介と紹介状

患者を診察した医師が、専門の診療科や医療機関に患者を紹介する「紹介状」を活用することで、病院ごとの役割が明確になり、適切な受診や医療費の節約につながります。

■ 患者紹介の種類

専門の診療科を紹介

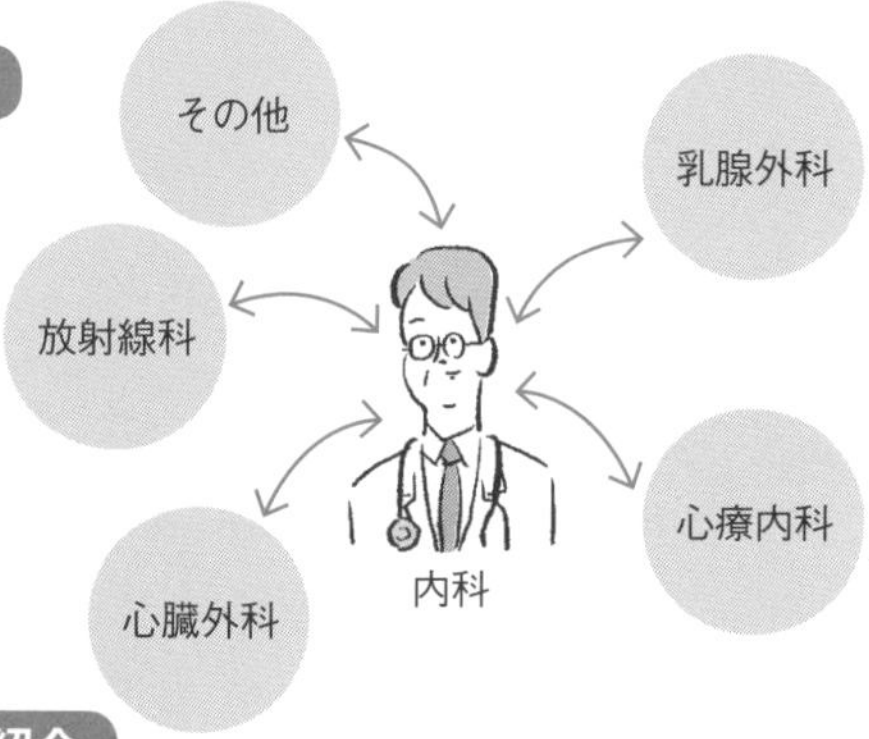

患者が受診した診療科の専門範囲を超えるときなどは、同一病院内でも紹介が行われる。

治療段階に合わせた紹介

急性期 → 在宅移行期・回復期 → 慢性期

「急性期」から「慢性期」治療のステージ（P66～73）に応じた病院を紹介する。

適した医療施設への紹介

一次医療：診療所 → 二次医療：中小病院 → 三次医療：大病院

医療施設の規模によって提供できる医療内容が異なるため、より高度な医療が必要となったときには別の施設を紹介する。

スムーズな医療提供のための紹介システム

紹介状は、正式には「診療情報提供書」といい、患者がより適切な医療施設で最善の治療を受けられるように、医師が紹介先に患者の病状や既往歴、検査結果などの情報を伝えるものです。**紹介状があれば紹介先で検査の重複などを避けられるので、診療時間の短縮や、そのためにかかる費用の節約につながります。**

紹介状の発行には、自己負担金として数百円～数千円の費用がかかります。医師には応召義務※があるため、紹介状がなくても受診はできます。

※　応召義務：「医師は、診察治療の求めがあった場合、正当な理由がない限り拒んではならない」という、医師法で定められた義務のこと。ただし、緊急性の低い患者への休日診療やクレーマー患者など、正当な事由がある場合は診察を拒否することができる。

■ 紹介状のしくみ

紹介状の発行には、患者が依頼した場合と、医師がほかの病院・診療科での診察が必要と判断した場合の2つのケースがある。

紹介状のおもな内容

- 患者の基本情報(氏名・生年月日・性別・住所など)
- 紹介元での問診・検査の結果
- 紹介の目的(検査、入院、手術など)
- 症状や治療・投薬の状況
- アレルギー・既往歴

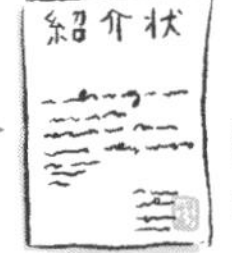

精密検査や専門治療が必要になったら

紹 介

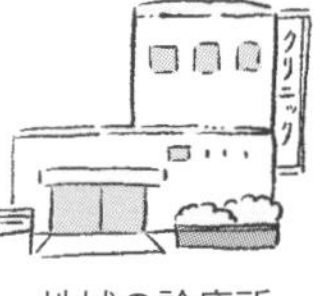

役割

- 初期診療
- 軽症疾患や慢性疾患の治療
- 日々の健康相談

地域の診療所(かかりつけ医)

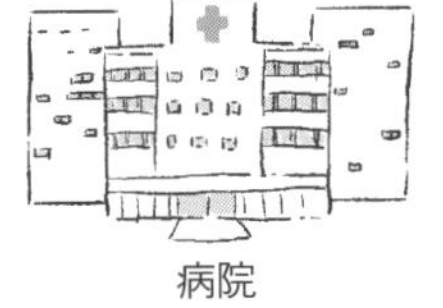

病院(特定機能病院など)

役割

- 精密検査や手術
- 救急医療
- 入院治療

逆紹介

症状が安定したら

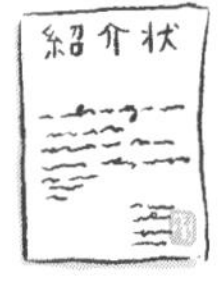

- 特定機能病院の外来担当医は、患者の状態が安定したら、在宅移行期や慢性期の医療機関に逆紹介することが義務づけられている。
- 逆紹介を受けたものの、本人が引き続き紹介先の病院での受診を望む場合は、「再診時選定療養費」が徴収される。

しかし、地域医療支援病院の場合、紹介状を持たずに受診するときは、初診時に「選定療養費」(P120)として5000円以上の徴収が義務づけられているため、紹介状を持って受診したほうが結果的に費用を抑えられます。

プラスα

かかりつけ医とは

健康に関することを気軽に相談でき、必要なときは専門の医療機関を紹介してくれる、身近で頼りになる医師のこと。超高齢化社会において医療の効率化を図り、高齢者が可能な限り住み慣れた地域で暮らせるよう、医療、介護、福祉などのサービスを一体的に提供するためにも、かかりつけ医をもつことが提唱されている。

災害時の医療のしくみ

時間や人員、資材が限られた状況で行われる災害時の急性期・初期医療が「災害医療」です。

災害医療では、いかに早く通常の医療体制に戻せるかが重要です。そのため、まず傷病者を緊急度別に振り分け(トリアージ)、より重症で、かつ命を救える見込みのある患者から治療を行います。現場では最低限の治療で患者を安定させ、災害拠点病院などに搬送して、根本治療を行います。

都道府県が救急車やドクターヘリで搬送する「地域医療搬送」に加え、国が自衛隊などの航空機で被災地域外に搬送する「広域医療搬送」も行われます。また**人員強化のため、DMATなどの災害派遣医療チームが派遣されます。**

災害拠点病院の条件の例

- 24時間緊急対応し、被災時に被災地内の傷病者を受け入れ・搬出できる
- 広域災害・救急医療情報システム(EMIS)に参加し、災害時の情報入力体制が整っている
- DMAT(災害派遣医療チーム)を保有し、派遣体制がある
- 敷地内もしくは近接地にヘリコプターの離着陸場を有する

など

出典:厚生労働省「災害拠点病院指定要件の一部改正及び医療機関の平時からの協定締結の必要性について」から抜粋・改編

- 「DMAT指定医療機関」の職員で、養成研修を受けた隊員が参加できる
- 1チーム4〜5人で構成される
- 災害発生後48時間以内に活動する

Disaster(ディザスター) Medical(メディカル) Assistance(アシスタンス) Team(チーム)
=
DMAT(ディーマット)(災害派遣医療チーム)

〈基本構成〉

医師 看護師 看護師 業務調整員

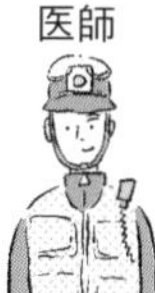
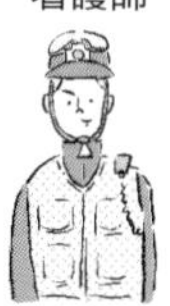
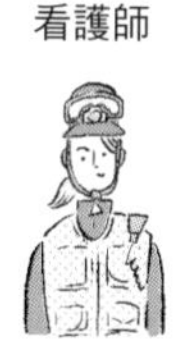
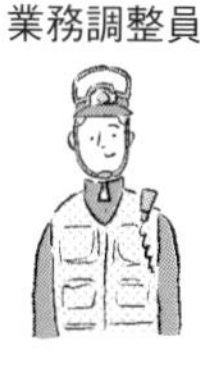

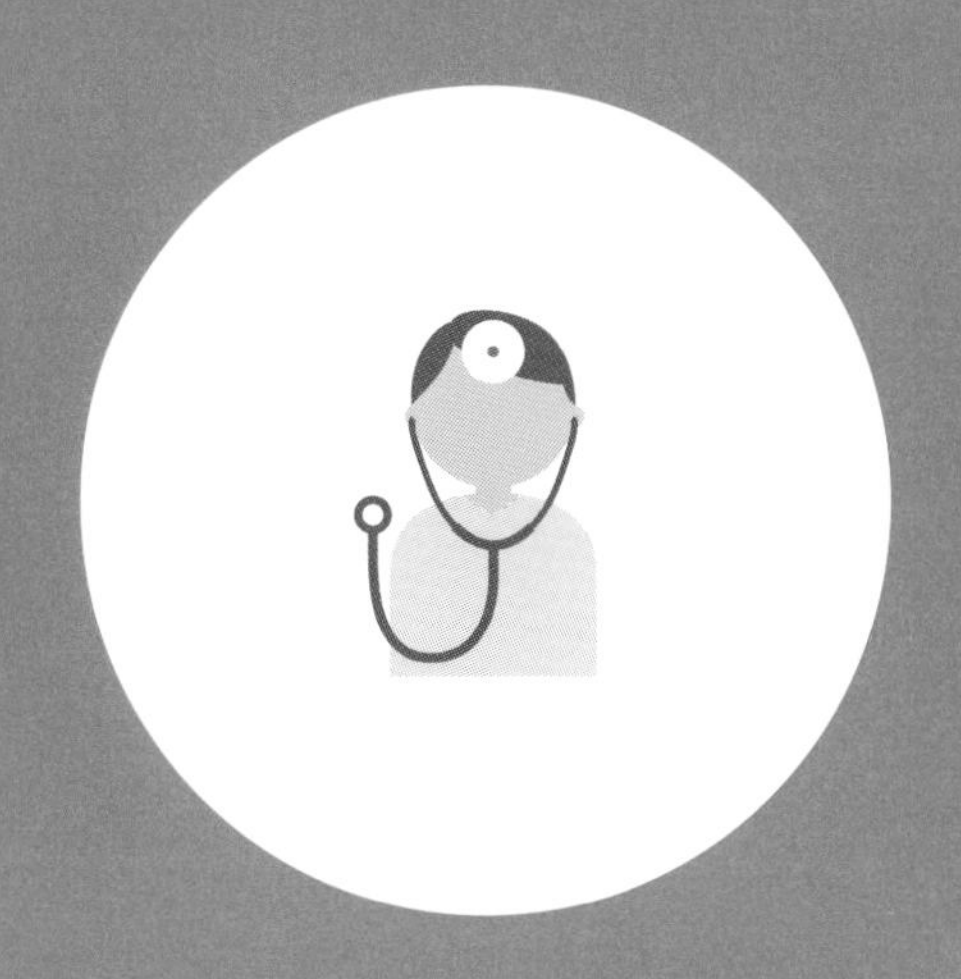

第2章

病院の組織と医療スタッフ

01

病院組織のしくみ

病院の組織は規模などによっても異なりますが、それぞれの部門が連携しながら医療を行い、病院全体が一つのチームとなって患者を支援しています。

患者を支援するのは医師や看護師だけではない

病院の役割とは、〝病気を診る〟だけでなく、患者のQOL（Quality Of Life：生活の質）を最優先に考え、病気を抱えていてもその人らしい生活を送れるようサポートすることです。そのため、多くの病院で**医師や看護師、複数のコメディカル（医療専門職）が連携して治療やケアにあたる「チーム医療」が推進**されています。患者ファーストのチーム医療は、事務スタッフを含めた職員一同が一丸となって多角的な支援を行うためのしくみです。

■病院スタッフの連携

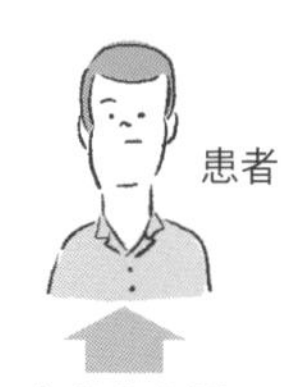
患者

患者を支援

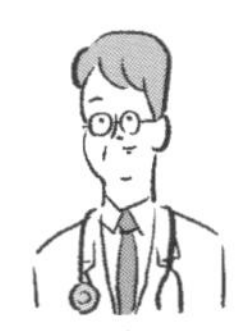
医師

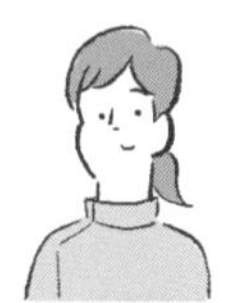
看護師

患者や医師らを支援

コメディカル

- 臨床検査技師
- 臨床工学技士
- 理学療法士
- 作業療法士
- 管理栄養士
- 薬剤師

など

医師やコメディカルを支え、患者を後方支援

事務スタッフ

■各部の組織図一例

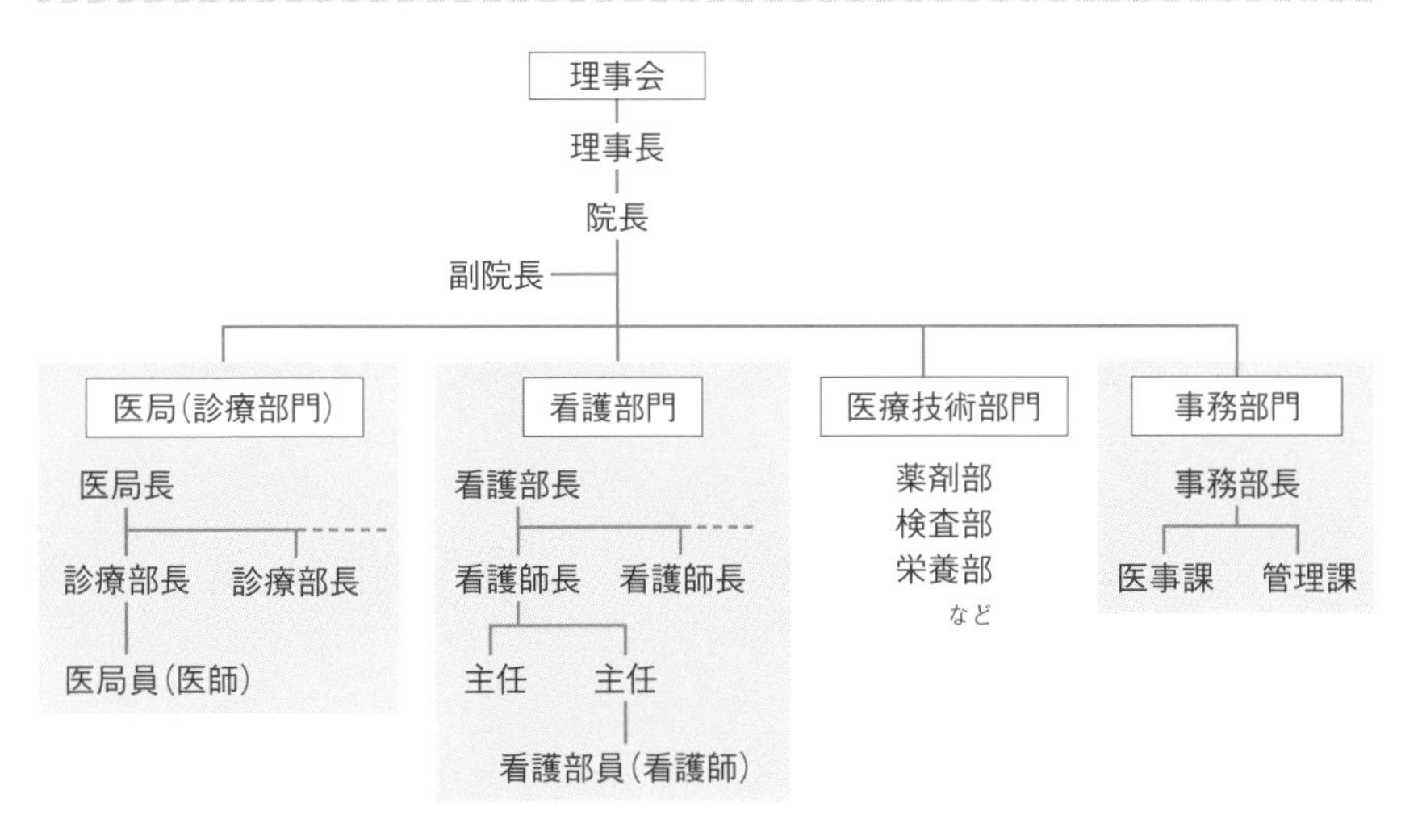

■診療時の指示体制

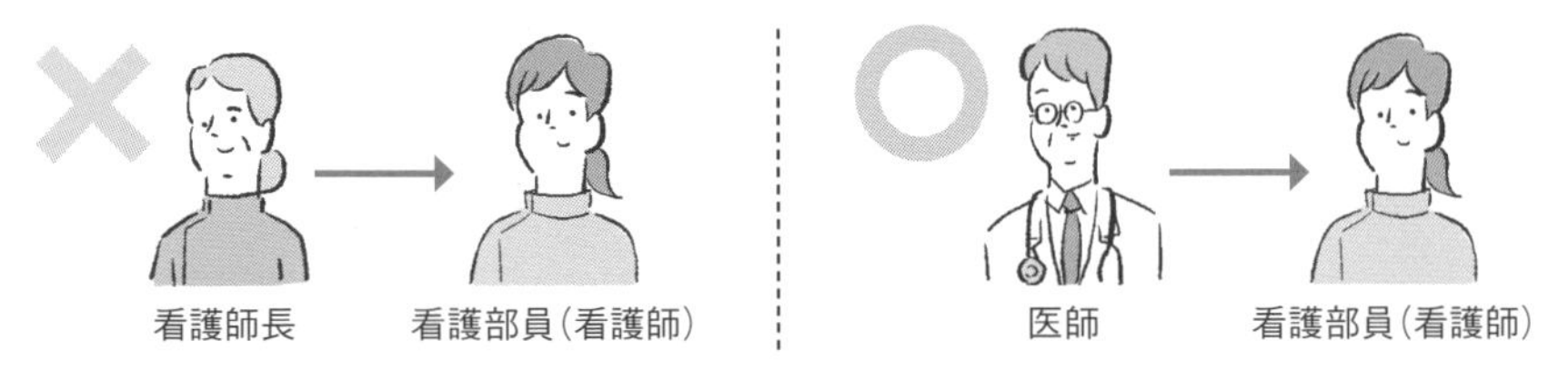

各スタッフへの指示は医師が行う

病院の組織は、基本的には医局（診療部門）、看護部門、医療技術部門（薬剤部、検査部など）、事務部門の4つから成り立っています（病院経営はおもに院長、看護部長、事務部長の三役が行う）。

そして、それぞれの部長のもと、円滑な業務のために組織化され、看護師であれば主任や看護師長の指示に従って仕事をこなします。

しかし、診療においては、必ず医師が各スタッフへの指示を出すことが法律で定められています。そのため、**診療時は指示命令系統が変わり、看護師やコメディカルはそれぞれの部門の上司の指示ではなく、医師の指示に従って仕事を行います。**

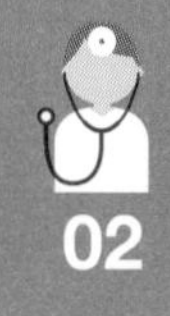
02

さまざまな診療科と医局

病院には多くの診療科がありますが、各科はどのような診療を行っているのでしょうか。また、ドラマなどでも耳にする機会のある「医局」について解説します。

診療科ごとに異なる業務内容

内科、外科、麻酔科……など、病院にはさまざまな診療科があります。一口に「医師」「看護師」と言っても、勤務する診療科によって業務内容は異なります。

たとえば、**「内科」は薬剤を使った治療を専門的に行う診療科です。手術を行うのは「外科」**なので、内科医に外科的治療を求めても、同院内や、別の病院の外科を紹介されることがあります。それぞれの科でおもにどのような診療が行われるのか、左の表にまとめました。

医局に入る医師と入らない医師がいる

医局には、明確な定義がありません。しかし、おもに大学病院における、研究室や診療科などの「医師の集団」のことを指すことがほとんどです（「大学医局」ともいう）。**医学部教授を中心に医師が集うため、診療情報を共有できるのに加え、留学や基礎研究ができ、学位（博士号）の取得が可能**になります。

多くの医師が出身大学や、別の大学の医局に入局しますが、なかには医局に入らない医師もいます。「医局人事による異動を避けたい」「医局内の慣習などに合わせず自由でいたい」「市中病院で臨床研修（P32）を行い、そのまま就職した」など、理由はさまざまです。医師＝医局、と考えてしまいがちですが、実際はそういうわけでもないのです。

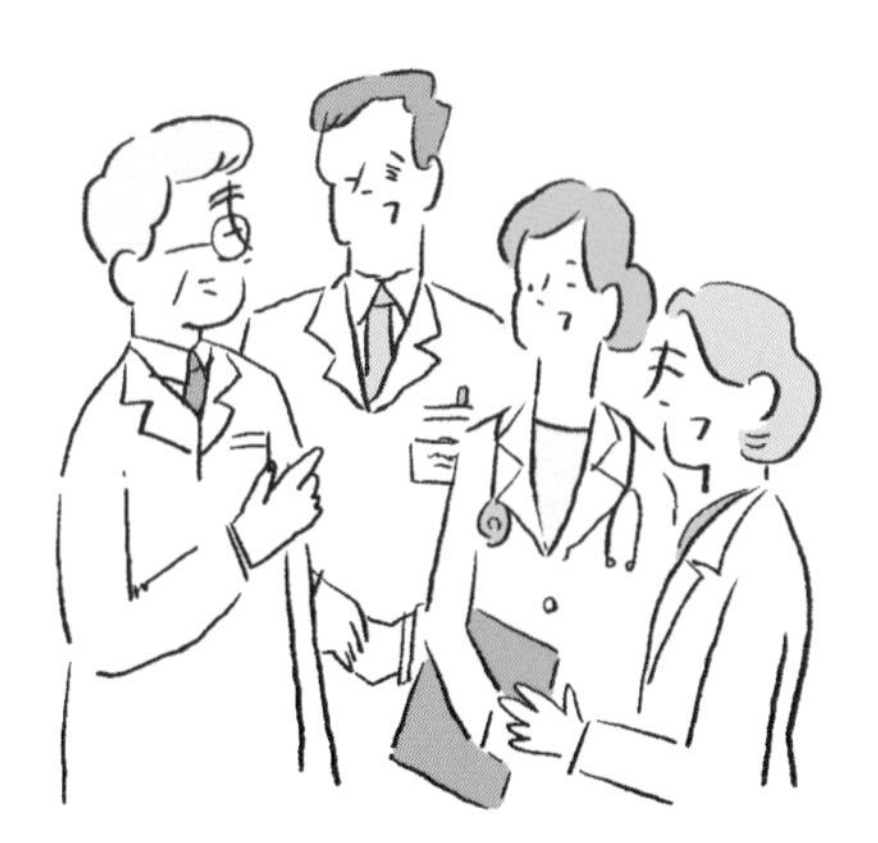

■診療科の例

内科 投薬を中心に、手術によらない治療を行う。呼吸器内科、血液内科、神経内科などさまざまな診療科がある。風邪などで訪れるのは一般内科。	**外科** 手術を主とした外科的療法を行う。脳神経外科や心臓血管外科など、分野ごとに分かれる。内科患者の症状の進行により、外科に紹介されることもある。
整形外科 骨や関節などの骨格系と、筋肉や靭帯(じんたい)、脊髄(せきずい)、神経などの運動器といった、身体の運動機能に関する病気やケガを治療する。	**形成外科** 顔や手足など身体の表面を中心に、ケガや火傷、皮膚の病変、生まれつきの変形異常などを治療して、機能や形態の修復を行う。
小児科 子どものすべての病気を診療する。そのため、小児科医は幅広い知識が必要とされる。明確な定義はないが、新生児から15歳頃までとしていることが多い。	**麻酔科** 手術が安全に行われるように、手術中に麻酔管理や呼吸管理などを行う。手術前後に患者を診療し、痛みやストレスの軽減を担う。
精神科 精神疾患や依存症、認知症など、心が原因で心に現れている症状を治療する。薬物療法や、カウンセリングなどの心理療法を用いる。	**心療内科** 頭痛や吐き気、胸焼けなど、心(ストレスなど)が原因で身体に現れている症状に対して、心身両面から総合的に治療する。
救急科 病気やケガ、中毒症状など、緊急度の高い急性期患者を、診療科に関係なく診療する。重篤な場合は救命救急処置や集中治療を行う。	**産婦人科** 産科と婦人科を兼ね備えた診療科。産科では妊娠・出産に関する検査や治療を行う。婦人科では、子宮や卵巣、月経など、女性特有の事柄を診療する。
耳鼻咽喉科 耳、鼻、口腔、咽頭、甲状腺などを専門に診療を行う。外科系に分類されるので、投薬などの治療だけでなく、手術なども行われる。	**皮膚科** 皮膚(手足や顔などの身体の表面、口・耳・鼻の中など、肉眼で見える範囲)の異常を診療する。内臓疾患からくる皮膚異常を発見する役割もある。

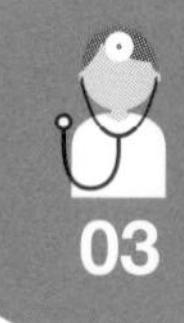

病院で働く人たち

病院では、医師や看護師をはじめ、さまざまな資格をもった専門家が働いています。仕事内容は働く施設によっても異なりますが、代表的な役割を紹介します。

医師

医療行為ができるのは医師だけ

医師は大きく「臨床医」と「研究医」に分けられます。患者を診察・診断し、治療をする「医療行為」は、医師法により医師だけに許されています。**看護師が採血をしたり、診療放射線技師がレントゲン撮影を行う場合も、すべて医師の指示がなくてはできません**。つまり、さまざまな職種のスタッフを現場で指揮して診療を行うのが医師であり、スタッフは各分野で医師の仕事をサポートしながら、よりよい医療の提供を目指します。そのため医師には医療知識や経験のほか、**患者はもちろん多くの人と連携していくためのコミュニケーション能力が必要です**。

また、たとえば病院の勤務医の場合、「週4日勤務で1日の研究日、※2日の休日」というスケジュールが一般的です。しかし、4日のうちには当直があり、新薬や新しい治療法についての勉強もします。さらに、外科医であれば10時間にもわたる手術でも飲まず食わず、立ちっぱなし、ということもあり、体力や精神力も重要なポイントとなります。

医師になるには

6年制の医学部医学科を卒業（卒業見込み）し、「医師国家試験」に合格して医師免許を取得する必要がある。または、外国の医学校を卒業し、厚生労働大臣が適当と認めた者、医師国家試験予備試験に合格し、１年以上の臨床研修を経験している者など。さらに、合格後は研修医として2年間の初期臨床研修が必須。その後、ほとんどの医師が、選択した診療科で専門医を目指して３～５年の後期臨床研修（専門研修）を行い、一人前の医師となる（詳しくはP33へ）。

※　研究日：大学の研究室で研究・論文執筆を行ったり、別の医療機関で非常勤として働いて診療技術の向上を図ったりする。

■臨床医と研究医のちがい

医師

臨床医

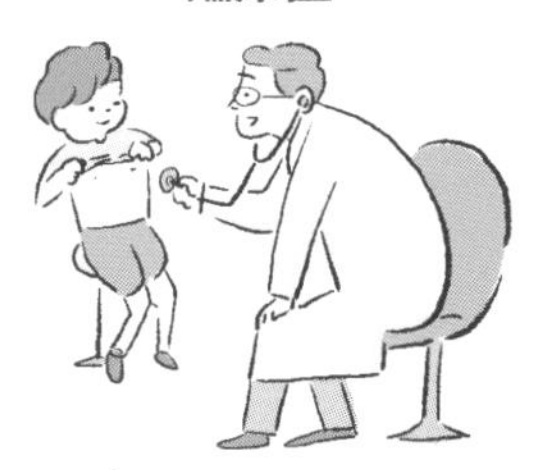

病院や診療所で患者の治療・病気予防をする医師。それぞれの専門領域において認定を受ければ専門医（P33）になれる。基本領域の診療科（19領域）と、より専門性が高いサブスペシャルティ領域の診療科（23診療科領域）がある。

研究医

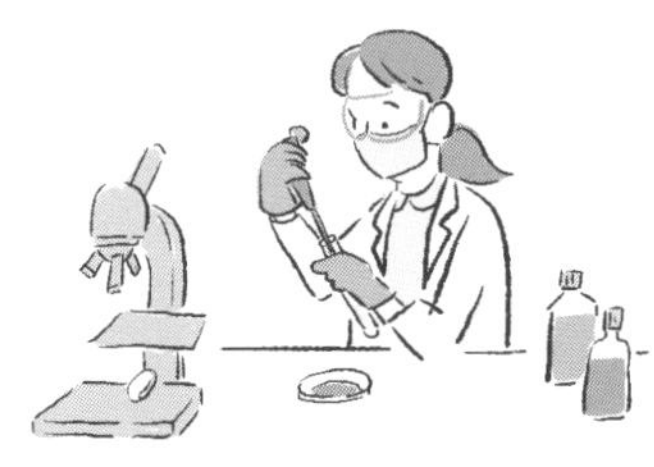

大学や研究所などで薬剤や病気の原因、治療法などの基礎研究を行う「基礎研究医」と、臨床現場で診療に携わりながら、新薬の効果や治療法についての臨床研究を行う「臨床研究医」の2種類がある。大学院の修了が必要。

専門医の領域

基本領域

内科　外科　小児科　産婦人科　精神科　皮膚科　眼科　耳鼻咽喉科
泌尿器科　整形外科　脳神経外科　形成外科　救急科　麻酔科
放射線科　リハビリテーション科　病理　臨床検査　総合診療科

サブスペシャルティ領域

消化器病　肝臓　消化器内視鏡　循環器　呼吸器　血液　内分泌代謝
糖尿病　神経内科　腎臓　リウマチ　アレルギー　感染症　老年病
がん薬物療法　消化器外科　呼吸器外科　心臓血管外科　小児外科
乳腺外科　内分泌外科　放射線診断　放射線治療

■医学生が医療機関で研修を始めるまでの流れ

大学４年夏～
大学５年夏ごろ

興味のある病院を見学・実習

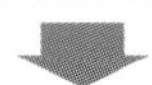

大学６年
７～８月ごろ

志望する病院の採用試験を受ける

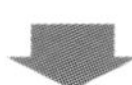

〈参加登録〉
大学6年夏前～
〈希望順位登録〉
大学6年秋～
〈マッチング結果発表〉
大学6年10月下旬ごろ

医師臨床研修マッチング

病院
採用したい医学生を希望順に登録

学生
研修を受けたい病院を希望順に登録

コンピュータが自動的に
病院と学生をマッチング

医師国家試験に合格し、卒業したら
マッチングした病院で研修開始

医学生の就職活動は病院とのマッチング制

医師国家試験に合格し、医師免許を取得したあとは、２年間、臨床研修医としてさまざまな診療科を回って経験を積みます。「初期臨床研修」と呼ばれる最初の研修先を決めることが、医学生にとっての就職活動といえます。

研修先は、上図の「医師臨床研修マッチング」と呼ばれるシステムによって決められます。医師臨床研修マッチングとは、**臨床研修希望者と臨床研修医を受け入れる病院（臨床研修病院）双方の希望を踏まえてコンピュータのアルゴリズムによって組み合わせを決定**するシステムです。

■医師の研修の流れ

初期臨床研修：２年

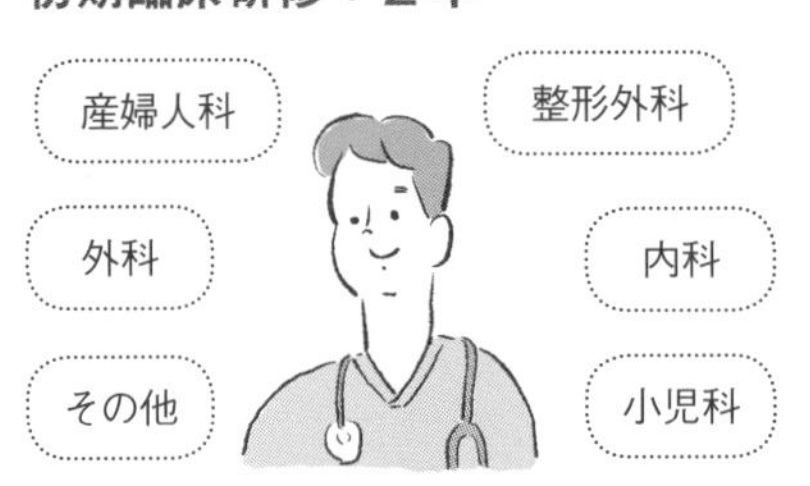

国家試験合格・大学卒業後、さまざまな診療科を順に回って、幅広い研修を受ける。

後期臨床研修（専門研修）：３～５年

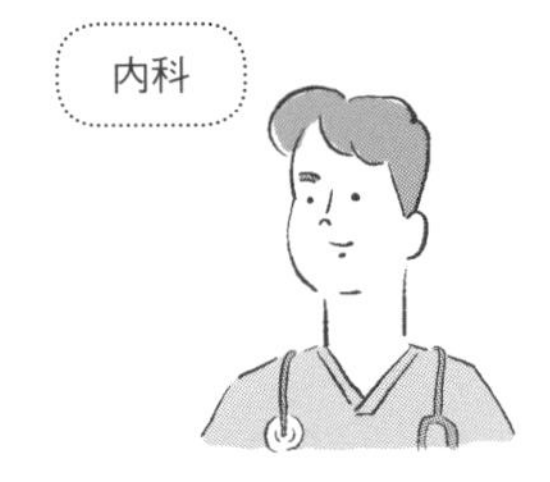

初期臨床研修を終えたら、自分が進みたい診療科に絞り、より専門的な研修を受ける。

プラスα

認定医・専門医・指導医とは

「**認定医**」は、専門の学会に所属（登録）し、各診療科に関する知識や経験が基準を満たしていると認められた医師のこと。その診療科での業務に一定期間携わることで認定される。「**専門医**」は、専門研修を終え、各診療科の学会が行う認定試験に合格し、臨床・研究における知識や技量が十分であると認められた医師のこと。「**指導医**」は、各診療科の学会の審査に合格し、認定医や専門医を指導するに値する能力があると認められた医師のこと。専門医の資格を取得後、さらに業績を重ねる必要がある。認定医→専門医→指導医の順で、より高い専門性と実績が求められる。

卒業後も5~7年の研修期間がある

２年間の初期臨床研修を終えても、多くの医師は、専門医（プラスα参照）を目指して、さらに３～５年の後期臨床研修（専門研修）を行います。つまり、18歳で医学部に現役合格し、６年で卒業したとしても、専門医資格を取得できるのは最短で30歳前後ということになります。それだけ長い時間をかけて知識・技術を学ぶ必要があるのです。

後期臨床研修（専門研修）は、医療機関ごとにその年数や内容、待遇が異なります。そのため、初期臨床研修を終えて大学の医局に戻ったり、反対に医局から市中病院の研修に進んでそのまま就職するなどさまざまです。

看護師

毎日多くの患者と接する「外来看護師」

さまざまな患者が訪れる外来で、**診察前に患者の症状や本人・家族の既往歴などの情報を収集したり、医師の指示のもと、採血や注射、医療機器の管理**などを行って、診療がスムーズに運ぶようにサポートします。また、患者に対しては療養相談や指導を行うほか、規模の小さな診療所などでは受診受付などの事務業務を行うこともあります。

多様な仕事をこなしつつ、周りの人と協力しながら仕事を進めるため、コミュニケーション能力や協調性も重要な資質となります。

患者の入院生活を支える「病棟看護師」

病棟のタイムスケジュールに従い、患者ごとに立てられた「看護計画」に沿って、医師の指示を受けながら注射や点滴管理、投薬などの医療行為を行います。また、朝の検温に始まり、食事や清拭（せいしき）、排泄の介助、移動介助、心のケアなど、患者の入院生活全般をサポートします。

病棟看護師の特徴は、**24時間・交代制勤務で夜勤がある**ことです。2交代制、あるいは3交代制でシフトを組み、数日おきに夜勤をこなすのが一般的です。交代制勤務は身体への負担が大きく、体調管理が重要になります。また病棟では、時に死にも直面するため、精神的にもタフであることが求められます。

在宅医療に不可欠な「訪問看護師」

自宅で療養する患者を訪問し、主治医が作成する「訪問看護指示書」に従ってケアを行います。健康状態のチェックや、食事や栄養管理などの療養指導、点滴やカテーテル管理、インスリン注射といった医療行為など、**さまざまな業務を1人で担当するため、看護師としての臨床経験をある程度経てから就く**ことが望ましいといわれます。また、患者やその家族の相談にのり、療養上のアドバイスをすることも重要な役割の一つです。さらに、「他職種連携」の考えからも、主治医だけでなく、ケアマネジャーや訪問介護員など、さまざまな職種の人とともにチームとなって働くことが求められます。

■ 看護師の分類

外来看護師

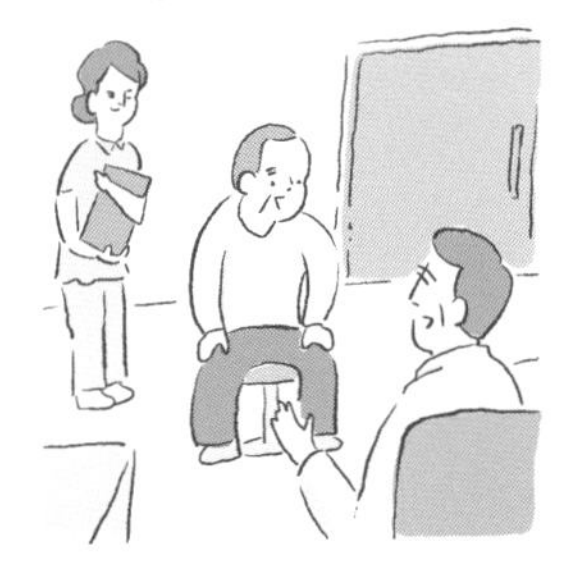

病棟看護師

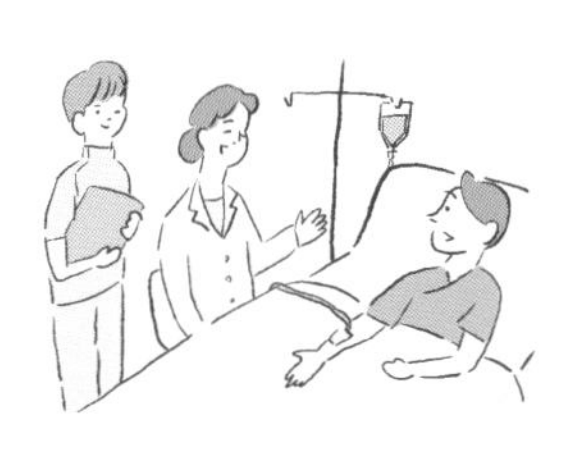

訪問看護師

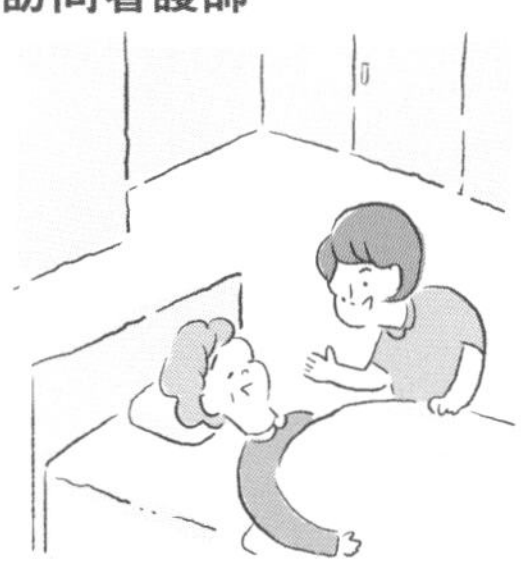

看護師になるには

文部科学大臣指定の4年制大学、3年制の短大・専門学校、または厚生労働大臣指定の看護師養成所を卒業(見込み)すると、「看護師国家試験」の受験資格を得られる。これに合格して、看護師免許を取得する。保健師(P36)や助産師(P37)免許の国家試験の受験資格を同時に得られる4年制大学もある。

准看護師になるには

2年制の准看護師学校※1、または高校の衛生看護科を卒業すると、都道府県知事の免許である「准看護師」免許の受験資格が得られる。准看護師は、医師や看護師の指示に従い看護業務を行う。准看護師が看護師を目指すには、さらに看護専門学校などで2年課程を修了し、看護師国家試験に合格する必要がある※2。

プラスα

オペナース(手術室看護師)の仕事

手術に必要な器械をセッティングし、手術中の医師に器械を手渡す「器械出し」と、薬剤などの物品の補充を行ったり、手術中の患者の出血量や体位の確認、術後の申し送り、手術の前後の患者の精神ケアなどをする「外回り」の役割がある。1つの手術につき、それぞれ1人が基本となる。

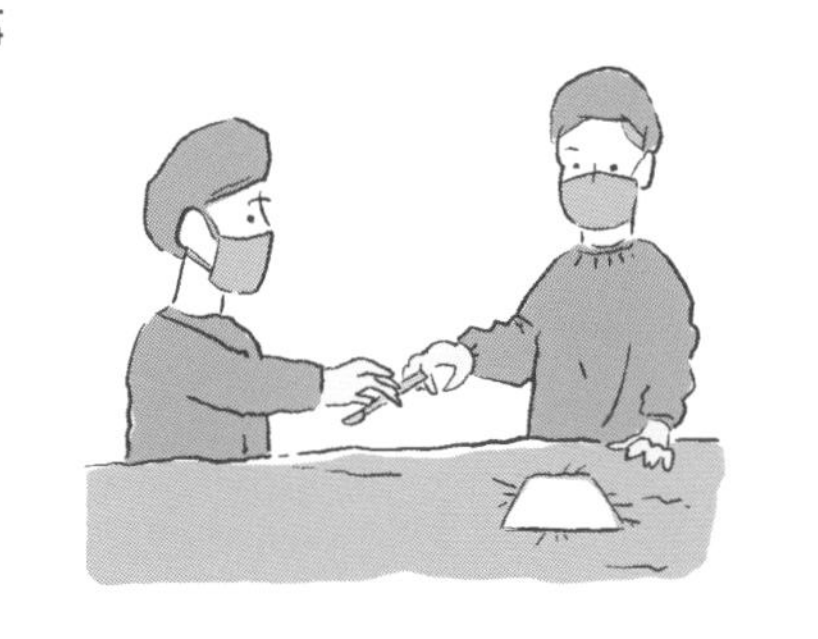

※1 中学校卒業以上の学歴で、准看護学校の受験が可能。
※2 中学校卒業の准看護師が看護師を目指す場合は、さらに3年以上の実務経験が必要。

保健師

健康面の相談や生活指導を行う

保健師は、**健康増進や健康管理のための「保健指導」を担い、人々の心と身体の健康を支える**仕事です。以前は病院勤務の保健師は、資格を活かせないまま看護師として働くことも多かったのですが、「予防医療（P116）」の普及から、本来の保健師としての活躍の場が増えました。

生活習慣病などの予防に力を入れている医療機関では、検査でそれらの〝予備軍〟と診断された人に対し、食事や運動などの生活指導やアドバイスを行って、病気を未然に防ぐ健診センターを設けるようになったのです。

こうした医療機関で働く保健師のほかに、都道府県や市区町村の保健所、保健センターなどで公務員として働く「行政保健師[※1]」もいます。保健師の半数以上は行政保健師です。ほかにも、一般の企業や企業の健康保険組合に勤務する「産業保健師」や、学校に勤める「学校保健師」がいます。

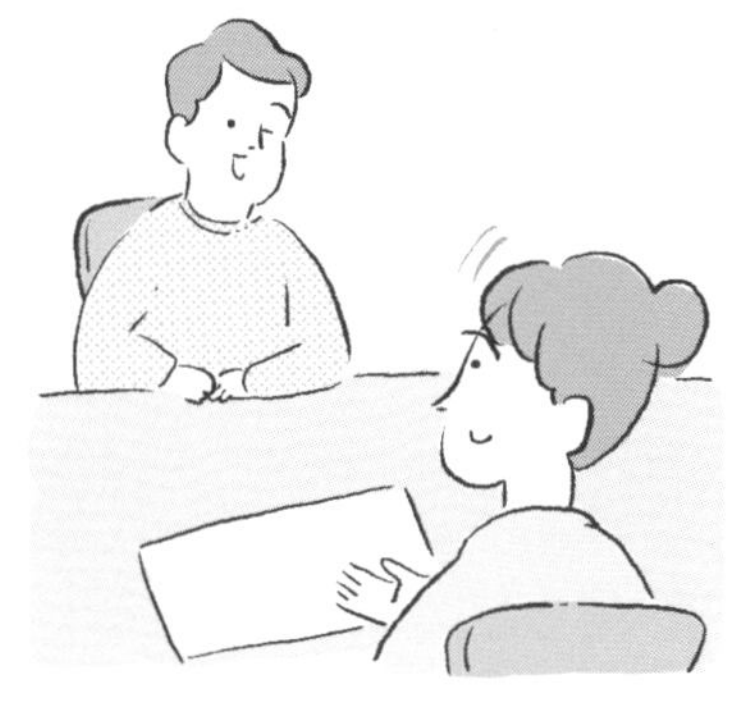

プラスα

看護師とのちがい

看護師がおもに病気やケガの「治療」にあたるのに対し、保健師は病気やケガを未然に防ぐ「保健活動」を行う。保健師は保健所や保健センター、学校などに勤務することも多く、公務員として地域住民や勤労者、学生などの健康維持に携わっている。

保健師になるには

看護師免許を取得後、1年制の保健師養成学校などで学科を修了すると「保健師国家試験」の受験資格を得られるので、これに合格する必要がある[※2]。卒業と同時に看護師と保健師、2つの国家試験の受験資格を得られる4年制大学や専門学校もある。

※1　行政保健師として働くには、保健師資格のほかに、公務員試験に合格する必要がある。
※2　平成19年3月までに保健師の免許登録を申請した人は、看護師免許は不要。

助産師

お産支援と妊婦・赤ちゃんの保健指導

助産師は、お産を助け、産前・産後の母子の保健指導を行う仕事です。病院や診療所、助産所（プラスα参照）で勤務します。妊娠中は母子の健康状態を定期的にチェックして相談にのるなど、妊婦の心身をケアします。

出産に立ち会う助産師は、病院・診療所の場合、赤ちゃんを取り上げるなどの**「直接的な分娩介助を行う係」と、医療機器の準備やバイタルチェックなどの「間接介助を行う係」**の2人です。[※3] ここに医師（産婦人科医）1人を加えた3人体制で分娩をサポートします。助産所での出産の場合は、医師は立ち会いません。

産婦人科医がすべてのお産を扱えるのに対して、助産師は正常分娩（母子の健康状態に異常がない）のみを扱えます。そのため、助産所で分娩中に異常が生じた場合は、近隣の病院・診療所と迅速に連携を取ります。

産後は、授乳や育児に関する指導や、乳児の保健指導を行います。

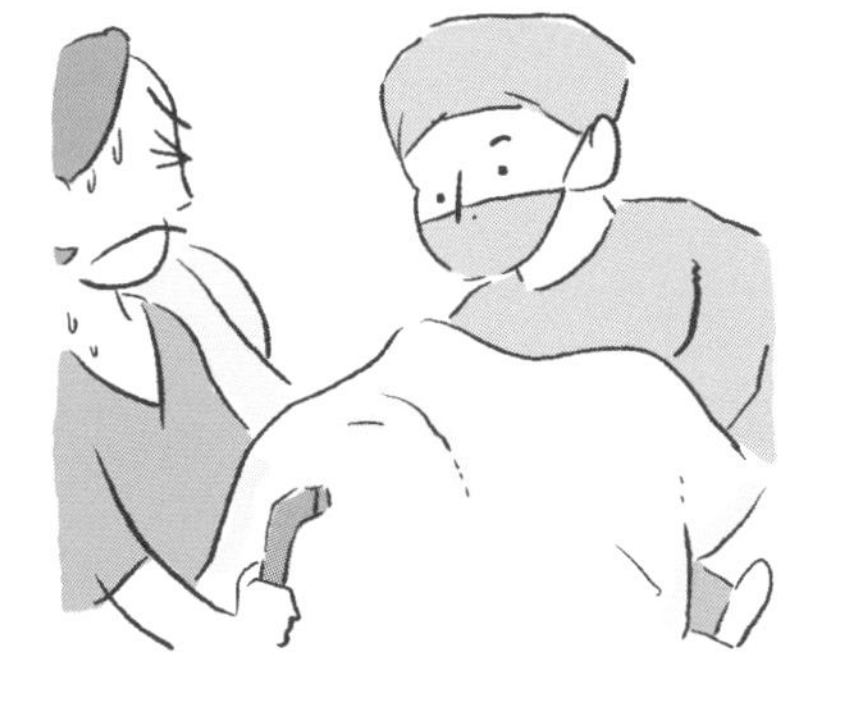

プラスα 助産所とは

助産師が責任者となる9床以下の施設（「助産院」ともいう）。助産と、妊婦健診や母乳ケア、育児相談などの産前・産後ケアを行う。医療行為は行えず、正常な分娩での助産および新生児のケアを扱う（帝王切開や逆子、頻産婦、多胎妊娠などは不可）。

助産師になるには

看護師免許を取得後、1年以上、助産師専門学校や助産学専攻科などで必要な課程を修了すると、「助産師国家試験」の受験資格を得られるので、これに合格する必要がある[※4]。4年課程のなかで看護師国家試験と助産師国家試験の受験資格を同時に得られる看護大学や看護学部もある。

※3 間接介助を行う係は看護師の場合もある。
※4 平成19年3月までに助産師の免許登録を申請した人は、看護師免許なしで助産師として働ける。

薬剤師

薬の処方ミスを防ぐ最後の砦

医師が発行した**処方せんで適切な薬が適量処方されていることを確認して薬を調剤**したり、**患者に服薬指導**を行ったりして、薬が安全かつ効果的に用いられるよう努めます。薬の処方ミスは、大事故につながりかねません。薬剤師は、医療事故を防ぐための最後の砦なのです。薬の専門家として医師や看護師からも頼られることが多く、幅広い薬剤知識とともに、コミュニケーション能力も大切です。

薬剤師のおもな勤務先には、病院や保険薬局があります。

病院や保険薬局以外で働く薬剤師

●ドラッグストア

医師の処方せんがなくても購入できる市販の医薬品（一般用医薬品）の管理・販売・相談を行います。

●製薬会社、食品・化粧品メーカー

製薬会社の薬剤師は、新薬の効き目や安全性を確認します。食品や化粧品のメーカーでは、新製品の研究開発などに携わります。

●行政機関

国、都道府県自治体、保健所などで各種法律にもとづき、医薬品・麻薬・薬物などの行政指導を行います。

●学校

教育委員会などから委任されて、学校医や学校歯科医とともに学校保健の仕事を行います。

プラスα

かかりつけ薬剤師とは

患者の服薬状況を1人の薬剤師が1カ所の薬局でまとめて管理し、相互作用（飲み合わせ）や副作用などを継続的に確認する。自宅訪問や、薬に関する24時間の電話相談を行うほか、処方医や地域の医療機関と連携して患者を支援する※2。

薬剤師になるには

大学の薬学部で6年間の薬剤師養成課程を修了後、「薬剤師国家試験」に合格する必要がある。薬剤師を目指せるのは6年制の課程のみで、4年制の課程は薬学の研究者を養成することがおもな目的となる※1。前者は「薬学科」、後者は「薬科学科」などの学科名になっている。

※1　薬学の研究者を目指す場合、４年制の薬学部を卒業し、大学院の修士課程を修了するという方法がある。
※2　かかりつけ薬剤師をもつには、薬局で指名し、同意書を交わす必要がある。

■病院・保険薬局で働く薬剤師のおもな業務

共通の業務

調剤業務

医師の発行した処方せんをもとに、分量を量って薬剤を調剤する。必要に応じて、薬の一包化(服用タイミングが同じ複数の薬を1袋にまとめること)や粉砕を行う。

服薬指導

患者に対して、処方された薬の効果や副作用、飲み合わせ、注意事項などの情報を提供する。また、薬に関する患者の相談にのり、適切なアドバイスを行う。

薬歴管理

予期せぬ副作用を防ぎ、安全な薬物療法を行うため、患者が常用している薬やサプリメント、既往歴、アレルギー歴などを確認し、薬歴として管理する。

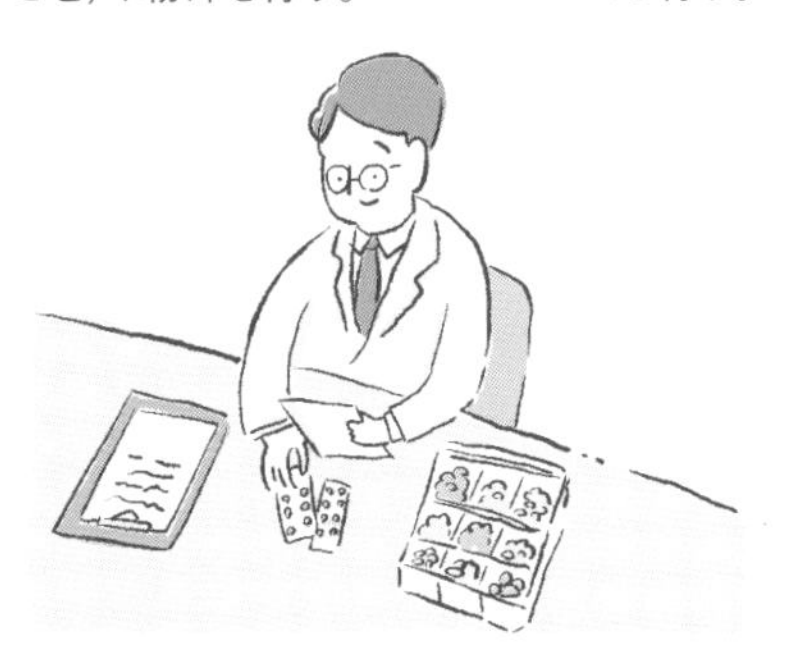

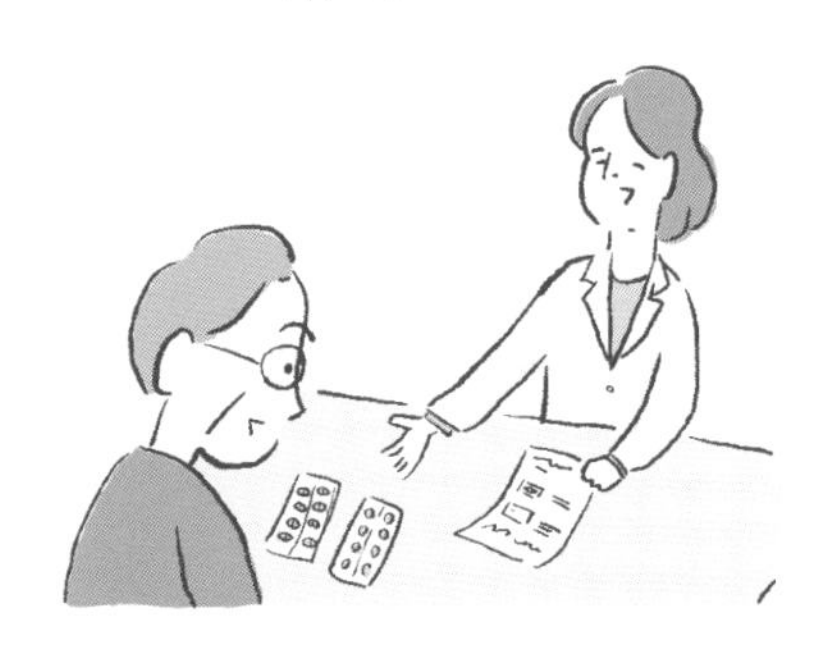

処方監査

処方せんに記載された内容に間違いがないかを確認する。重複投与や相互作用がある場合や、患者との対話で疑問が生まれた際などは、処方せんを発行した医師に問い合わせを行う(疑義照会)。

保険薬局で働く薬剤師

在宅業務

自宅療養や在宅介護を受けている患者の自宅を訪問して、服薬指導や薬の管理指導のほか、薬に関するさまざまな相談に応じる。

病院で働く薬剤師

医師などへの情報提供

次々と発売される新薬が安全かつ適正に用いられるように、必要な情報を収集し、医師などに提供する。この業務を専業で担当する薬剤師がいる施設もある(DI担当薬剤師 P98)。

点滴の用意や無菌製剤の調製

患者ごとに処方の異なる注射薬や点滴を用意する。薬剤によっては無菌調剤室(クリーンルーム)で混注※3を行ったり、抗がん剤などの無菌調製処理を行ったりする。

※3 混注:注射薬や点滴を混合し、調製すること。

診療放射線技師

放射線を扱うことができる唯一のコメディカル

診療放射線技師は、医師の指示を受けて**検査や治療のためにX線などの放射線を人体に照射することができる、放射線の専門家**です。医療ではさまざまな形で放射線が使われ、レントゲン検査や消化管造影検査、CT検査なども一般的になっています。こうした検査を行うのが、医師や歯科医師以外で唯一放射線を照射できる診療放射線技師です。そのため、診療放射線技師には放射線はもちろん、電子工学やコンピュータなど、広範な知識が求められます。

放射線を使った治療や被ばく管理も重要な業務

がんの治療法の一つである「放射線治療」においても、診療放射線技師が活躍します。**放射線治療はがんの三大療法の一つで、患部に放射線をあてることで、がん細胞を死滅させます。**

放射線治療は、身体を直接傷つけることがないので、手術と比べ患者の身体的負担は小さくなります。しかし、放射線を扱う治療のため、診療放射線技師が適切に放射線の量と質を管理し、安全な検査・治療を行うことが重要になります。放射線機器の扱いだけでなく、患者の不安を取り除き、患者にとって最善の診療を行うことが大切です。

プラスα

診療放射線技師に被ばくのリスクはある?

放射線は、一定以上の量を一度に浴びてしまうと健康に害を与える。その点、診療放射線技師は、放射線を安全に発生させる装置を使い、適切に管理をしながら業務を行うため、被ばくによる健康被害のリスクは極めて低い。これまでに、事故による被ばくは起こっていない。

診療放射線技師になるには

４年制の大学や３年制の短大、３～４年制の専門学校で診療放射線技師養成課程を修了後、「診療放射線技師国家試験」に合格することが必要。国外で日本の診療放射線技師に相当する免許を取得済みの者は、厚生労働大臣に承認された場合、受験資格が得られる。

■診療放射線技師が行う検査の例

レントゲン検査

X線（放射線の一種）を身体に照射して、体内を撮影する検査。X線撮影ともいう。臓器や骨の病変を発見するのに適している（P76）。

ＣＴ検査

360度からX線を照射し、そこから得られるデータをコンピュータで画像化する。３次元画像の撮影が可能。胸部や腹部、冠動脈、骨などの検査に用いる（P77）。

血管造影検査

カテーテル（細い管）を使って血管に造影剤を注入し、血管とほかの臓器との間にX線の吸収差をつけてから、X線撮影を行う検査。

乳房X線検査

乳房専用装置を用いて乳房を圧迫し、X線を照射して乳房内の組織の差を撮影する。腫瘍の有無などを調べることができる。「マンモグラフィ」とも。

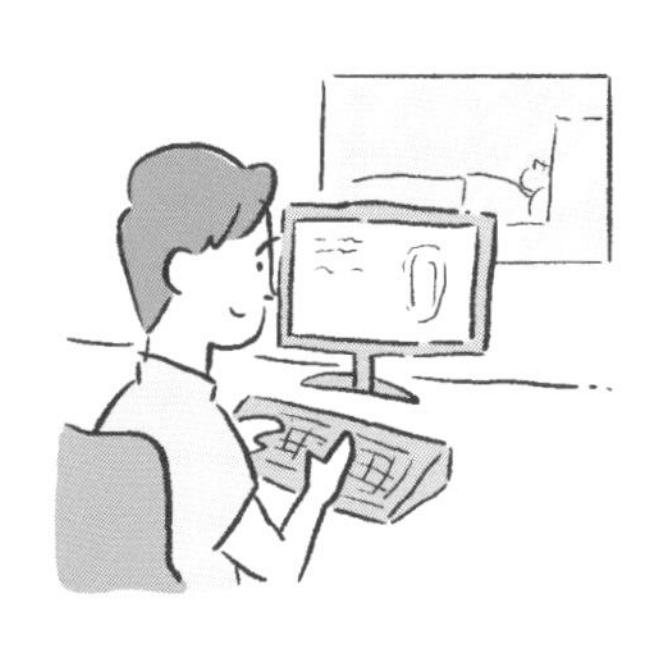

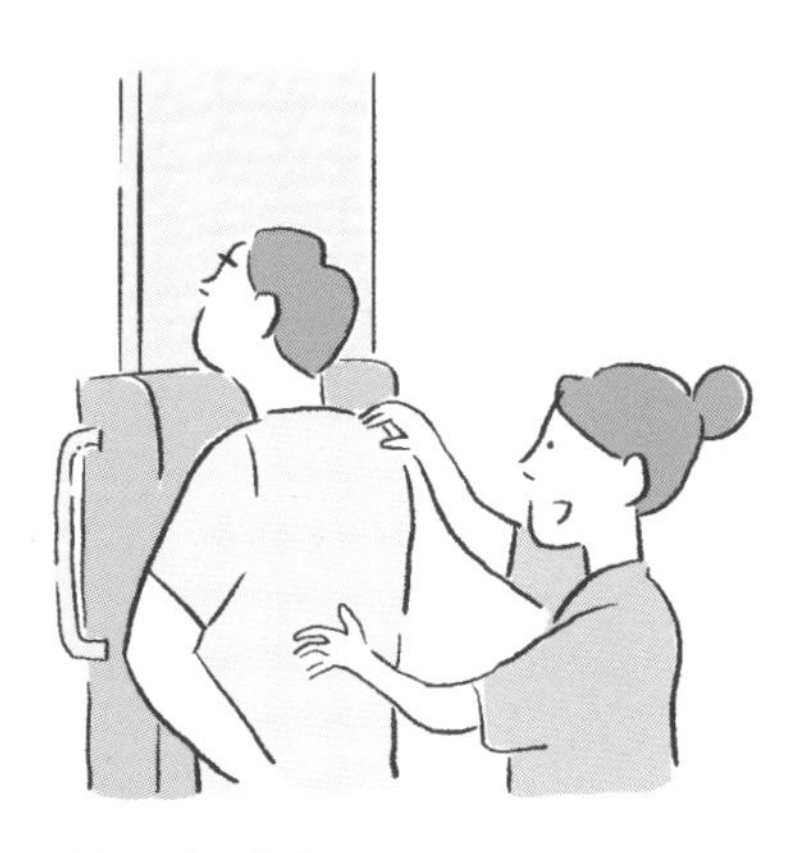

消化管造影検査

肛門にバリウム（造影剤）と空気を注入して（またはバリウムを飲んで）からX線を連続照射して大腸・小腸・十二指腸・胃・食道などを撮影する。

核医学検査

特定の臓器に集まる性質をもった放射性医薬品を注射などで体内に投与し、そこから発される放射線（ガンマ線）をガンマカメラで撮影して画像化する。

骨密度検査

骨の中にカルシウムやミネラルがどの程度あるか測定し、骨の強さを調べる。X線を使わず、超音波などを使って検査する方法もある。

ＭＲＩ検査

強い磁界と電磁波で撮影し、体内の断層図を画像化する。筋肉や脂肪などのやわらかい部位の撮影が得意。放射線は使用しない（P78）。

エコー検査

高周波の超音波を発生させるプローブ（接触子）を身体にあて、跳ね返ってきた反射波を画像化して異常の有無を調べる（P80）。

臨床検査技師

検体検査・生体検査の専門家

臨床検査技師は医師の指示を受け、患者から採取した血液や尿、便などの検体から体の異常を調べる**「検体検査」**や、超音波や心電図など、医療機器を使って患者の体を直接調べる**「生体検査（生理機能検査）」**を行います。そして、診断や治療の基本となるデータを医師に提供します。「検体検査」と「生体検査」の種類は、左ページにみるように非常に多岐にわたります。

臨床検査技師は病院などの検査部に属しますが、**このような検査は組織内部で行うだけでなく、外部へ委託するケースも増えています。**

そのため、臨床検査技師は、病院だけでなく、検体検査のみを行う検査センターに勤めるケースもあります。また、がん細胞の検査を専門に行う「細胞検査士」として働く人もいます。

検査での微妙なちがいや変化も正しく判断できるよう、観察力や判断力、慎重さが求められる仕事です。

臨床検査技師になるには

臨床検査技師養成課程のある4年制大学や3年制の短大または専門学校で決められた課程を修了後、「臨床検査技師国家試験」に合格する必要がある。または大学の医療系学部（医・歯・獣医・保健学系、薬学系など）で必要な科目を履修して卒業した場合も、受験資格が得られる。

プラスα

新型コロナウイルス検査でも活躍

新型コロナウイルスの流行により、一般にも広く知られることになった「PCR検査」。この検査を行っているのが、臨床検査技師だ。感染拡大の当初、日本ではPCR検査の検査数が少ないことが問題となった。PCR検査ができる機械の不足や、PCR検査に精通した臨床検査技師の不足などから、なかなか検査数を増やすことができなかったのである。しかし、多くの臨床検査技師が昼夜を問わず努力を続けた結果、現在では1日あたりの検査能力が32万件以上にまで向上した※。

※　厚生労働省発表。2021年8月21日時点。

■ 検体検査と生体検査の例

検体検査

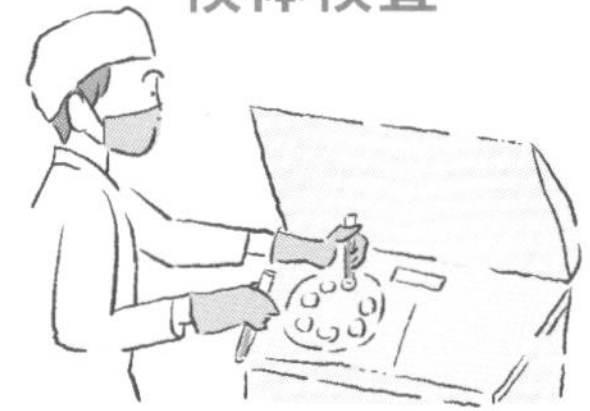

一般検査

尿や便などの成分を検査して、腎臓や肝臓、消化器の異常を調べる。便中の寄生虫や虫卵などの有無も調べられる。

血液学的検査

血液中の血球（赤血球・白血球・血小板）などの状態を調べて、体内の異常の有無や、すでに現われている不調の原因を診断する。

病理検査

採取した細胞や組織を顕微鏡で観察して、がんなどの疾病の診断を確定したり、病気の状態・性質を判定したりする。

遺伝子検査

採取した細胞からDNAの情報を読み取る検査。その人が将来かかりやすい病気や身体の特徴、体質などの遺伝的傾向を調べる。

生化学検査

採取した血液や尿のさまざまな成分に含まれる化学物質を測定し、臓器の異常や炎症の有無、栄養状態などを調べる（P83）。

生体検査

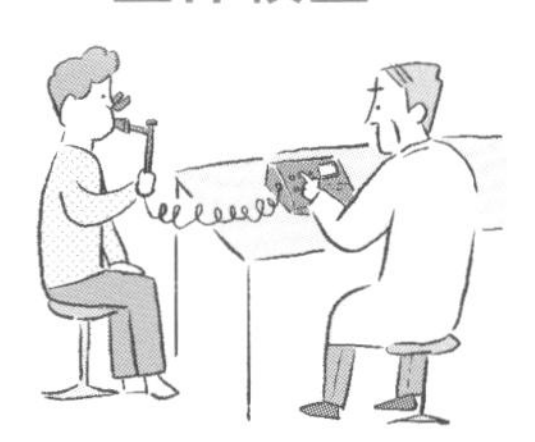

心電図検査

胸部と手足に電極とコードをつけて、心臓が出している微弱な電流をチェックし、心臓の働きや心筋に障害がないかを調べる（P82）。

聴力検査

検査の目的によりいくつかの検査法があるが、オージオグラム（聴力図）によって難聴の有無や程度を調べる「標準純音聴力検査」が一般的。

呼吸機能検査

マウスピースをくわえて息を吸ったり吐いたりするスパイロメータで肺活量などをみて、肺や気管などの呼吸器の状態を調べる。

脳波検査

脳が活動するときに流れる微弱な電気の変化を、頭部につけた電極で捉え波形として記録し、脳の働きを調べる。

エコー検査

人間には聞こえない高い周波数の音波を利用して体内の組織を映像化し、異常の有無を調べる。あらゆる臓器や血管の検査のほか、妊婦健診での胎児の観察にも用いられる（P80）。

臨床工学技士

医療機器の安全を守るスペシャリスト

臨床工学技士は、医療技術の進化に伴い高度化・複雑化する医療機器の安全管理を行う、医療機器の専門家です。医師の指示のもと、操作や保守点検を行います。

人工呼吸器や人工透析の機器のほか、新型コロナウイルスの感染拡大で注目を集めた体外式膜型人工肺）ＥＣＭＯ（エクモ：を管理するのも臨床工学技士です。手術の際は特に多くの医療機器が同時に使われるため、手術が円滑に、安全に行われるように業務にあたっています。

医療の高度化・複雑化に伴いニーズが増加

医療機器のメンテナンスは、以前はメーカーの仕事でした。しかし**医療機器の高度化・複雑化に伴い専門性が上がり、大きな病院だけでなく中小の診療所でも臨床工学技士を雇うようになる**など、ニーズが高まっています。

１９８７年にできた比較的新しい資格なので、資格保有者はまだ多くはありませんが、チーム医療（Ｐ26）における大切なポジションとして、今後も高い需要が続くことが予想されます。

臨床工学技士の就職先には病院や診療所のほかに、透析クリニック（プラスα参照）などがあります。

プラスα

透析クリニックとは

人工透析を専門的に行うクリニックのこと。人工透析とは、腎臓の機能が正常に働かず、血液中の不要な水分や老廃物を取り除くことができない患者に対して、腎臓の機能を人工的に代替し、血液を浄化する療法。透析クリニックで働く臨床工学技士は、透析業務に従事する。

臨床工学技士になるには

４年制の大学、３年制の短大、３～４年制の専門学校の臨床工学科などの課程を修了し、「臨床工学技士国家試験」に合格することが必要。また、臨床検査技師や看護師などの養成校を卒業している場合、専攻科で1～2年学べば受験資格が得られる。

■臨床工学技士の業務の例

呼吸管理業務

自発呼吸が不十分な患者に対して使用する人工呼吸器をメンテナンス・管理する。使用中は異常なく、安全に使われているかを確認する。

心血管カテーテル業務

心臓や冠動脈に関する疾病を診断し、手術の方法を決定するための検査である心臓カテーテル検査において、検査室内の装置を操作したり、検査の記録を行ったりする。

人工心肺業務

心臓手術などの際に心臓や肺の代わりとして使われる人工心肺装置（体外循環装置）をメンテナンス・管理、操作し、手術中に問題なく作動しているか確認する。

手術室での業務

手術室で使用する多種多様な医療機器を事前点検する。手術中は円滑に手術が行われるよう、操作・管理を行う。医療機器や物品のトラブル対応も担う。

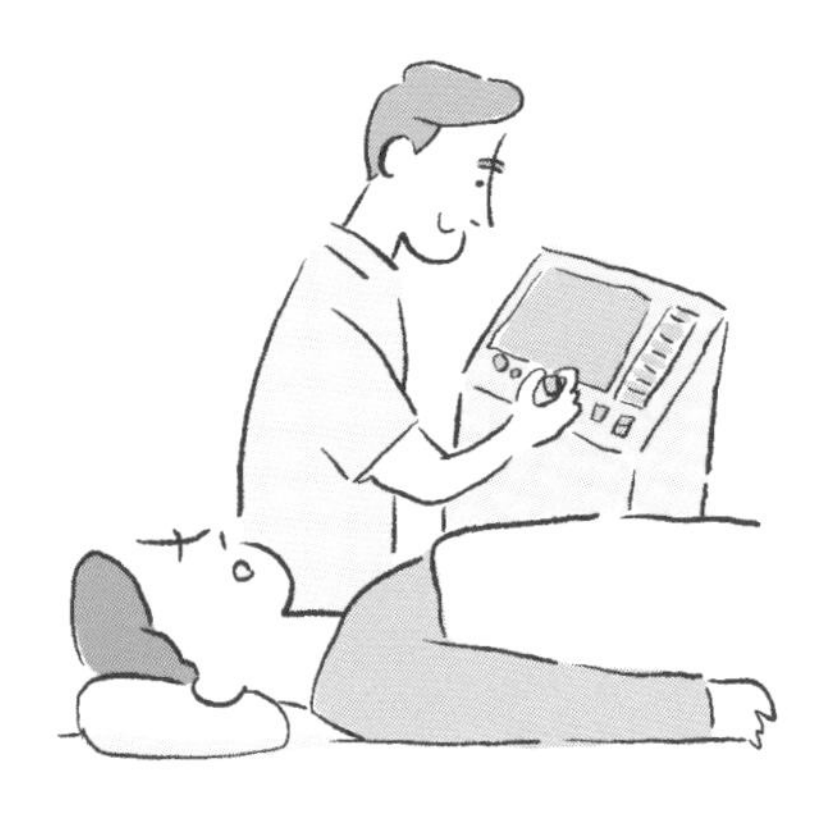

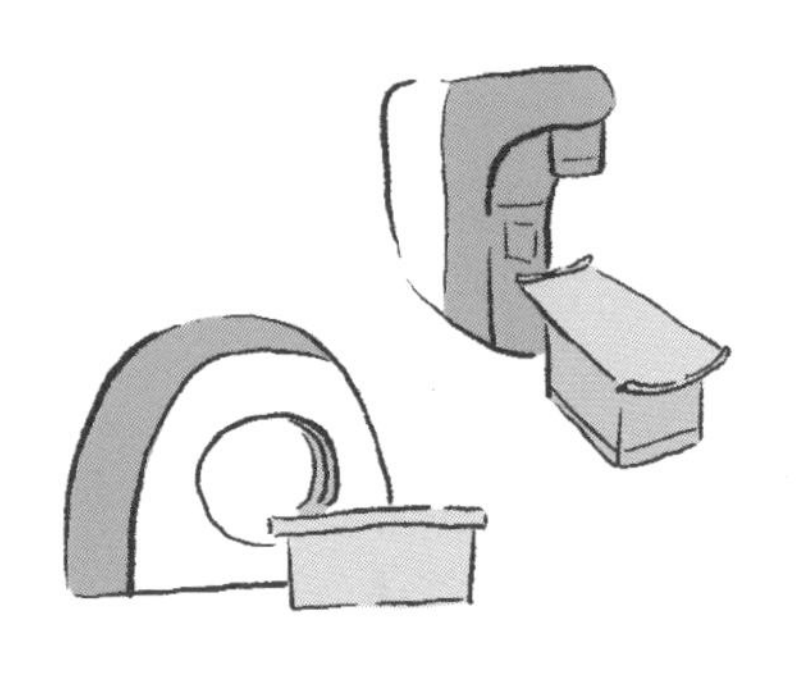

透析室での業務

透析室にて、透析開始時の穿刺（せんし）（体液や組織を採取したり、薬物を注入したりするために、血管内、体腔内、内臓に針を刺すこと）や人工透析装置の操作を行い、血液浄化療法をサポートする。

集中治療室での業務

重症・重篤な急性期の患者に対して治療を施す集中治療室にて、生命維持管理装置（人工呼吸器や持続的血液浄化装置など）の操作・管理を行う。

高気圧酸素治療業務

血液中の酸素を増やすため、高気圧の環境下で酸素を吸入させる療法に使用する装置を点検・操作する。治療前には患者への説明とボディチェックを行い、治療中は血圧と心電図をモニタリングする。

医療機器の管理業務

院内で使用されるさまざまな機器が常に安全に作動するように、定期的な点検や始業点検を行う。

リハビリ専門職
理学療法士

基本的動作能力の回復をサポート

理学療法士は、運動機能の回復を担うリハビリテーションの専門職で、国家資格が必要です。PT（Physical Therapist）とも呼ばれます。**「寝返りをうつ、起き上がる、立ち上がる、歩く」といった基本的動作能力の回復や維持**のため、理学療法でリハビリを行います。

理学療法によるおもな訓練には、「運動療法」や「物理療法」があります。運動療法の目的は、寝たきりの状態を脱し、自立して生活ができる能力を回復させることです。呼吸練習の指導や筋力を増強する練習、立位・歩行練習などがそれにあたります。物理療法では、温熱や電気などを利用して痛みを軽減したり、血行を改善したりします。

病院のほか、介護施設などでも活躍する理学療法士ですが、医療機関ではおもに回復・退院を目指してリハビリを行うのに対し、介護施設などでは機能維持に重点を置くことが多くなります。

プラスα

スポーツトレーナーとのちがい

アスリートなどのコンディションを調えるスポーツトレーナーに対し、理学療法士はケガや病気でうまく動けない人が対象。また、理学療法士は国家資格が必要だが、スポーツトレーナーには特別な資格がなく、スキルさえあれば名乗ることが可能。

理学療法士になるには

養成施設で3年以上学び、「理学療法士国家試験」に合格する必要がある。養成施設には、4年制の大学、3年制の短大、3年制または4年制の専門学校、視覚障害者が対象の特別支援学校がある。なお、すでに作業療法士（P47）の資格をもっている場合は、一部のカリキュラムを免除される。

リハビリ専門職

作業療法士

「作業」を通じて自分らしい生き方を支援する

作業療法士は、**着替え、食事、家事など、生活に必須の細かい作業や動作を通じたリハビリを支援する**専門職で、国家資格が必要です。OT（Occupational Therapist）とも呼ばれます。理学療法が、基本的で大きな動作のための身体機能の回復を目指すのに対し、作業療法は応用的な動作能力の回復・維持が中心です。

また、運動機能に加えて精神分野のリハビリも担います。地域社会への参加や就労・就学をサポートして、「その人らしい」生活の獲得を目指します。

■作業療法で回復を目指す能力と具体的なケア

基本的動作能力

立ち上がる、寝返りをうつなどの基本的な動作や精神・認知などの心身機能。

〈ケア内容〉

心肺機能や筋肉を鍛えて関節の動きをなめらかにしたり、五感に働きかけて認知機能を改善させたりする。

応用的動作能力

食事や着替え、トイレ、料理など、日常生活の中で必要な動作能力。

〈ケア内容〉

日常動作のサポートに加え、手指の細かな動作を向上させるため、手工芸や粘土細工、楽器演奏などを行う。

社会的適応能力

地域活動への参加、就労、就学など、社会とつながるための能力。

〈ケア内容〉

問題解決能力、学習能力、人間関係能力を、具体的な場面を想定したロールプレイなどを通じて向上させる。

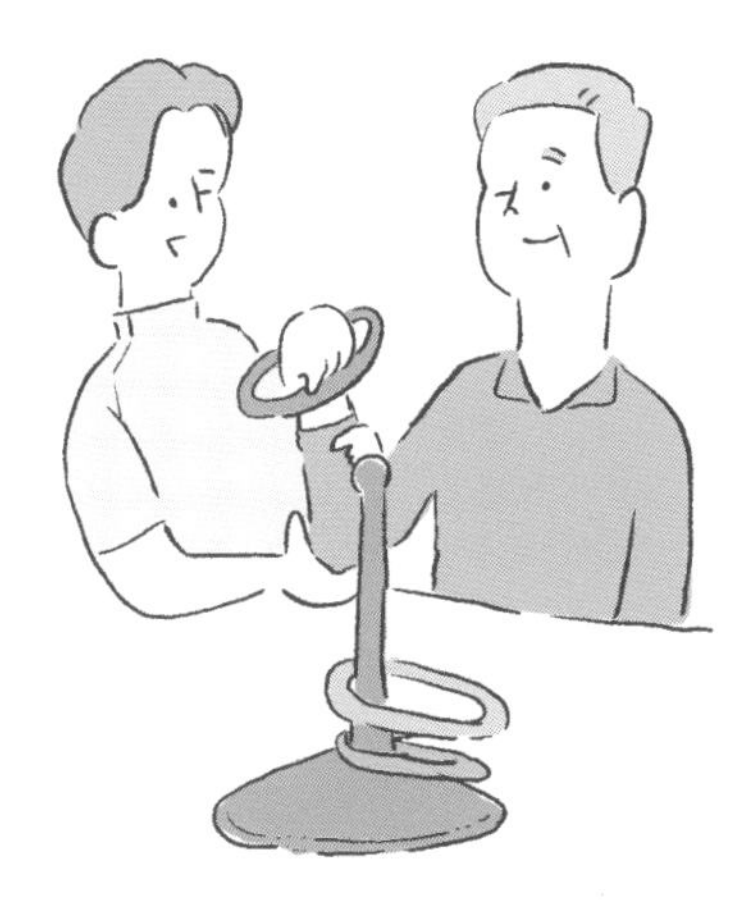

作業療法士になるには

養成施設で3年以上学び、「作業療法士国家試験」に合格する必要がある。養成施設には、4年制大学、3年制の短大、3年制または4年制の専門学校などがある。病院や介護老人保健施設などへの就職がメインとなる。

リハビリ専門職

言語聴覚士

コミュニケーションや、飲み込みのリハビリを支援

言語聴覚士はST（Speech Therapist）とも呼ばれます。病気や障害などが原因で、**言語によるコミュニケーションが困難になった人の検査や指導、認知機能や飲み込み（嚥下）のリハビリ**を支援する専門職で、国家資格が必要です。

また、**子どもの発音や聞き取りの訓練、人工内耳の調整**なども言語聴覚士の仕事です。そのため、病院だけでなく、介護老人保健施設やデイケアセンターなどの介護施設、教育分野などでも活躍しています。

■言語聴覚士が支援するおもな訓練

話す力の訓練

言葉を思い出す訓練や発語器官の運動訓練、呼吸筋の訓練などを行う。

聴く力の訓練

単語の理解訓練を行うことで、失語症による「聴く力」の回復を目指す。

飲み込む力の訓練

舌や口唇、頬など食事に必要な筋肉の強化、誤嚥の際に食物を吐き出す訓練など。

子どもを対象とする訓練

発音の問題や言語発達の遅れ、難聴など、言葉や聞こえに障害がある子どもに、言葉の理解や発語、聞き取りの訓練を行う。

記憶力の訓練

記憶障害などの高次脳機能障害を抱える患者が、日常生活動作をスムーズに行えるように、訓練を行う。

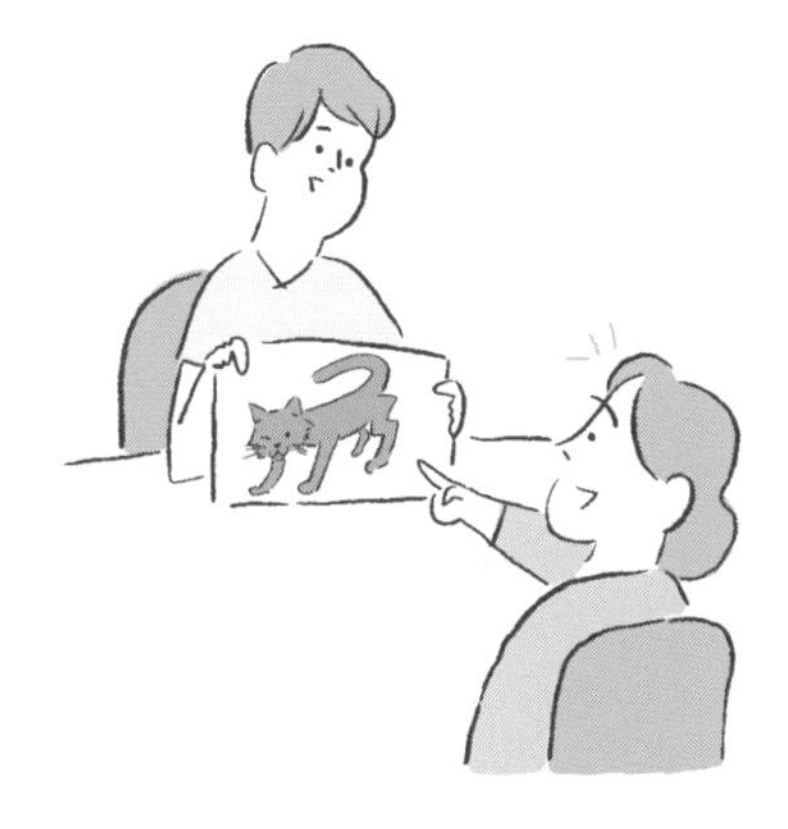

言語聴覚士になるには

４年制の大学や３年制の短大、３～４年制の専門学校などで言語聴覚士養成課程を修了後、「言語聴覚士国家試験」に合格する必要がある。養成課程のない４年制大学卒業者は、大学や大学院の専攻科か専門学校（2年制）を卒業することで受験資格が得られる。

管理栄養士

患者の健康を食事・栄養面から支える

病院で働く管理栄養士は、NST（Nutrition Support Team：栄養サポートチーム）の中心的存在として医師や看護師、薬剤師などのメンバーと協力しながら、患者一人ひとりの病状に合わせたメニューづくりを行います。**診療報酬の算定対象となる栄養食事指導や栄養食事管理も、管理栄養士の仕事です。**

また、生活習慣病予防を目的として40～74歳の人を対象に行われている「特定健診」（通称メタボ健診）の結果、患者または予備軍と診断された人に向けて「特定保健指導」を実施する役割もあります（P117）。食生活を改善するための栄養指導をはじめ、生活習慣を見直すための支援を行います。※

さらに、一般の学校や企業などの、一定以上の規模をもつ給食施設では、管理栄養士を設置することが義務づけられています。この場合、管理栄養士は給食施設の運営や労務管理なども行います。

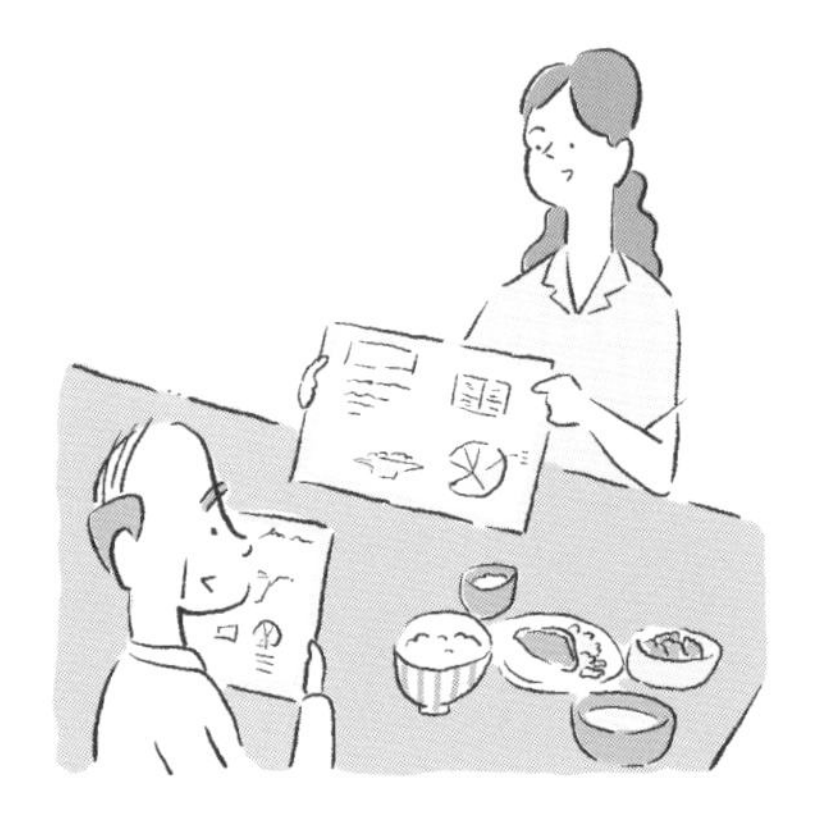

プラスα

管理栄養士と栄養士のちがい

国家資格である管理栄養士に対し、栄養士は試験がない。栄養士養成施設で2～4年間学び、卒業すれば、都道府県知事から免許が付与される。栄養指導や施設の献立の作成など、共通した業務も多いが、医療機関での患者に対する専門的な栄養指導は、管理栄養士が行う。

管理栄養士になるには

大学などで管理栄養士養成課程を修了すると栄養士の資格を得られるので、その後「管理栄養士国家試験」に合格する必要がある。大学や短大、専門学校の栄養士課程を修了した者は、栄養士として1～3年以上の実務経験を積むと、受験資格が得られる。

※　特定保健指導は、管理栄養士のほか、保健師も支援にあたる。

ケースワーカー

患者や家族のさまざまな相談に対応する

ケースワーカーは、**高齢や障害などの理由によってさまざまな困りごとをもつ人の相談にのり、医師をはじめとする関係者と連携をとりながら必要な援助を行う**仕事です。援助が開始されてからは面談などを通して状況を把握したり、必要に応じて援助内容の変更手続きを行います。病院では、「医療ソーシャルワーカー」とも呼ばれます。

病院でケースワーカーとして働くには福祉に関する専門知識が求められるため、社会福祉士の資格を取得している人が多いです。

■病院のケースワーカーが受けるおもな相談内容

入院・退院・転院

医師や院内スタッフと連絡・調整しながら患者の退院時期などを確認し、必要な場合は活用できる社会資源（制度や機関）の紹介や、リハビリ病院への転院、入所できる施設を紹介する。

退院後の生活

退院が決まったが介護が必要な場合など、在宅療養ができるように介護保険を利用した住宅改修やヘルパーサービス、通所リハビリなど、活用できる社会資源について検討し、紹介する。

医療費の支払い

医療費の支払いが困難な場合は、所得により一定額を超えた医療費が戻る「高額療養費制度（P108）」や「貸付制度」といった利用できる制度を紹介し、手続きなどを手助けする。

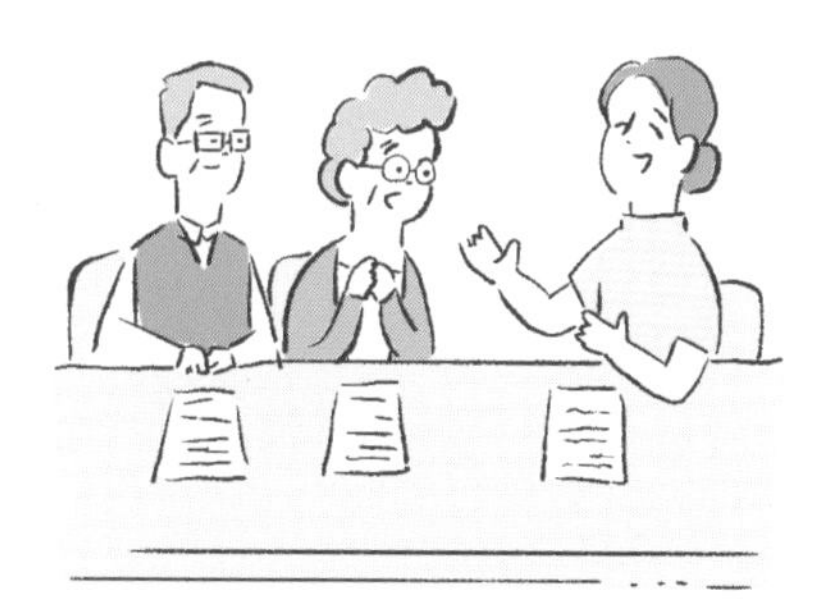

ケースワーカーになるには

ケースワーカーという資格はないが、福祉事務所で働く場合は社会福祉主事の任用資格を取得するのが必須。また、病院では、国家資格である社会福祉士の資格を求められることがある。その場合は、福祉系大学を卒業するなどで受験条件を満たした後、「社会福祉士国家試験」に合格する必要がある。

院長

病院や診療所の院長は必ず医師が就任する

医療法において、**病院や診療所の管理者は、臨床研修（P32）を終えた医師でなければならない、と定められています。そのため、院長は必ず医師が務めます。**医療法人の場合、理事会がありますが、この理事長も原則医師でなければいけません。院長と兼務をしていることもあります。

院長は病院経営・運営の指揮執りや、院内の各種委員会（P100）への出席、対外施設・組織対応などに加え、通常の外来診療や入院患者の回診も行うため、多忙です。

■院長・理事長の立ち位置（医療法人の場合）

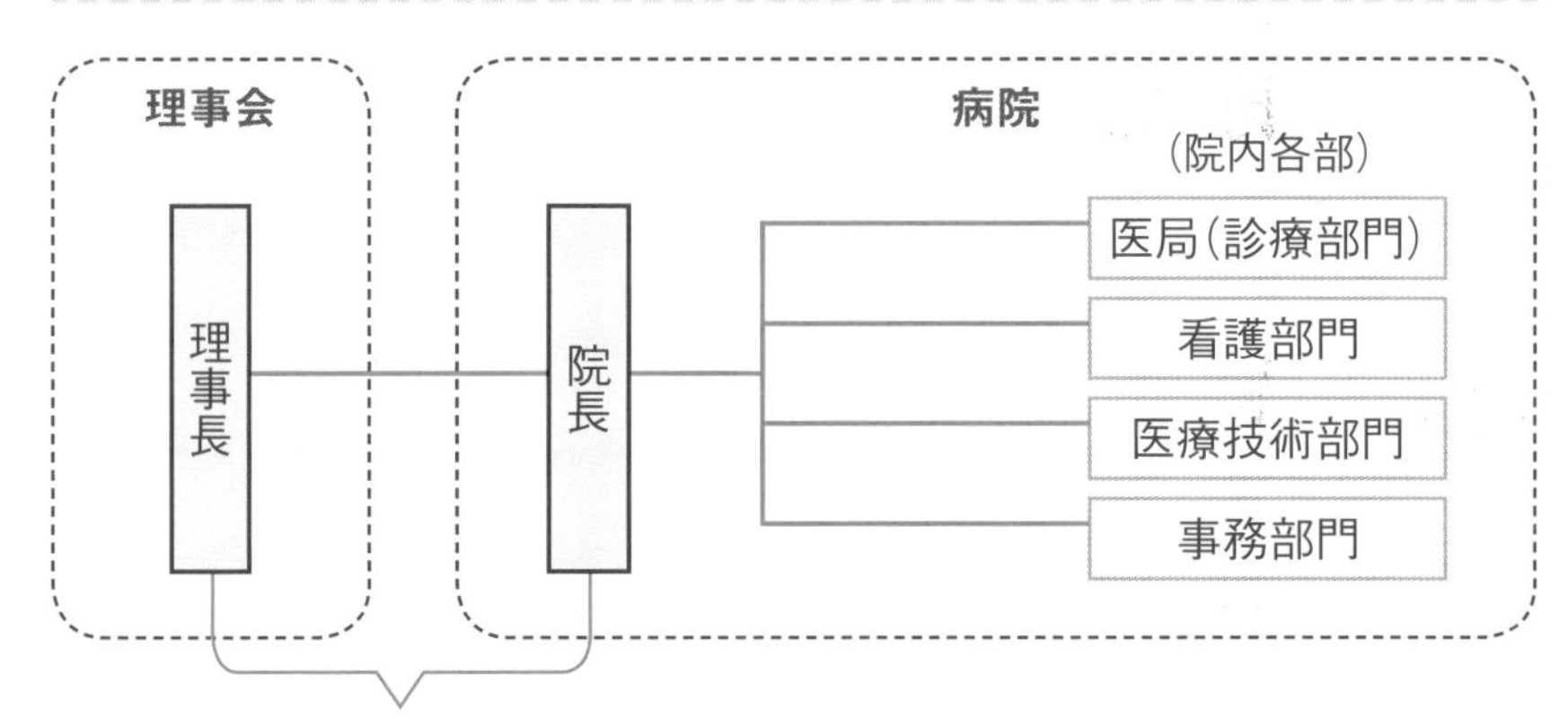

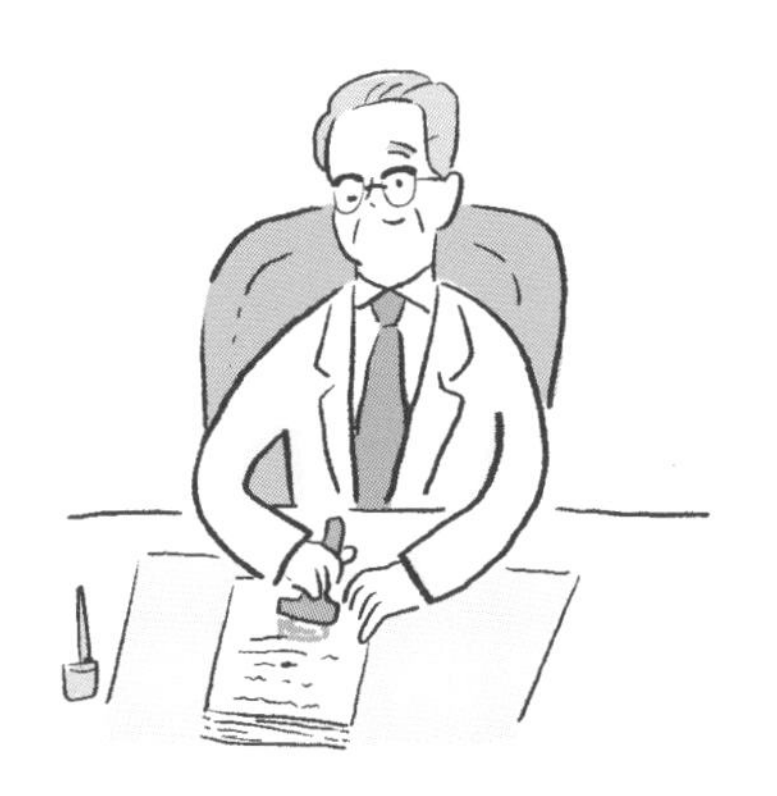

院長になるには

自ら病院や診療所を開業するか、「院長」「管理医師」「施設管理者」などのいわゆる“雇われ院長”の求人に応募する方法がある。診療の責任者として各スタッフへの指示・管理ができるよう、医師として多くの臨床経験を積んでいることはもちろん、経営のための知識も必要になる。

事務スタッフ

受付&診療報酬の請求「医療事務」

医療事務は、受付で患者と最初に接するスタッフです。しっかりとした対応で患者を安心させる必要があります。診察券や保険証を預かり（初診の場合は診察券を発行）、診療申込書をもとにカルテに氏名や保険証番号などの基本情報を登録します。

また、医療事務のもっとも重要な仕事の一つがレセプト業務です。これは、**「レセプト（診療報酬明細書）」を作成・点検して審査支払機関（P104）に提出し、診療報酬を請求する**もので、医療機関の収益の大部分を支える重要な仕事となっています。

患者情報管理のエキスパート「診療情報管理士」

診療情報管理士は、ＨＩＭ（Health Information Manager）とも呼ばれ、カルテをはじめとする診療情報を管理する専門職です。**医師が書いたカルテの内容や手術記録、看護記録などを国際疾病分類（ＩＣＤ）などに沿ってコード化して分類・整理する「コーディング」**を行い、データを管理します。

電子カルテの普及や患者へのカルテの開示体制が進むなか、診療情報管理士がデータを適切に管理・分析することで、患者の個人情報やプライバシーを守れます。かつ、そこに含まれる情報を活用して医療の安全や質の向上、および病院の経営管理にも運用できます。

医師の事務作業をサポート「医師事務作業補助者」

医師事務作業補助者は、医師が行う事務的な業務をサポートする仕事です。病院によって呼び方はまちまちで、医療秘書や医療クラーク、メディカルアシスタント（ＭＡ）などとも呼ばれます。

診断書や診療情報提供書（紹介状）などの「医療文書の作成代行」や、電子カルテなど「医療記録への代行入力」のほか、「医療の質の向上に資する事務作業」として、会議の準備やがん登録、外科手術の症例登録などを行います。反対に、医師以外から指示された業務（医師サポートではない業務）や、受付・窓口業務、レセプト業務など、医療事務の担当である業務は行ってはいけません。

■医療事務のおもな業務

受付・窓口業務

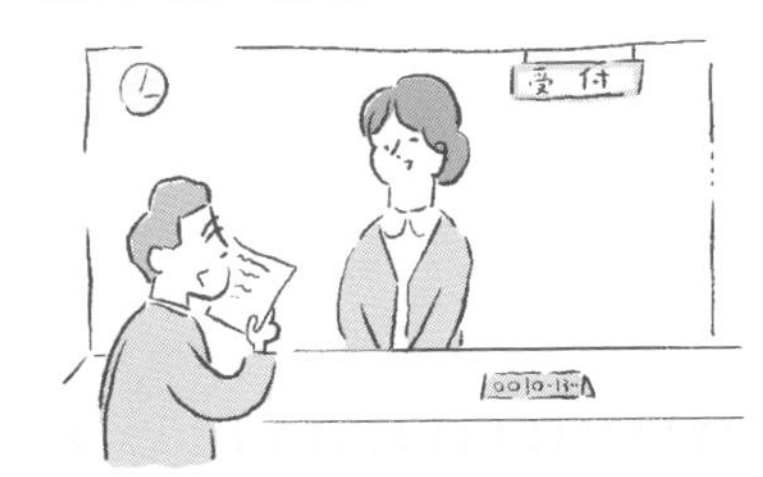

来院した患者から保険証を預かり、診療申込書に必要事項を記入してもらう。診療が終わったら、患者負担分の医療費を計算し、徴収する。

レセプト業務

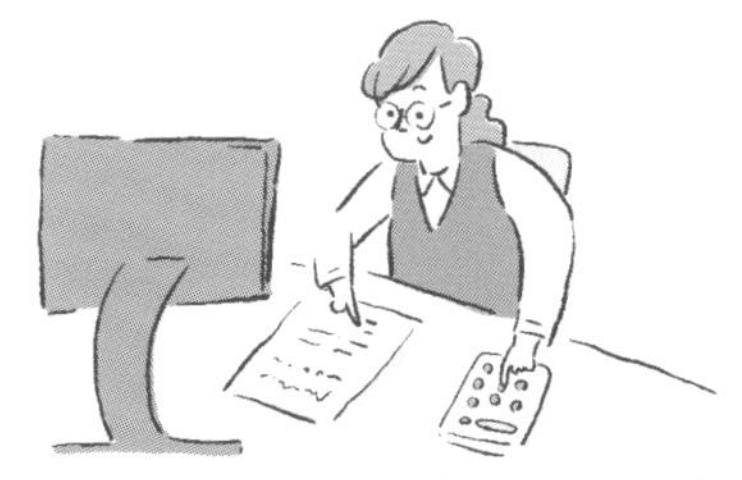

「診療報酬点数表（P90）」にもとづき、患者の診療にかかった医療費を計算し、請求書を作成する「レセプト業務＝診療報酬請求」を行う。

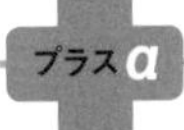

プラスα

病院の管理課

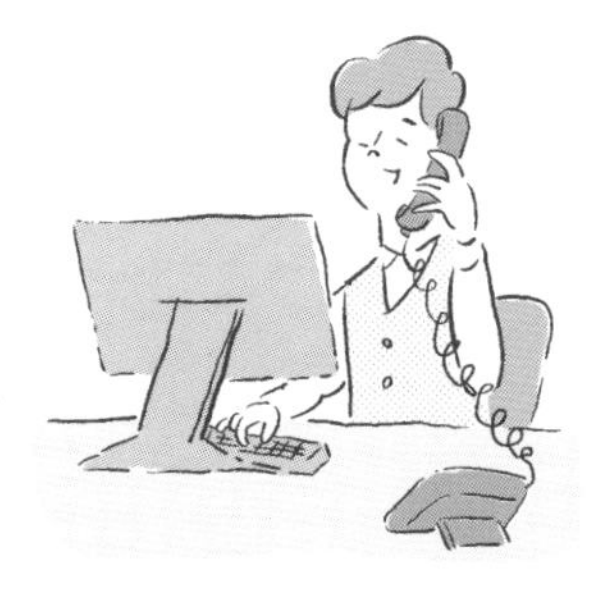

病院には診療をサポートする事務作業を行う「医事課」とは別に、「管理課」がある。管理課では、職員の入退勤管理や、社会保険や雇用保険への対応、制服の支給や給与計算など、一般企業の総務や人事、経理が行う仕事をカバーする。また、診療報酬の入金管理や医療用材料の発注など、病院特有の業務も行う。

病院の事務スタッフになるには

〈医療事務〉必須の資格はないが、「医療事務実務士」「医療事務管理士」などの民間資格がある。診療報酬制度の知識が必要となるため、医療事務関連コースのある専門学校や講座、通信教育などで学び、資格を取得してから就職するのが一般的。

〈診療情報管理士〉指定の大学か専門学校で３年以上学び、学位を取得して「診療情報管理士認定試験」に合格するか、指定校以外の大学・短大・専門学校を卒業後、「診療情報管理士通信教育」を２年間受講し、認定試験に合格する必要がある。

〈医師事務作業補助者〉資格取得は必須ではないが、「医師事務作業補助者実務能力認定試験」などの資格を取得しておくと、就職で有利になる可能性がある。

04

サービスが充実する病院

施設内装や食事にこだわり、院内にカフェやコンビニなどがある病院は少なくありません。病院は、なぜこうした医療行為以外のサービスにも力を入れるのでしょうか。

■ 病院のサービス

1次サービス

医療行為

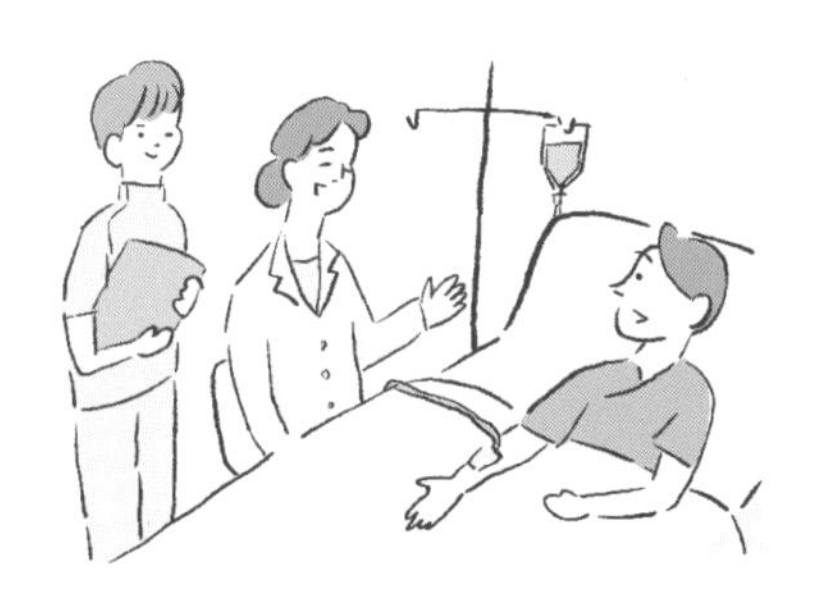

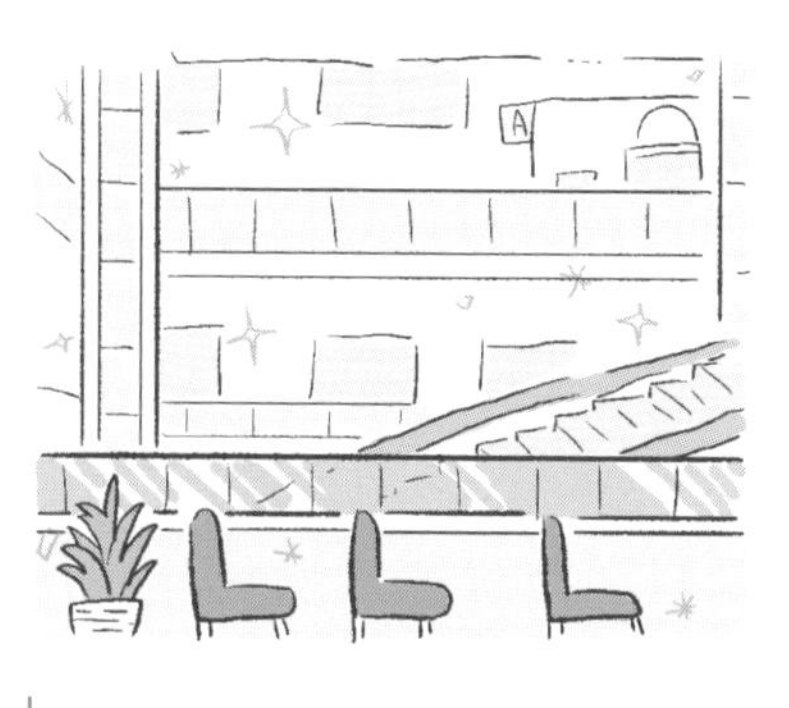

2次サービス

医療行為以外

- 施設の整備
- 病院食の改善
- レストランやカフェの誘致
- コンビニや書店の誘致
- ATMの設置
- 無料Wi-Fiの設置
- 通訳サービスの実施

患者は2次サービスで病院を判断しがち

病院食がおいしくなってきている？

病院が患者に提供すべき一番のサービスは医療行為です（上図「1次サービス」）。しかし、すべての患者が、医療行為の良し悪しで病院を取捨選択できるほどの情報をもっているとは限りません。

そのため、**施設の内装や食事などの付加価値（上図「2次サービス」）で「よい病院」を判断しがちになります**。よって病院は、経営のためには医療そのものの向上だけでなく、2次サービスの充実も求められるようになりました。

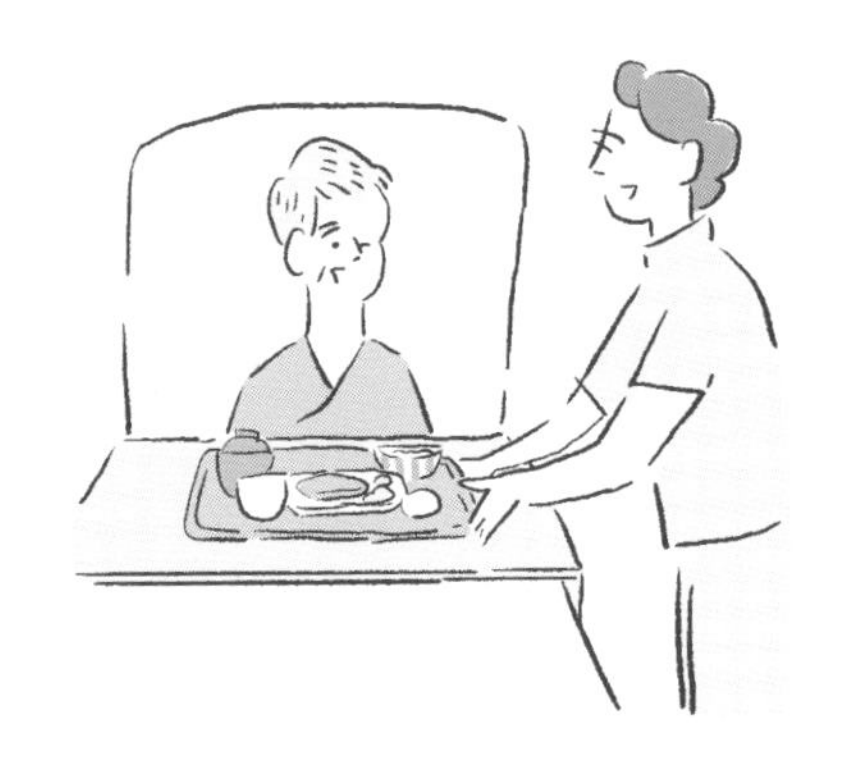

病院食は提供時間が決められている

病院の食事代は、1食640円（患者負担460円）と決められているため、病院は食事にかける費用を大きく増やすことが難しいなかで、栄養に配慮した献立を作っている。また、病院食は決まった時間に提供しなければならないため、患者が満足する食事を提供するには相当の工夫と努力が必要になる。

プラスα

患者様？患者さん？

「患者中心の医療」という流れのなか、平成13年に厚生労働省から「患者の呼称の際、原則として姓名に『さま』を付けることが望ましい」という通達があり、「患者様」という呼び名が普及した。しかし、「違和感がある」「よそよそしい」など、医療従事者側、患者側双方から不評の声があがり、再び呼称を「患者さん」に戻す医療機関が増えている。

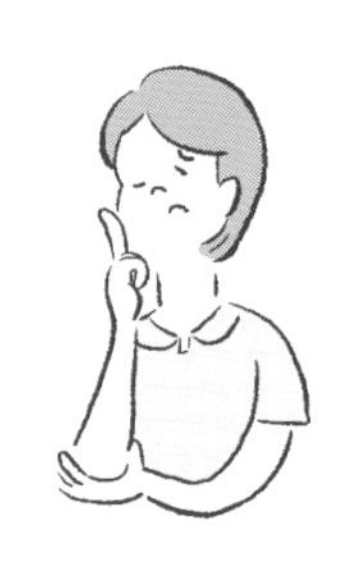

病院の中にカフェやコンビニがあるワケ

こうした流れを受け、院内にコンビニやコーヒーチェーン店などを誘致する病院も増えてきました。もともと病院は、大勢の人が集まる場所です。**大きな病院では一日の外来患者が数千人ともいわれ、小さな町の人口にも匹敵するため、企業側としても十分に採算が見込める立地**です。病院側としても、コンビニやお洒落なカフェがあれば来訪者やスタッフの利便性もよく、イメージもアップするので、両者にとって利益となるわけです。さまざまな理由で病院の経営改革が迫られるなか、今後もこうした病院の特性を活かし、新たなビジネスチャンスを求めたサービスが増えることが予想されます。

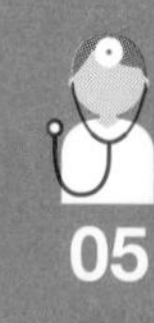

05

医師の独立・開業

医師としてのキャリア形成を考えるとき、重要な選択肢となるのが「独立・開業」です。勤務医から開業医になるには、メリットだけでなく、リスクや規制もあります。

新しく開業できるのは病院ではなく診療所

医師は独立すれば自分の理想とする医療を追求でき、高収入が期待できます。その反面、経営についての責任も担うことになるので、負担とリスクは大きくなります。

19ページで述べたとおり、地域医療計画により病床数は決められているので、**新規の病院は開設許可が下りない場合がほとんどです。**そのため規模の小さな診療所、特に無病床診療所のほうが開業しやすく、年々数も増えています（P16）。

■病院と診療所の開業

病院

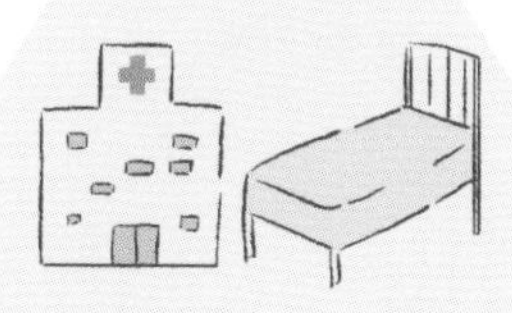

開業しにくい

20床以上の病院は、資金がかかるだけでなく病床の制限があり開業は難しい。

診療所

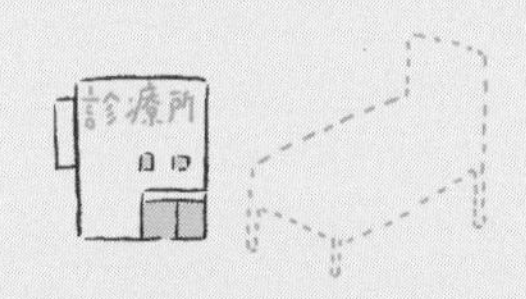

開業しやすい

無床の診療所の場合は、病床数の規制に左右されないため、開業しやすい。

病院の外の薬局で薬をもらうワケ

日本では、病院外の保険薬局で薬を購入する「院外処方」が基本です。医薬分業のメリットとデメリットを考えます。

■診察から薬をもらうまで

病院

診察し、医師が処方せんを発行

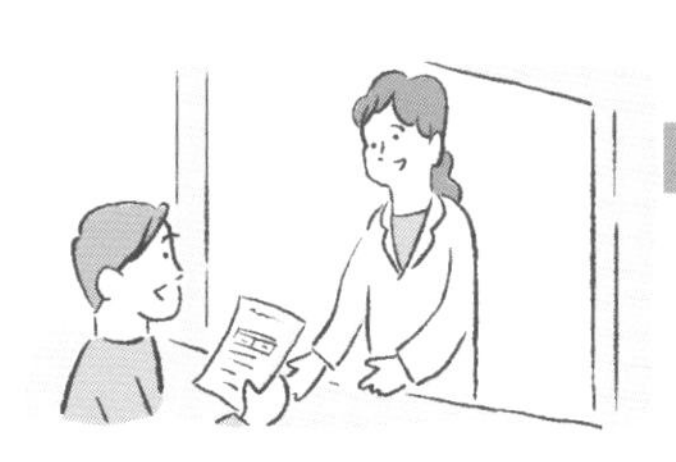

保険薬局

患者が保険薬局へ処方せんを持参し、それをもとに薬剤師が薬を調剤

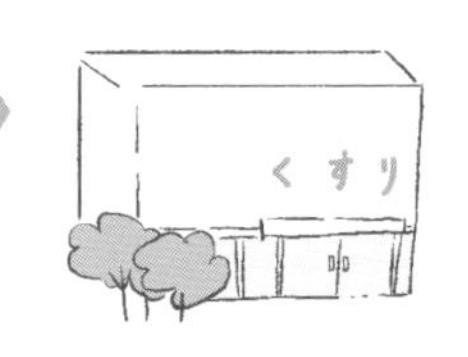

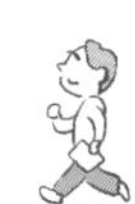

■医薬分業のメリット・デメリット

- かかりつけ薬剤師をもてるので、薬歴管理により、安全で効果的な薬物療法を受けられる
- 複数の医療機関の掛け持ち受診による重複投薬が防げる

など

×

- 処方せん料がかかるため、患者の費用負担が増える
- 病院や診療所を受診した後に薬局へ行かなければならないので、時間と手間がかかる

など

病院と薬局の役割がしっかり分かれた

日本では長らく調剤は医師の仕事でした。処方と調剤を分ける「医薬分業」は、１９７４年の診療報酬改定で処方せん料が引き上げられたことで普及。今では医師は処方せんの発行までを行い、患者が病院外の保険薬局に処方せんを持っていって薬を調剤してもらう「院外処方」が基本になっています。さらに、**複数の医療機関を受診する患者への投薬ミスなどを防ぐため、「かかりつけ薬剤師（P38）」をもつことが推奨されています。**

2

「たらい回し」はなぜ起こる？

119番通報は「消防指令センター」につながり、センターの職員が患者の状態や現在地を聞き取って、救急車の出動を要請します。

病院へ搬送するため、救急車に同乗している**救急隊員が病院の医師などに受け入れ交渉をします。病院は、担当の医師がいない、病床が空いていないなどの理由があれば、搬送を断ることができます。**救急隊員がその都度、現場の医師たちと直接交渉するため時間がかかり、受け入れ拒否が続くと患者は「たらい回し」状態になります。コロナ禍において病床がひっ迫し、受け入れ態勢を確保できない病院が増加したことで、救急搬送を拒否される患者が多く発生しています（2021年8月現在）。

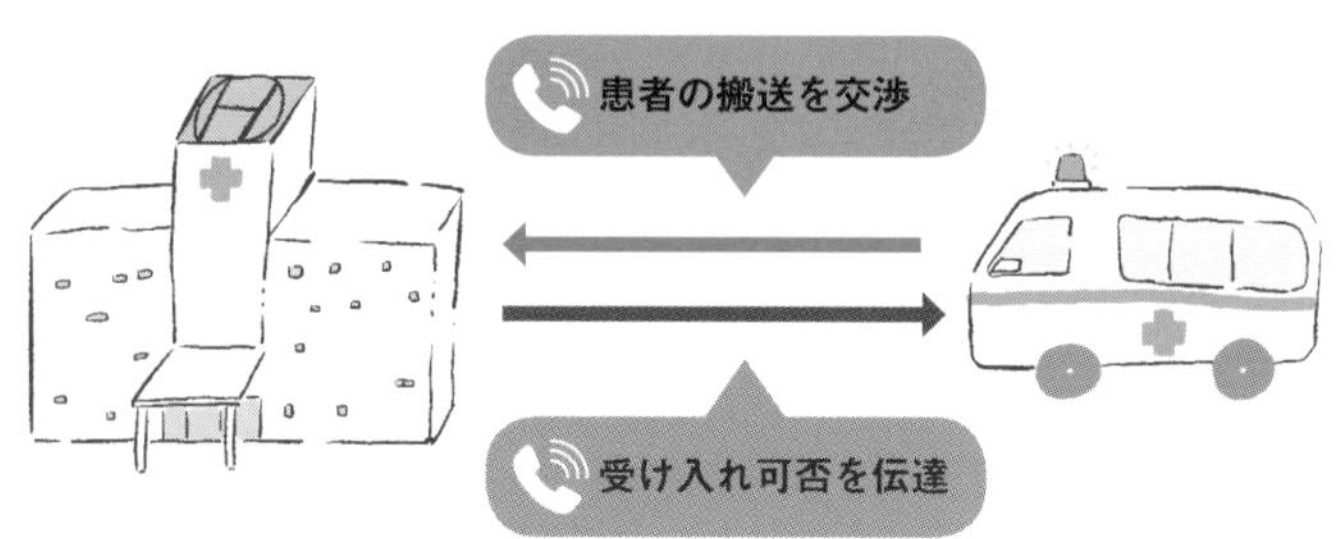

救急医療にあたる施設・人

救命救急センター／救急医

救急指定病院のなかでも高度な医療を提供する「三次救急※」機関。人口100万人あたり、または各県に1カ所設置されている。救急医は、急病の患者を診療科に関係なく診察する。

フライトドクター／フライトナース

医療機器を装備したヘリコプター（ドクターヘリ）で重症患者のいる現場へ向かい、現場や、医療機関へ搬送中に救命医療を行う医師・看護師。

救急隊員／救急救命士

救急車などで患者を医療機関に搬送する３人１組の救急隊員。３人中、最低１人は救急救命士（救急車内などで、医師の指示のもとに救急救命処置を行う。国家資格が必要）。

※　救急医療は、外来中心の「一次救急」、入院や手術が必要な「二次救急」、救命救急センターでなければ対応できない重症・重篤な「三次救急」と、患者の重症度に応じて３段階に分けて対応する。

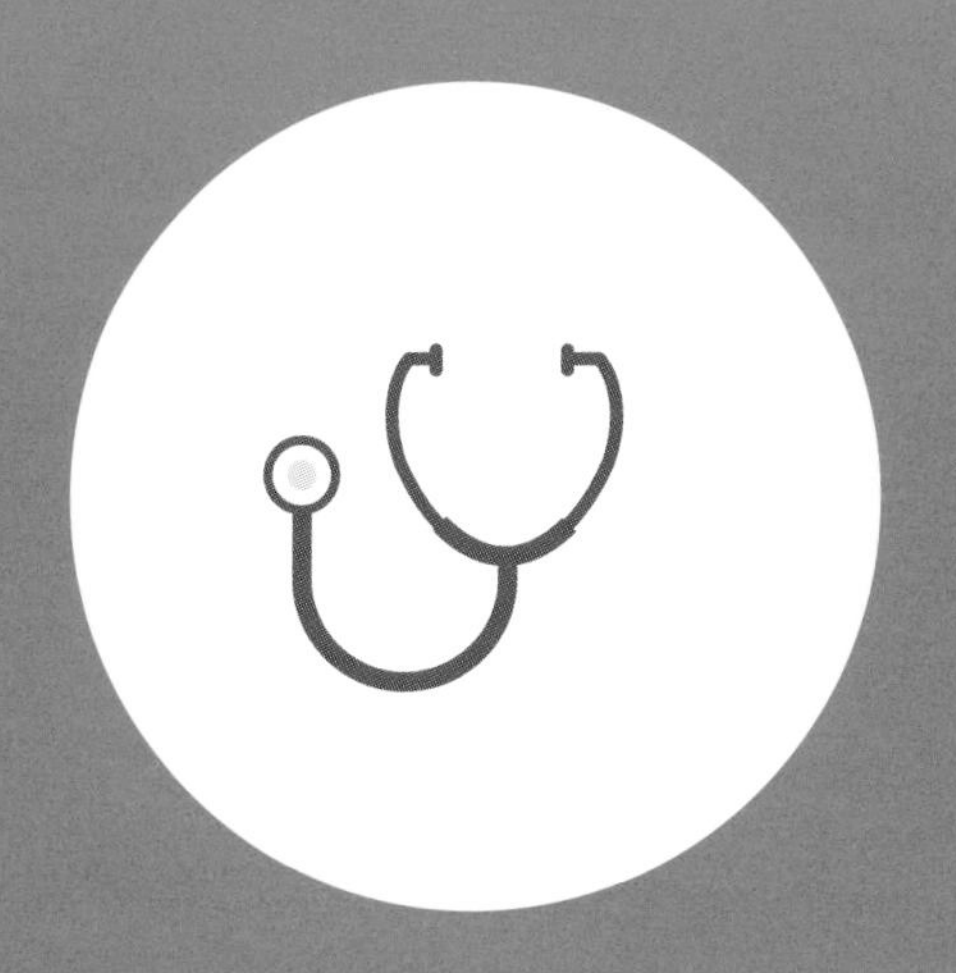

第3章 診療と検査のしくみ

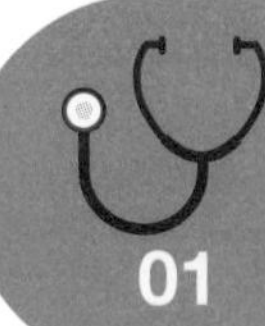
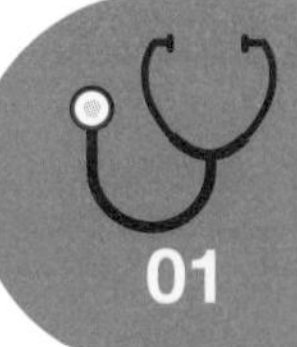

01

診療の流れとしくみ

診療の流れの基本となる「PDCAサイクル」。医療の質を高めるためにもこのサイクルを効果的に機能させることが求められています。

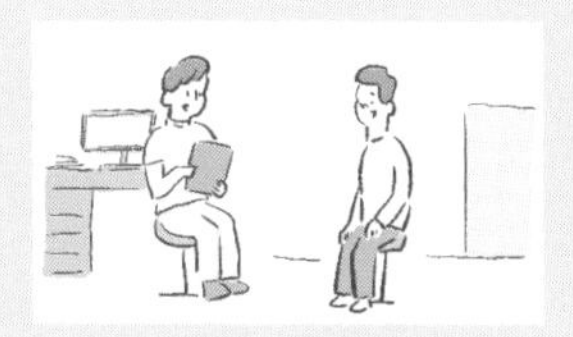

問診票や診察などから患者の病気に対する仮説を立て、それに従い診療計画を作成する。

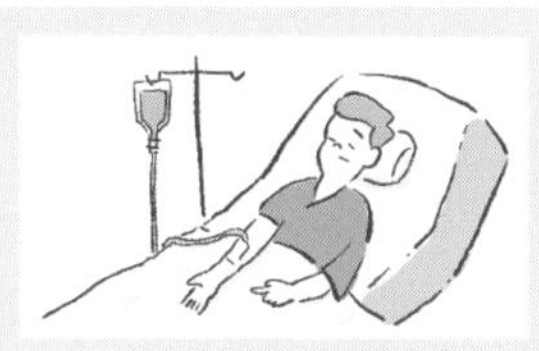

診療計画に沿って治療や投薬を行い、症状の変化などを記録する。

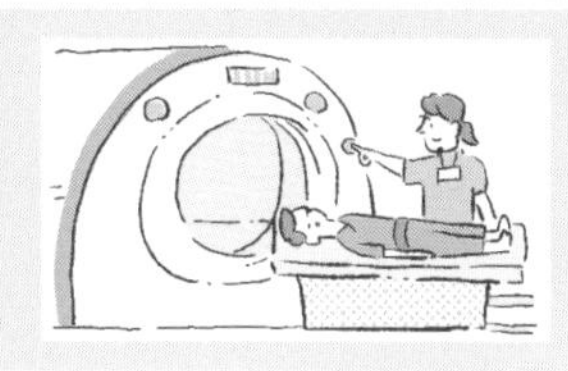

検査を行い、治療によって患者の病気や症状が改善したかを確認。改善しない場合は原因を分析する。

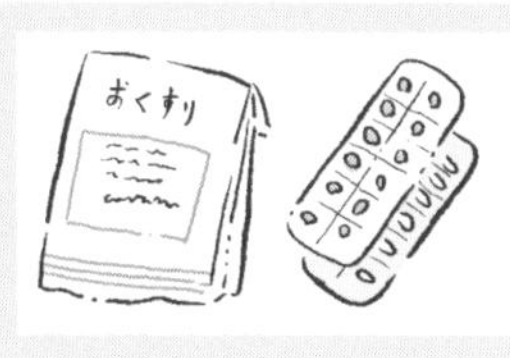

改善していれば投薬などを続け、完治を目指す。改善が見られない場合は診療計画の見直しを図る。

PDCAサイクルで効率的な診療を目指す

診療を効率的・効果的に進めるためには「PDCAサイクル」が重要です。PDCAサイクルとは、「Plan（計画）」「Do（実行）」「Check（評価）」「Action（改善）」の頭文字をとったもので、この4つのプロセスを繰り返すことで問題を洗い出し、医療の質を継続的に向上させます。

よい医者は「Plan（計画）」にあたる問診・診察の時点でしっかり仮説を立てられるため、その後の検査や治療に無駄が少なくなります。

■オンライン診療

遠隔診療

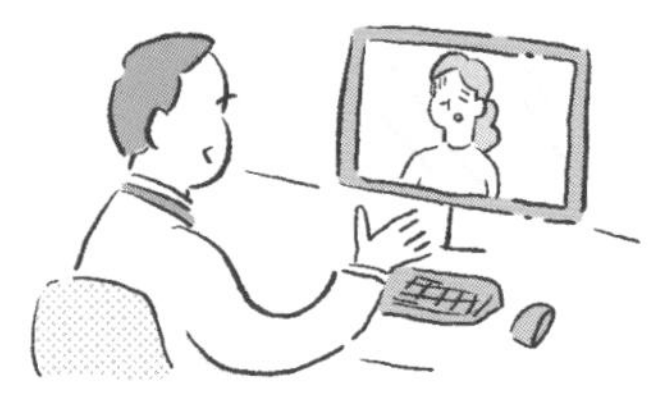

オンライン上で診察や処方を受けること。高齢者やへき地の患者も移動の手間なく診療を受けられる。

遠隔治療

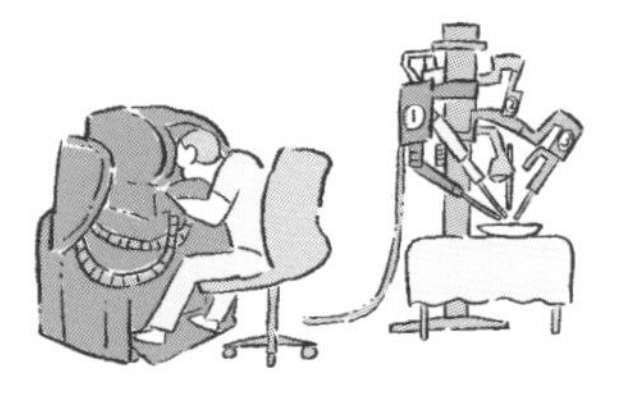

医療機器をネットワークでつなぎ、診断から手術までを遠隔で行う「スマート治療室」も開発が進んでいる。

■診療のPDCAサイクル

治療の計画
Plan（計画）

治療
Do（実行）

検査
Check（評価）

治療を継続・処置
Action（改善）

5Gで広がっていくオンライン診療の技術

5G※の普及により、オンライン診療の拡大が期待されています。予約から診療、支払いまでをインターネット上で行う「遠隔診療」。かつては離島など、限られた地域の患者が対象でしたが、移動や待ち時間を気にせず診療が受けられる利便性とともに、診療の効率化を図るしくみとして需要が高まっています（初診は原則対面）。さらに、コロナ禍において**「密」を避ける診療方法**としても推奨されています。

また、手術室の医療機器をネットワークで接続し、4Kカメラで撮影した映像を遠隔地に5Gで送って手術支援を行う遠隔治療も、近い将来の普及を目指しています。

※　5G：「5th Generation」の略で、「ファイブジー」と読む。「高速で大容量」「信頼が高く低遅延」「多数の機器に同時接続が可能」な通信が特徴。

02

診療を受ける場所によるちがい

「外来」や「入院」、あるいは自宅や施設など、患者が診療を受ける場所によっても、さまざまなちがいがあります。

入院診療

「計画的な入院」か「緊急の入院」に分けられる

入院には、**前もって予定された「予定入院」と、それ以外の「緊急入院」があります**。予定入院は、手術や検査などのために入院したり、ほかの病院から転院する場合です。手術では、退院日もあらかじめ予定されているケースが増えています。緊急入院は、事故やケガにより救急車で運ばれたり、外来受診からそのまま入院となるようなケースです。

■予定入院と緊急入院の例

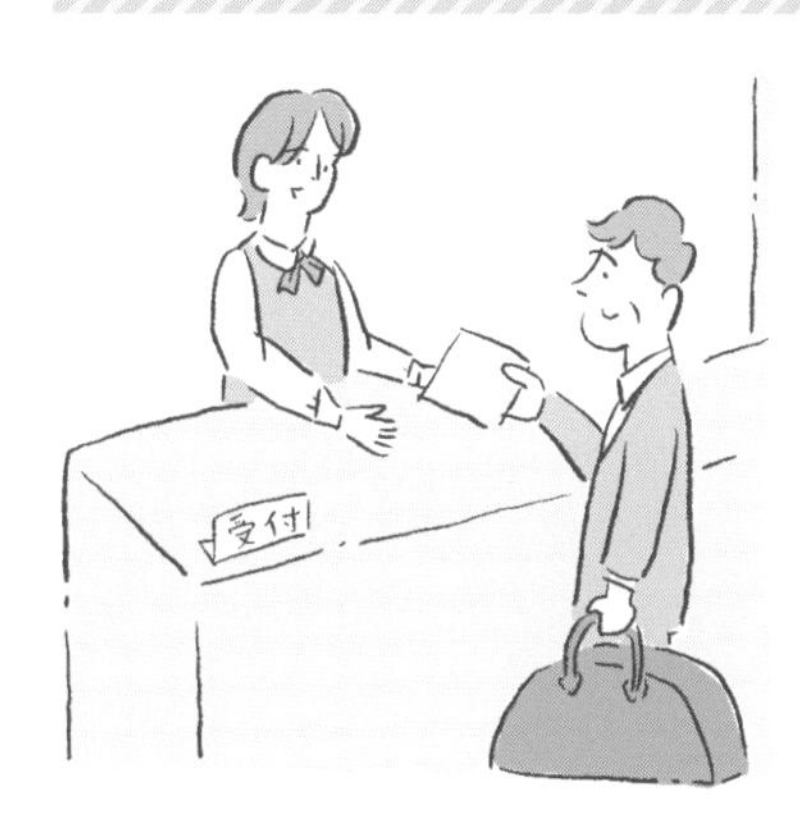

予定入院

- 1カ月前に検査で腫瘍が見つかり、予約していた手術のため入院。術後問題がなければ1週間で帰宅予定。
- 糖尿病の血糖コントロールのため、「糖尿病教育入院」で5泊6日の入院。検査のほか食事療法や運動療法、糖尿病について学ぶ。

緊急入院

- 外出先で交通事故に遭い、近くの病院に運ばれて緊急入院。状態が落ち着いたら自宅に近い病院へリハビリ目的で転院予定。
- ひどい頭痛でかかりつけ医を受診したところ、紹介状を出されて大学病院へ。検査後、そのまま入院となった。

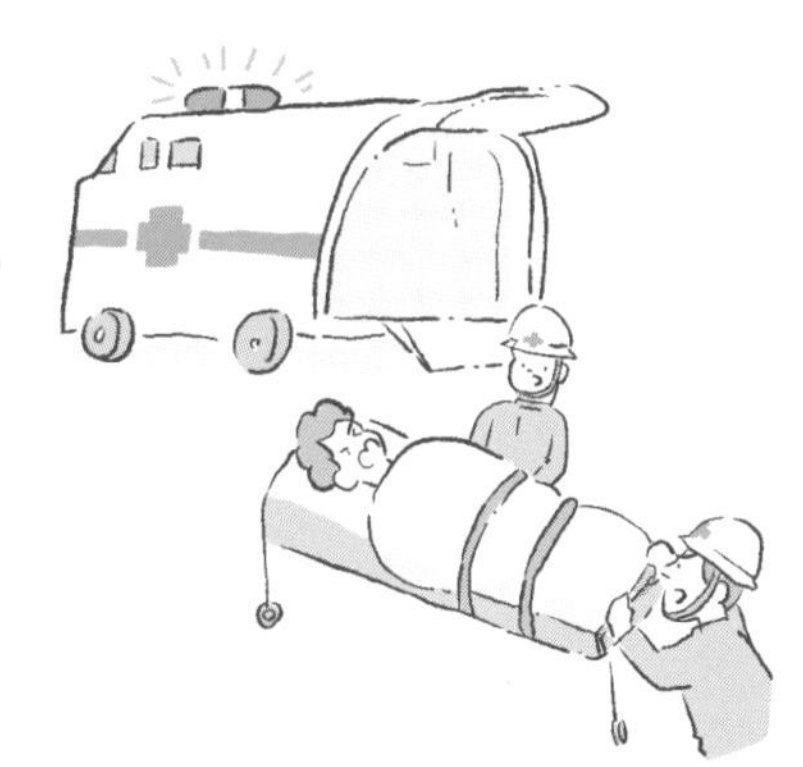

外来診療

「初診」か「再診」かで費用が変わる

外来診療には、その病院で初めて診療を受ける「初診」と、一度受診した診療科に継続して通院する「再診」があります。初診は再診に比べて診療報酬が高くなっているほか、地域医療支援病院（Ｐ９）では紹介状がないと別途「選定療養費」がかかります（Ｐ120）。また、**同じ病院に同じ病気やケガで受診する場合でも、患者が自己判断で受診を中断して1カ月以上経過していたり、最後の受診から3カ月以上経っている場合は「再初診」として初診料が発生**します。[※1]

コロナや、オンライン診療の拡大で変わる外来診療

急患でもないのに、空いているからなどの理由で夜間・休日の救急外来を受診する「コンビニ受診」が問題となっています。安易な救急外来の受診は、本来必要としている人の受診を妨げてしまう可能性があります。**まずはかかりつけ医や救急安心センター事業「＃７１１９」[※2]に電話して相談してみましょう。**

また、最近は新型コロナウイルスの感染予防対策などのために規制が緩和され、再診の場合は電話で処方せんが発行できるようになるなど、外来診療のスタイルも変化してきています。可能な限り、こうしたサービスの利用を検討してみてもよいでしょう。

■病院を圧迫するコンビニ受診

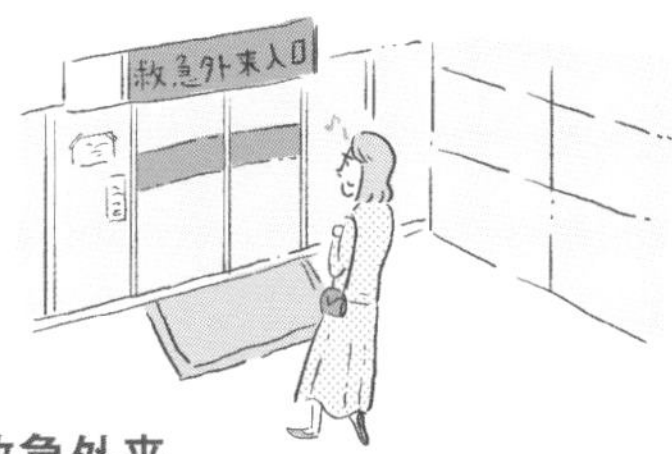

救急外来

夜間や休日など、通常の診療時間外に発症した患者の診療を行う。通常の外来と異なり、検査や投薬もある程度限定される場合が多い。

緊急性のない軽症患者が、夜間や休日など、一般的に診療をしていない時間帯に救急外来にやってくる「コンビニ受診」が増加。

↓

緊急性の高い重症患者が適切に治療を受けられなくなる危険

※1　「４カ月分の薬を処方され、薬が切れる頃に再び受診する」など、定期的な診療の場合は３カ月が経過していても再診料で受診できる。

※2　「＃7119」は、地域によって対応していない場合や、ほかの番号で救急電話相談を行っている場合がある。

在宅医療

意思と目的に合った治療を選ぶことが大切

高齢者の増加に伴い、自宅などで治療を行う「在宅医療」が注目されています。

在宅医療では、**24時間・365日体制で訪問診療や往診を行う「在宅療養支援診療所」**※**などの医師が訪問して診察や経過観察を行います。**さらに、歯科医や看護師、理学療法士など、さまざまな医療従事者が患者や家族と相談しながら治療やケアにあたります。**患者によって療養の方針が異なるため、医師やケアマネジャーと納得がいくまで相談し、選択することが大切です。**

■在宅医療の種類

往診

外来受診ができない患者の要請を受けて、医師がそのつど訪問して診療を行うこと。計画的な診療ではない、臨時手段。

訪問診療

日時を予約して医師が定期的に訪問し、診療や薬の処方、療養上の相談・指導などを行う。患者の急変時には緊急訪問することもある。

訪問看護

看護師が訪問して、主治医の指示を受けた点滴などの医療処置を含めた看護を行い、自宅での療養生活や介護生活を支える。

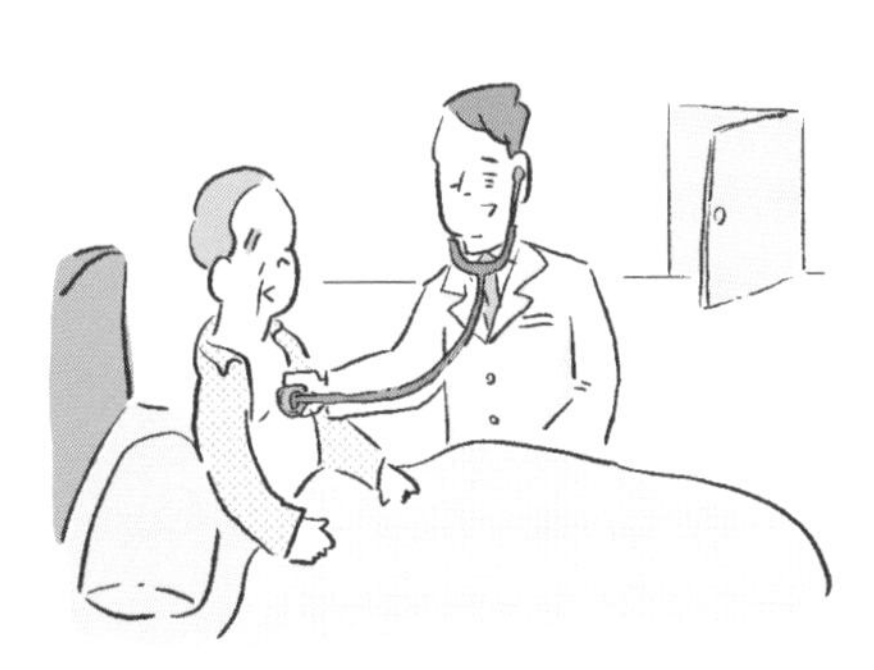

訪問リハビリテーション

主治医が必要と判断した要介護者のもとに、理学療法士や作業療法士などのリハビリ専門職が訪問し、リハビリを行う。

訪問薬剤管理指導

在宅療養をしていて通院が困難な患者を薬剤師が訪問し、処方医の指示にもとづき薬歴管理や服薬指導、服薬状況の確認などを行う。

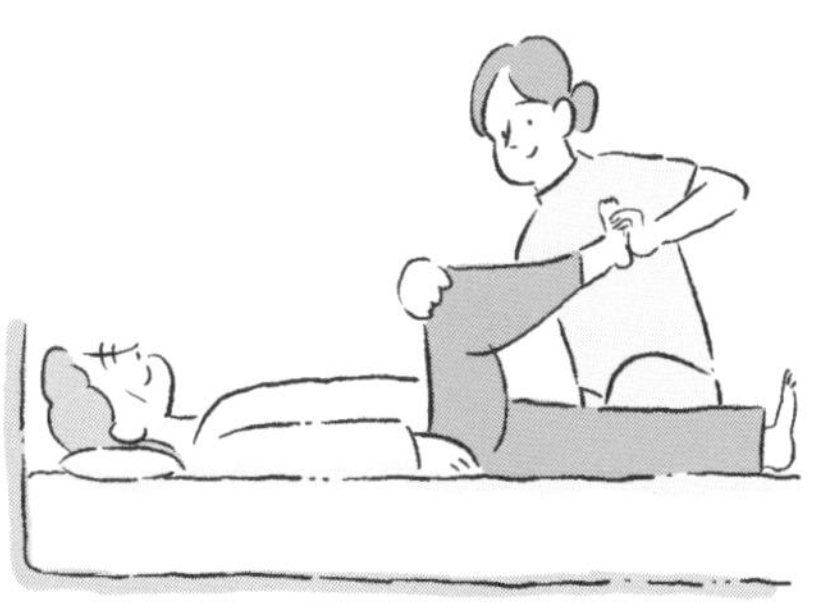

※　在宅療養支援診療所：訪問診療や往診を行う診療所のうち、一定の基準をクリアした施設。さらに充実した診療体制を確保している施設は「機能強化型在宅療養支援診療所」と呼ばれる。

在宅医療に求められる感染症対策

コロナ禍での在宅医療は、多職種の協働や家族の感染対策の徹底が欠かせません。**緊急時以外の接触をできるだけ避け、電話相談や、患者がスマホで自身の状態を報告するサービスなどの活用が推進されています。**

また、自宅療養患者が増えるなかで、〝血中酸素飽和度〟を測定する「パルスオキシメーター」が注目されました。**複数回測定し、毎回測定値が95％以下の場合、危険な状態の可能性があります。**新型コロナウイルスは、息苦しさなどを伴わない「幸せな低酸素症」を起こすといわれ、気づかない間に状態が悪化していることがあります。早期対応のため、自宅に常備してもよいでしょう。

■在宅医療の連携

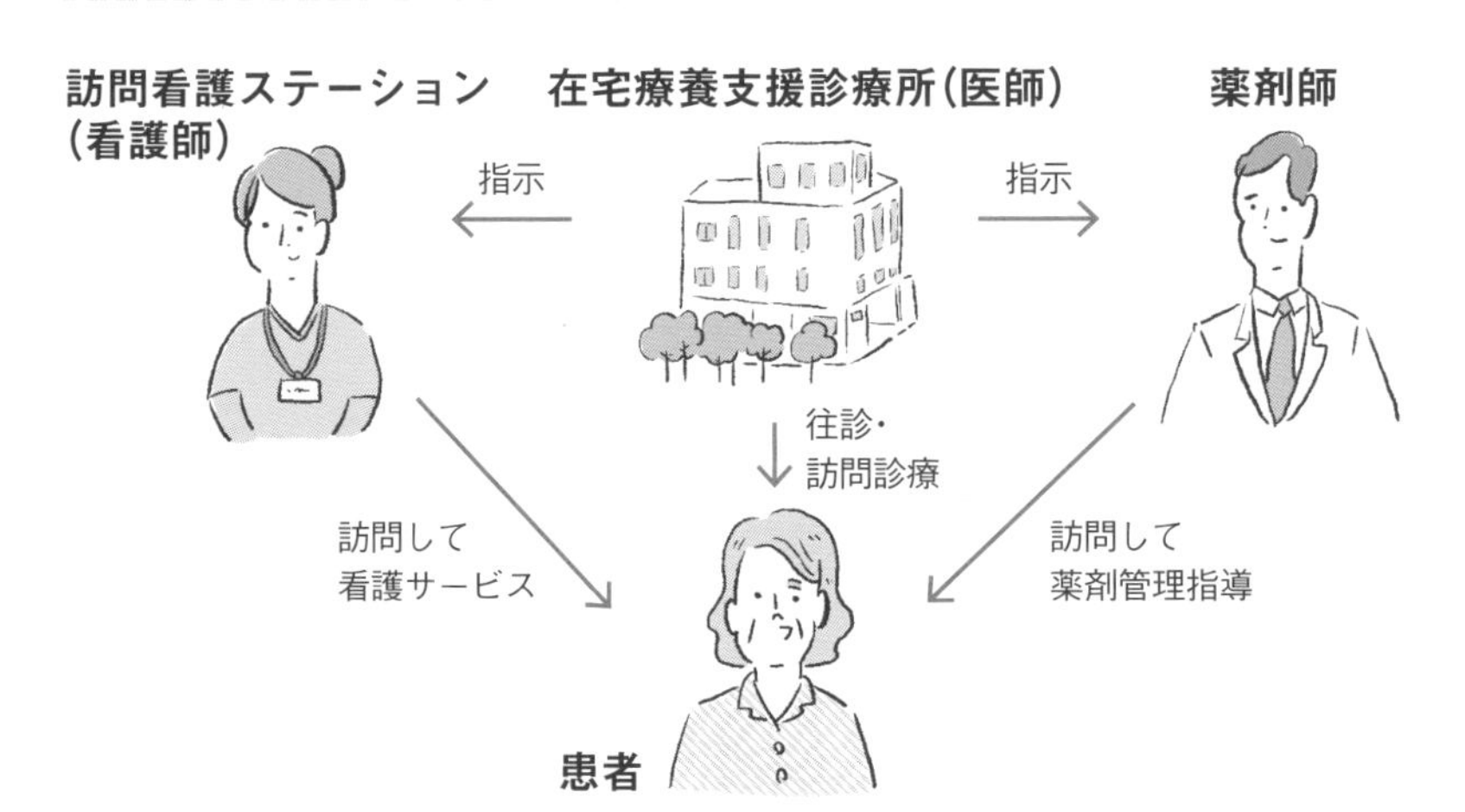

■在宅医療を始めるためのポイント

診療所の緊急時の対応

急変時にもすぐに対応してもらえるような体制の診療所を選ぶとよい。緊急時の対応を、主治医と事前に話し合っておく。

在宅医療の目的（終着点）

在宅医療の目的が何なのか（社会復帰なのか、現状維持なのか、ターミナルケアなのか、など）をはっきりさせておく。

訪問看護ステーションの体制

作業療法士や言語聴覚士などの職員がいる事業所があるので、受けたいケアやリハビリ内容に合った職員のいる事業所を選ぶとよい。

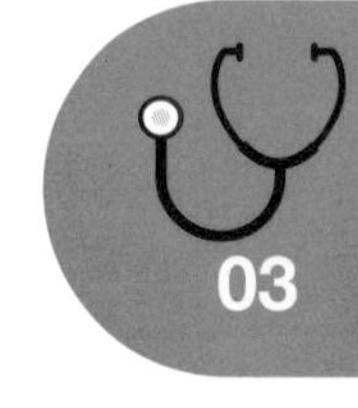

患者の状態に合わせた治療❶ 急性期医療

病気の発症から、ある程度今後の目処が立つまでの期間に提供する医療を表す「急性期医療」。まずは病気の進行を止め、状態を安定させることが目的となります。

■ 急性期医療の目的

病気の進行を止める

回復が見込める目処をつける

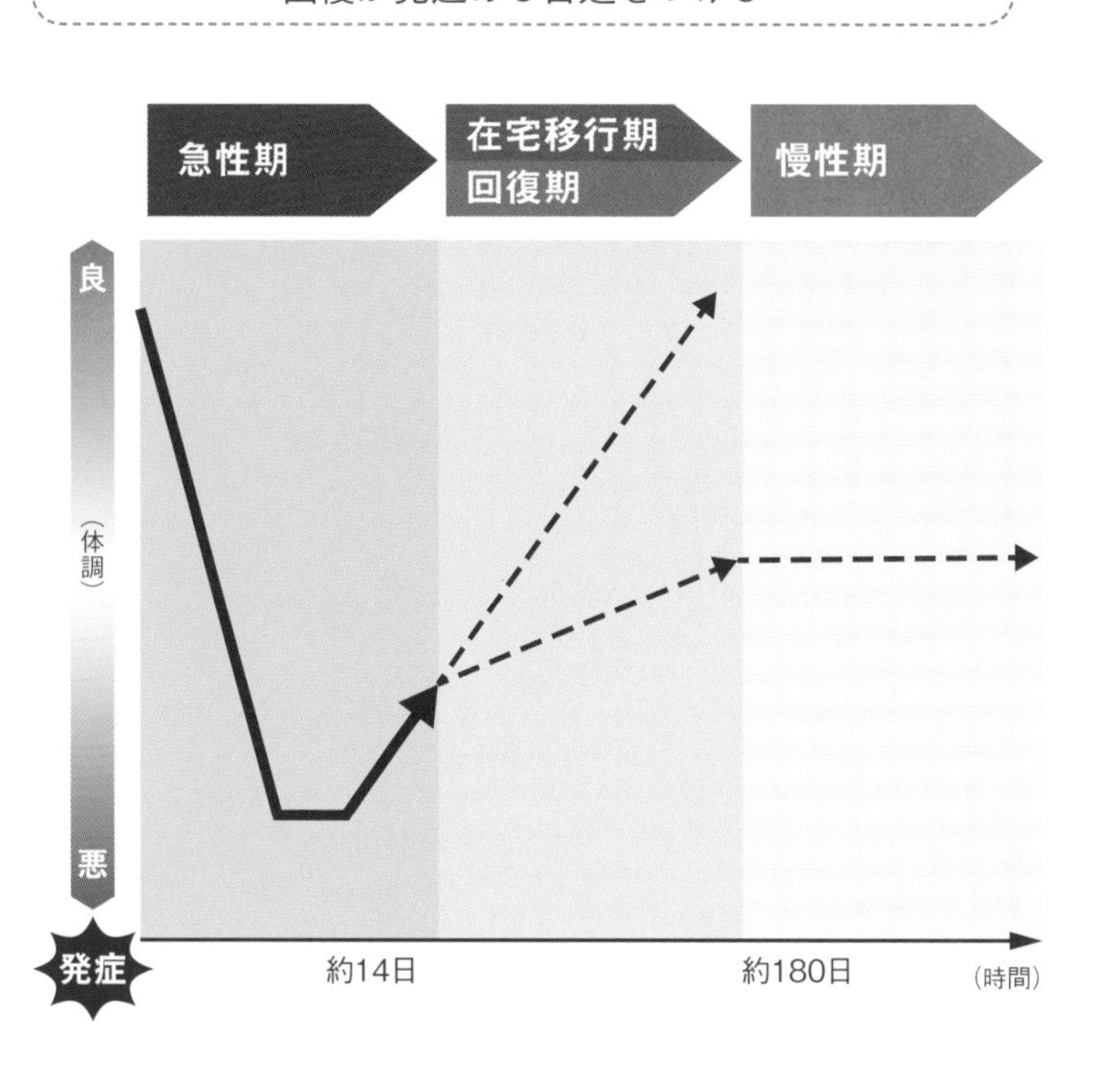

患者と医療スタッフの負担が大きい分、医療費も高い

病気やケガを発症してすぐの「急性期」は、14日以内が目安とされていて、患者の身体的・精神的負担が大きな時期です。**刻一刻と変化する状態に24時間体制で対応する医療機関を、「急性期病院」といいます。**

急性期病院ではスタッフの負担も大きいため、手厚い人材配置となっています。特に救命救急やICU、HCU（プラスα参照）などの高度急性期機能をもつ病院では、それぞれ診療報酬が高額となっています。

■酸素療法の種類

急性期は、酸素療法による呼吸管理が必要になるケースも多い。

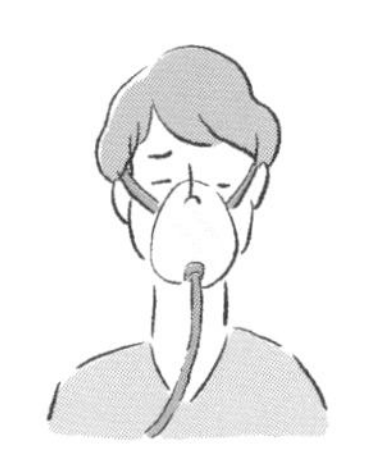

酸素マスク

患者の呼吸を助けるために、鼻と口をマスクで覆い、酸素と空気の混合気体を加圧して送り込む装置。

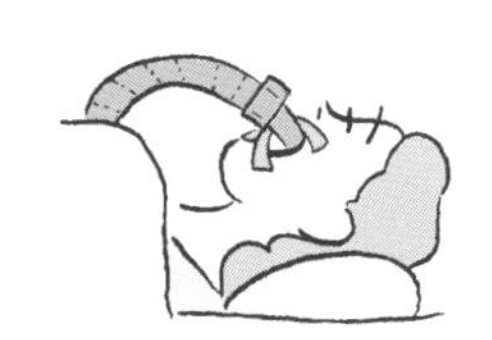

人工呼吸器

自力呼吸ができなくなった患者に、口や鼻からチューブを気管支まで入れて酸素を肺に送り込む装置。

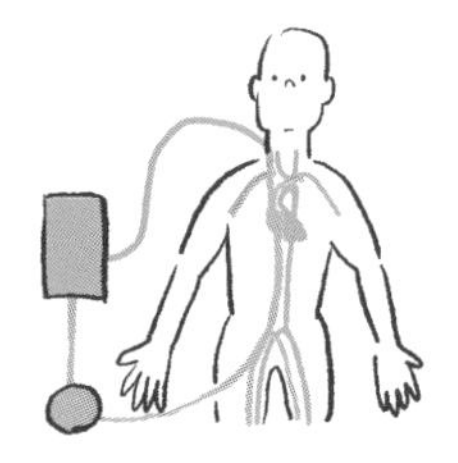

ECMO(エクモ)

心臓や肺が生命維持に十分な機能を失ったときに、人工肺を使い体外で心臓や肺の補助を行う生命維持装置。

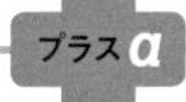

プラスα

ICUとHCU

内科、外科などの診療科を問わず、重篤な患者を収容して集中的に治療・看護を行う**ICU**(Intensive Care Unit:集中治療室)。患者の重症度などに応じて、患者2人に対し1人の看護師を配置することが求められ、14日間の診療報酬加算が認められる。一方、**HCU**(High Care Unit:高度治療室)では患者4人に対して看護師1人の配置が必要で、診療報酬の加算日数が21日までになっている。

日本は急性期病棟への入院期間が長い

日本の急性期病棟の平均在院日数は約16日で、5~10日前後の欧米諸国に比べて長いのが特徴です。※ 医療スタッフの負担が大きく、必要な医療機器・薬などの代金が高額な急性期病棟での入院期間が長くなると、それだけ医療費がかかり、患者の医療費負担も大きくなります。

そのため政府は、診療報酬のしくみを「入院日数が短いほど患者単価が増える」ようにして、病院に対し、平均在院日数の短縮を促しています(P20)。

平均在院日数の短縮は医療費の削減だけでなく、患者のQOL(生活の質)の向上にもつながります。

※ OECD「Health Statistics 2019」より

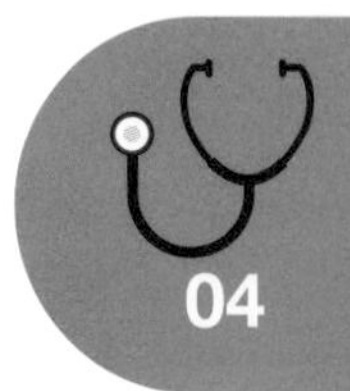

患者の状態に合わせた治療❷

在宅移行期医療

急性期の状態を過ぎ、リハビリや退院へ向けた支援を行う「在宅移行期」。「地域包括ケア病棟」では、この時期の患者とその家族を支えます。

■ 在宅移行期医療の目的

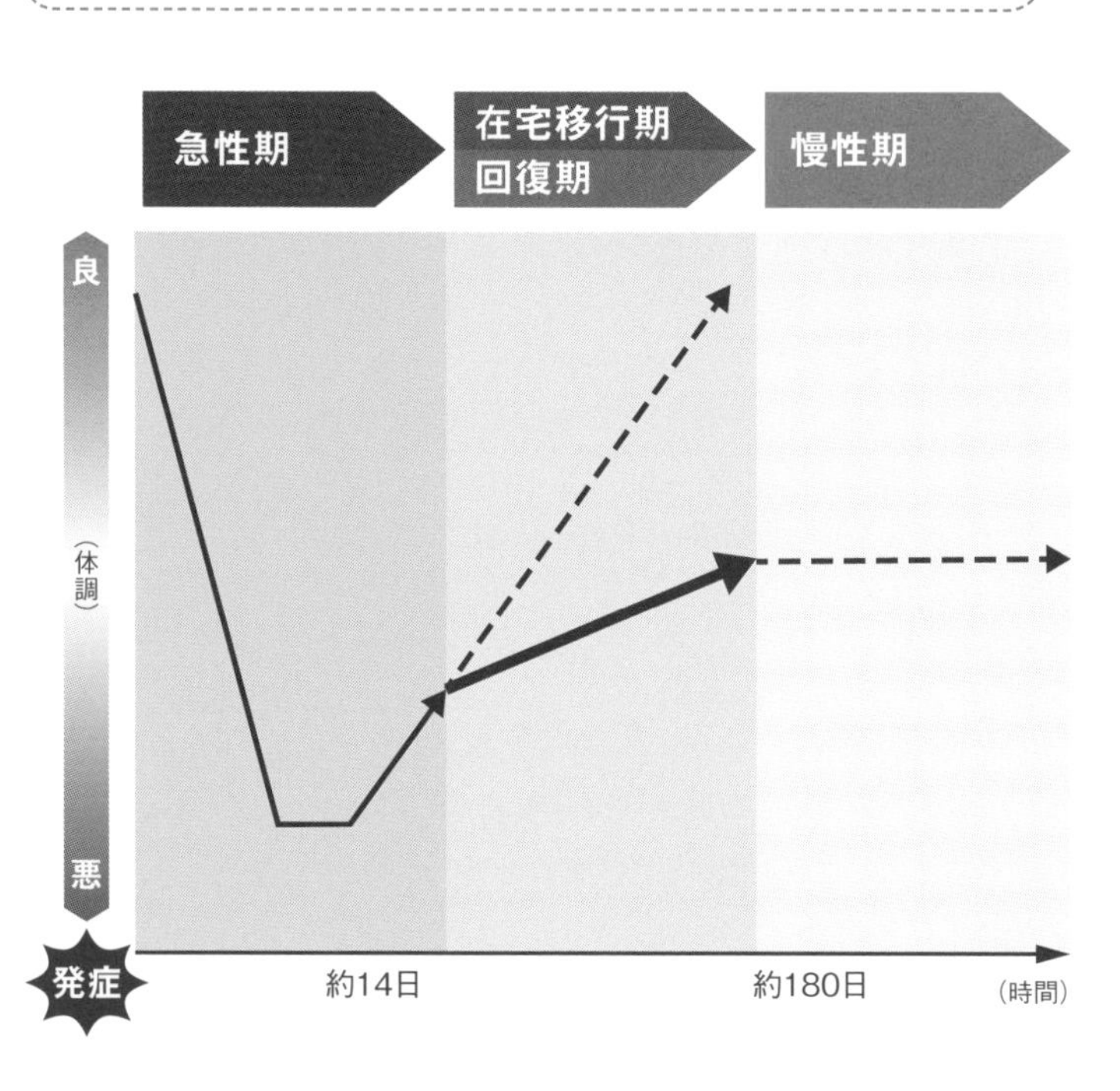

急性期を脱し、状態を安定させるための期間

「在宅移行期」は、急性期と慢性期の中間に位置する、病気や状態が安定するまでの時期を指します。集中的に治療が必要な急性期は過ぎたものの、いまだ入院治療が必要な状態です。自宅や介護施設へ移る準備期間としてリハビリなども開始することから、「回復期」と同じような意味で用いられることもあります。しかし在宅移行期は**慢性期の患者が急変した場合など、可逆的な意味でも用いられるので、回復期よりも不安定な状態を指すことが多い**です。

■在宅移行期における地域包括ケア病棟の役割

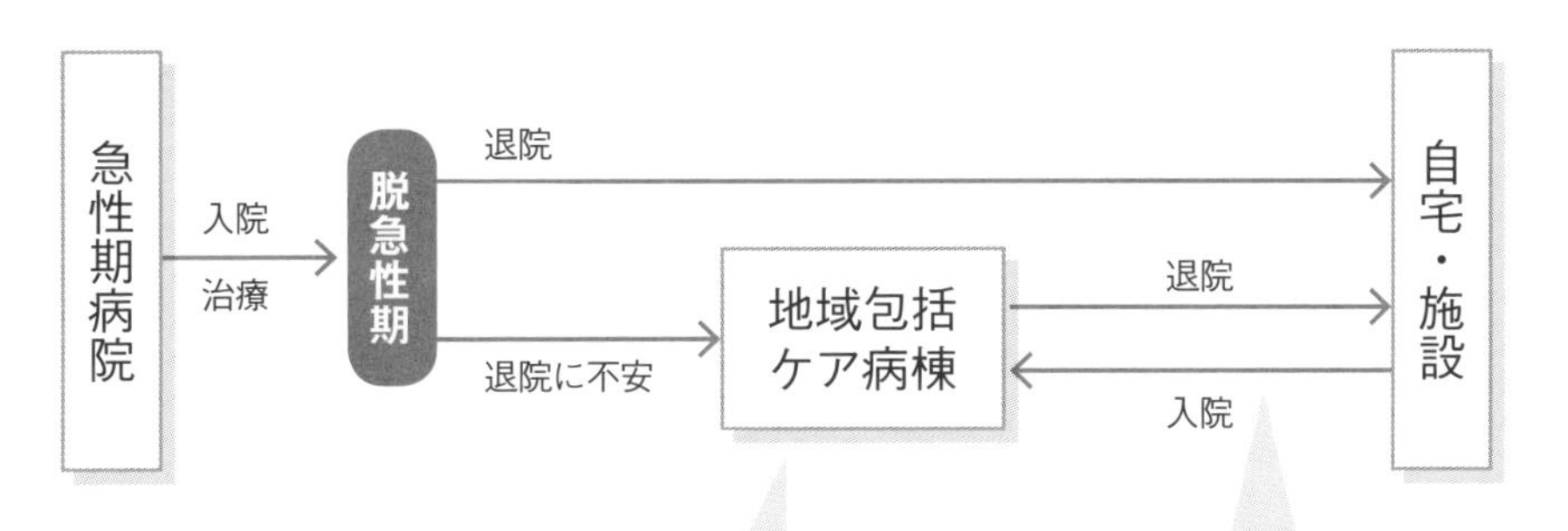

継続した入院治療
退院・復帰に向けたリハビリ
退院のための支援
元の生活に近づけるようにするための支援

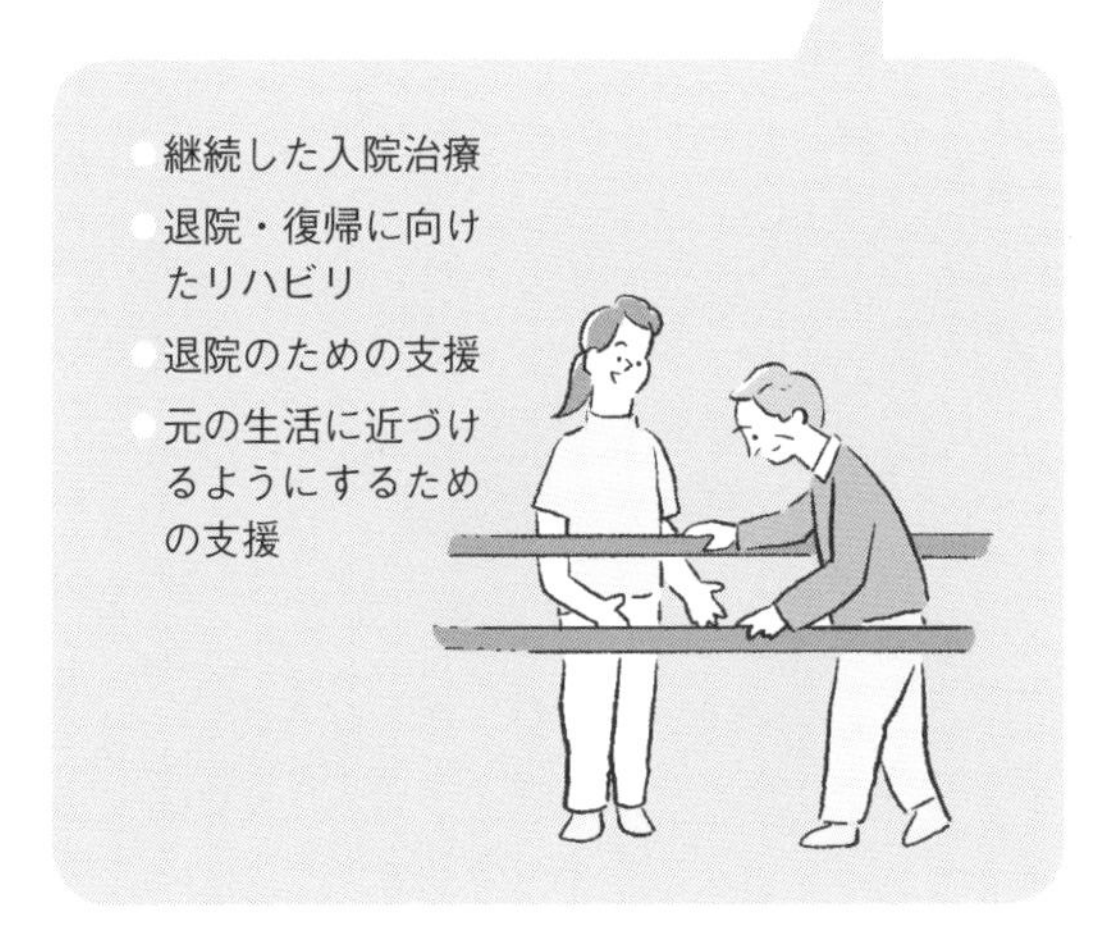

- 自宅や介護施設などで療養生活を送っている患者の状態が急に悪化した場合
- 自宅療養中の患者の状態が悪化しそうなときに、早めに入院する場合
- 介護をする家族が休養をとるために、在宅療養中の患者が一時入院をする場合

地域包括ケア病棟は病院と自宅の架け橋

地域包括ケア病棟は、2014年の診療報酬改定から新設された病棟です。在宅での療養に不安があったり、もう少し入院治療を続けることで社会復帰が見込めるような患者のために、治療、看護、リハビリを行います。ただし、**入院期間は最大60日と決められています**。

在宅療養中の患者の状態が悪化した場合や、介護を担う家族の休養のために、在宅療養中の患者を一時的に受け入れるなど、地域に密着した医療です。**入院料は定額制**で、入院基本料のほか、リハビリや投薬、検査料など入院中に必要な処置のほとんどが、あらかじめ料金に含まれていることも特徴の一つです。

05

患者の状態に合わせた治療❸ 回復期医療

急性期を過ぎ、症状が安定に向かっている「回復期」。慢性期へと向かうことの多い在宅移行期に対し、回復期はリハビリによって身体機能を回復させることが目的となります。

■回復期医療の目的

効果的な身体機能の回復を目指す

退院後の生活を見据えたリハビリを行う

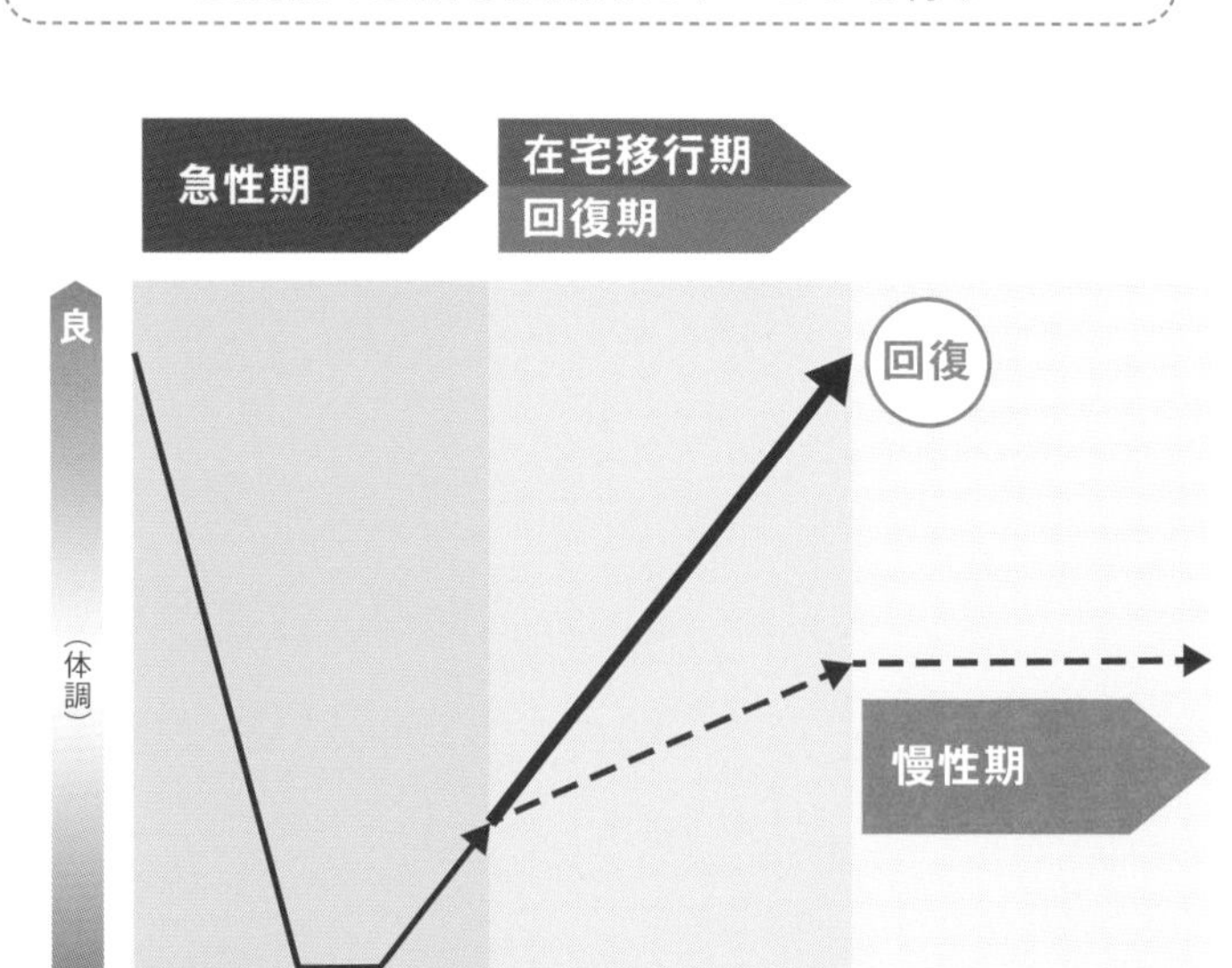

健康な身体へ向かっていくための時間

治療や投薬が一段落した回復期は、身体機能の回復・改善がもっとも効果的に見込める時期といわれます。**この時期の過ごし方次第で、患者の今後のQOL（生活の質）が大きく変わるため**、集中的にリハビリを行いながら、安定した日常生活への復帰や維持を図ります。

回復期の患者を受け入れ、リハビリを行う「回復期リハビリテーション病院（病棟）」では、疾病ごとに入院期間が決められています。たとえば、高次脳機能障害を伴った重症脳血管障害の最大入院期間は180日間、脊髄損傷は最大150日間、大腿骨や骨盤の骨折は最大90日間となっています。

■ 回復期のリハビリの種類

急性期 → 回復期 → 健康

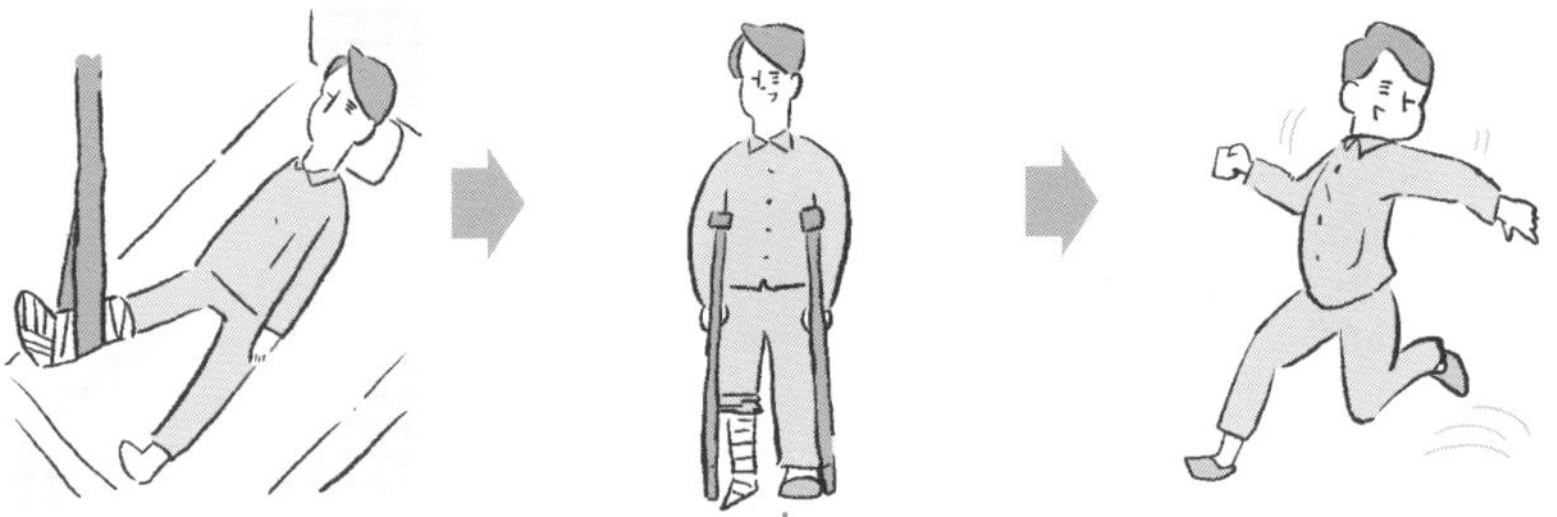

理学療法
「寝返りをうつ」「立ち上がる」「歩く」といった基本的動作能力の回復・維持を目指して、「運動療法」や「物理療法」でリハビリを行う(P46)。

作業療法
応用的な動作能力や精神の回復・維持を目指して、着替え、食事、家事など、生活に必須の細かい作業や動作を通じてリハビリを行う(P47)。

言語聴覚療法
話す力の訓練、聴く力の訓練、飲み込む力の訓練、記憶力の訓練などを通して、コミュニケーション障害や認知機能、嚥下(えんげ)のリハビリを行う(P48)。

退院後の生活を想定したリハビリを行う

回復期医療の基本はリハビリです。「回復期リハビリテーション病院(病棟)」では、患者の状態に合わせて立てた計画をもとに、**理学療法士や作業療法士、言語聴覚士などによって、1日最大3時間のリハビリが行われます**。さらに、入院生活すべてをリハビリととらえ、毎日の動作に目的をもちながら、できる限り患者自身で身の回りのことができるよう、支援をしていきます。

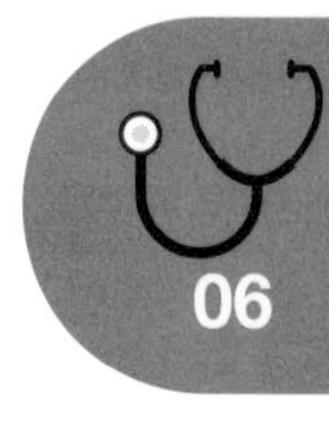

患者の状態に合わせた治療④

慢性期医療

症状は比較的安定しているものの、完治はしておらず、悪化の予防や体力の維持が目的となる「慢性期」。心身の機能が低下した、高齢者に多いステージです。

長期的な治療に向き合っていく期間

「慢性期」とは、急性期や在宅移行期を脱して病状が安定している時期のことで、おおむね発症から180日以降を指すのが一般的です。この時期は病気の進行もゆっくりしていますが、完治したわけではないので治療は続きます。生活習慣病などでは入退院を繰り返す人も多いのが特徴です。

慢性期医療では、**完治を目指すよりも合併症の予防と対応、栄養管理、高齢の患者に対するQOL（生活の質）の保持などがメイン**となります。

■慢性期医療の目的

再発や症状の悪化を予防する

筋力や運動機能の維持を目指す

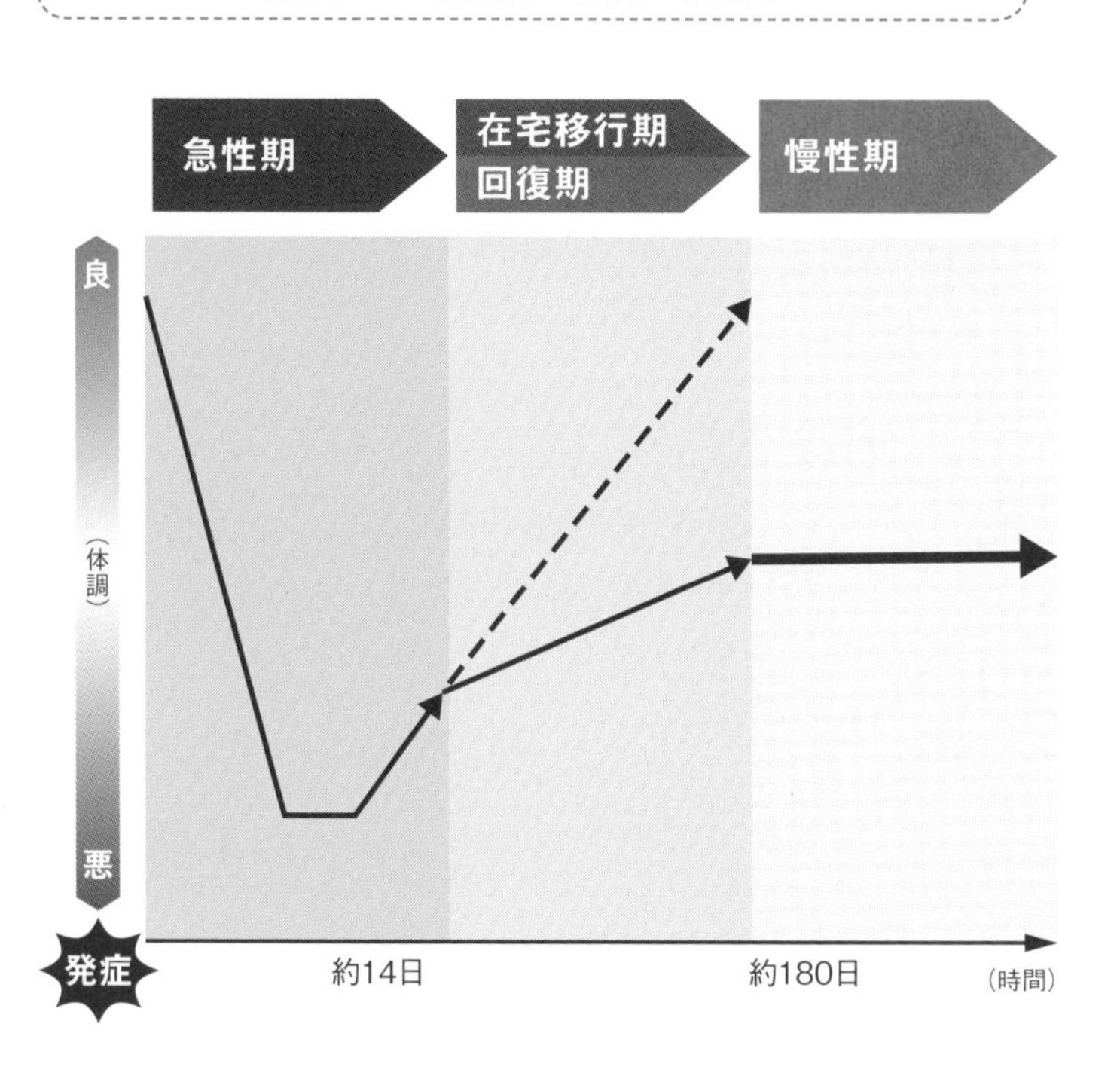

■慢性期医療の例

例1
糖尿病

Aさん53歳。8年前に糖尿病を発症。症状の進行を遅らせるため、継続的な服薬と食事療法、運動療法を行っている。血糖値を良好に保ち、合併症を併発しないように気をつけている。

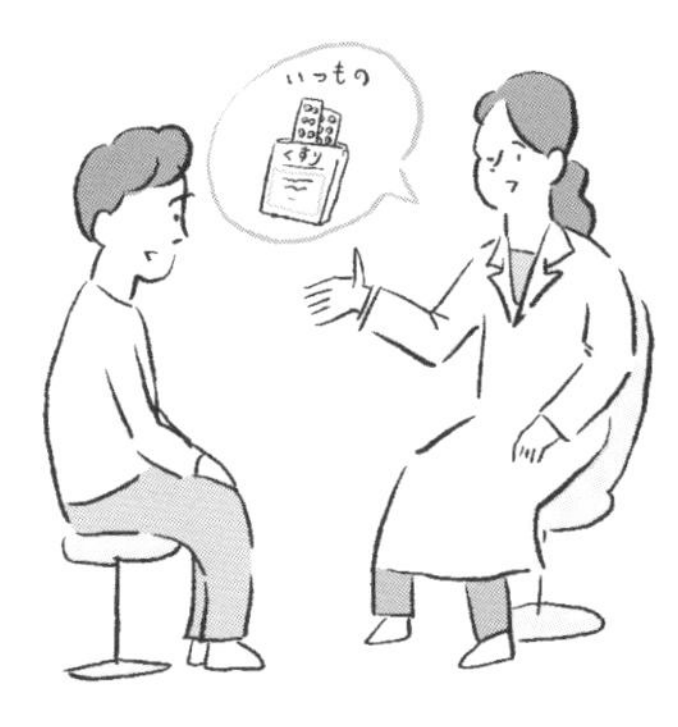

例2
脳梗塞

Bさん78歳。1年前に脳梗塞で倒れ、退院後は自宅療養していたが、1カ月前の検査で血圧が200mmHgを超えたので、念のため予防入院。薬物療法とリハビリの継続で血圧コントロールも上々で、近く退院予定。

プラスα

社会的入院とは

治療が終わっても、家族や施設などの受け入れ先がないため入院を続ける「社会的入院」。国民医療費の高騰につながるため問題となっているが、退院後の受け入れ施設の整備などが進まない限り、根本的な解決が難しいとされている。

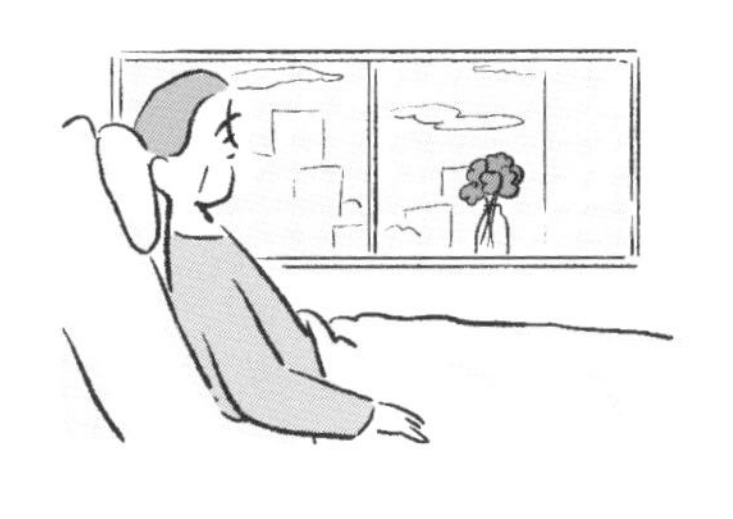

長引く療養生活に患者の気持ちが萎縮したり後ろ向きになってしまうことも多いので、精神的なサポートを行うことも大切です。

超高齢社会になり重要さが増していく

超高齢社会の日本では、慢性期医療の重要性が日々高まっています。高齢者は、一度病気になるといろいろな症状を併発して治療が長引くことが多くなります。また、「社会的入院」（プラスα参照）も問題です。そのため、高齢者の慢性期医療では、社会的背景や生活面なども考慮した治療が求められます。**地域包括ケア病棟などを通じ、安心して治療を受けられる環境づくりが重要です。**

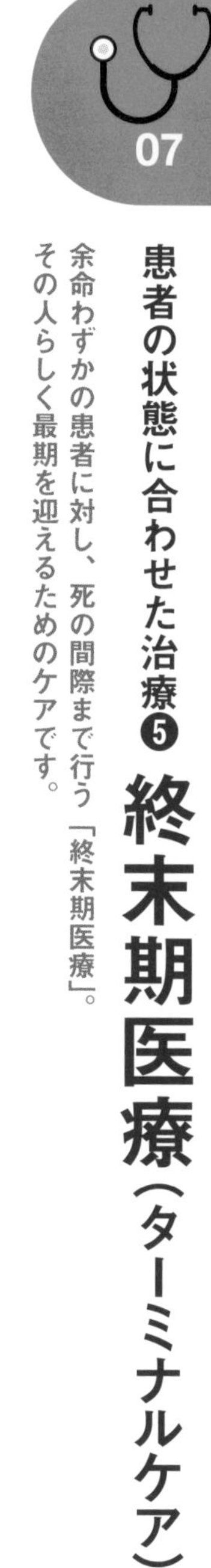

患者の状態に合わせた治療❺

終末期医療（ターミナルケア）

余命わずかの患者に対し、死の間際まで行う「終末期医療」。
その人らしく最期を迎えるためのケアです。

患者と家族の望む最期をつくる

終末期とは、病気などで余命わずかと宣告された患者が最期の時を迎えるまでの期間のことです。

終末期医療（ターミナルケア）は、余命宣告から死の間際までに受ける医療を指します。**どのような医療を行うかは、本人の望みによって異なります。**

終末期の定義は、おおよそ余命3カ月といわれますが、この時期は患者だけでなく、家族も心身ともに不安定になりがちなので、家族へのケアや支援も重要になります。

■ 終末期医療の目的

残りの人生を自分らしく過ごす

症状による苦痛や不快感を緩和する

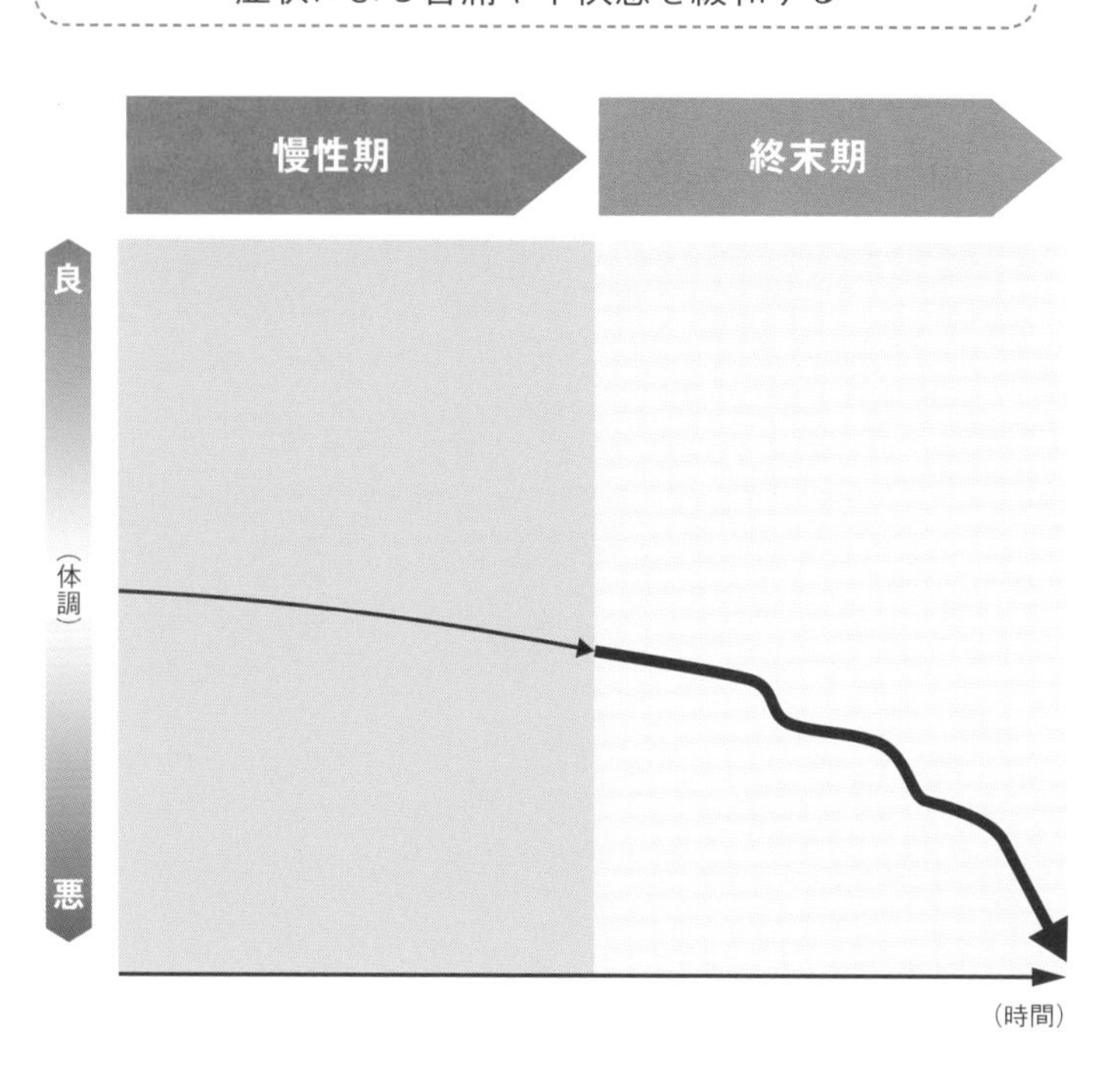

■ 終末期医療の種類と特徴

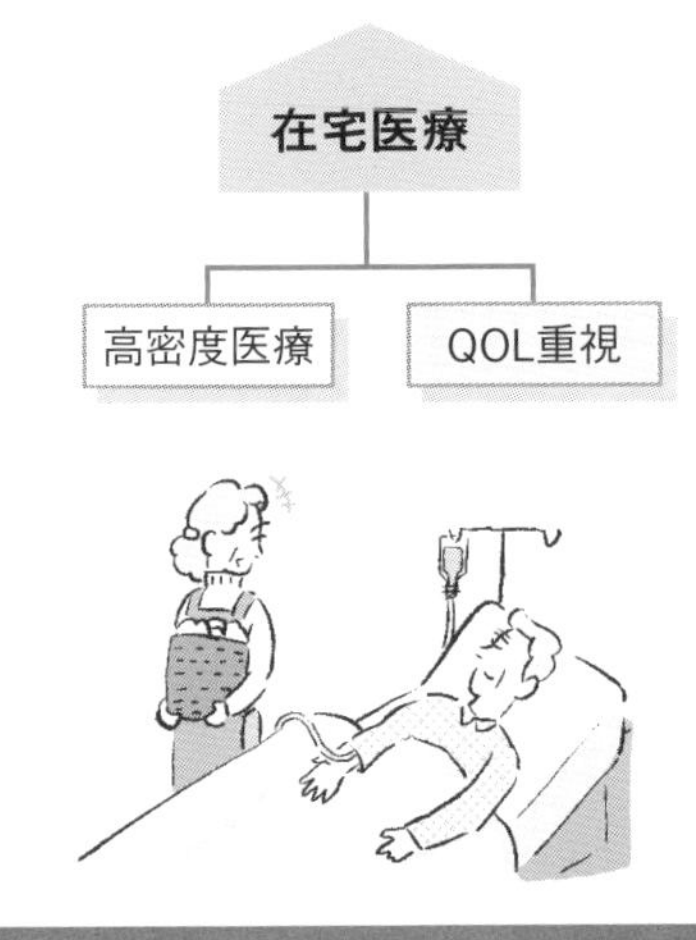

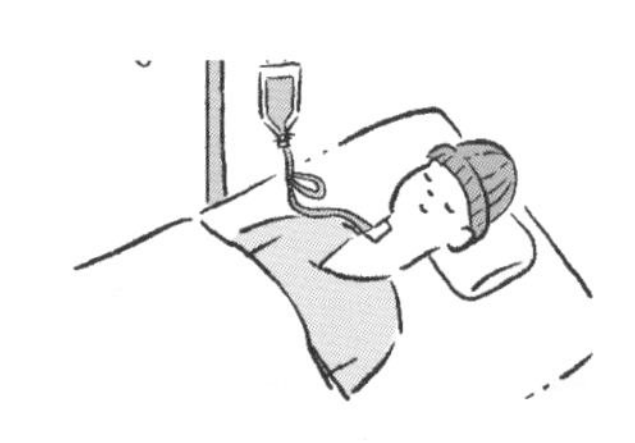

在宅医療の特徴

- 住み慣れた家で生活ができる
- 通院にかかる家族の負担が軽減される
- 院内感染への不安が減る
- 緊急時の対応に遅れが出る可能性がある
- 介護をする家族に精神的・肉体的負担がかかる

病院・施設の特徴

- 急変時に家族が駆けつけるのに時間がかかる可能性がある
- 面会などに施設のルールがある
- 介護による家族の負担が減る

終末期医療を受ける場所はさまざま

終末期医療は、本人・家族の意思や目的によって、過ごす場所や治療内容が変わります。**「在宅医療」または「病院・施設」を選ぶことになりますが、そこでどのような治療を受けるのかも決めます。**快方に向かうことを信じ高密度の治療を続けるのか。それとも積極的な治療をやめ、QOL（生活の質）を重視した緩和ケアなどに切り替えるのか。患者によって選択は異なるので、適した施設や担当医を探すことが大切です。

病院でのターミナルケアは、おもに**「ホスピス」と呼ばれる緩和ケア病棟**で行われますが、一般病棟でケアすることもあります。介護施設や在宅でも受けることができます。

08

検査のしくみ

医療機関では患者の症状を診断するために、さまざまな検査が行われます。それぞれの検査のしくみや特徴を見てみましょう。

レントゲン検査

臓器の位置や形、骨の異常を確認する

X線（放射線の一種）を用いて撮影した画像の陰影から、骨や臓器などの異常を確認します。X線検査とも呼ばれ、医療機関で一般的に行われる「直接撮影」と、検診車などで行われる「間接撮影」があります。全身の検査に有効ですが、「胸部単純X線検査」では、**おもに肺炎や肺がんなど肺と心臓、縦隔（じゅうかく）（左右の肺の間）、肋骨などの異常**を調べます。

■レントゲン検査のしくみ

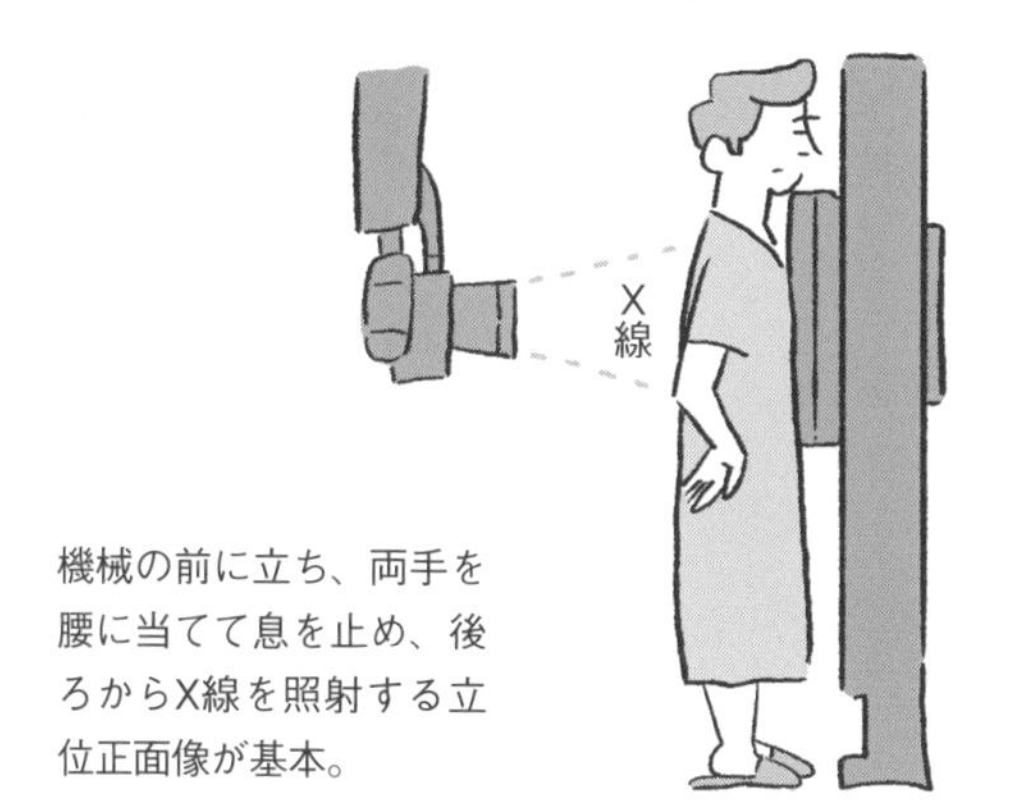

機械の前に立ち、両手を腰に当てて息を止め、後ろからX線を照射する立位正面像が基本。

上から見た図

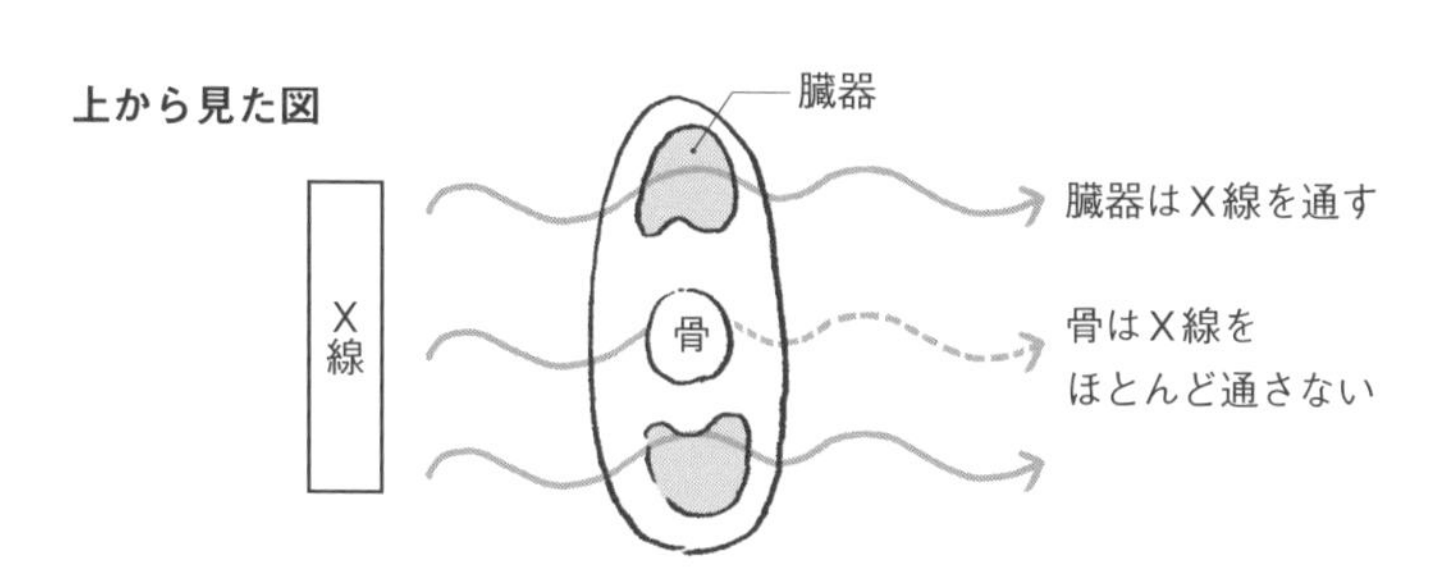

身体にX線という放射線をあて、通過してきたX線を画像化すると、空気は黒く、骨は白く写る。現在はデジタル方式によるフィルムレス化が進んでいる。

郵便はがき

おそれいりますが
切手をお貼り
下さい

104-8011

東京都中央区築地
5-3-2

株式会社
朝日新聞出版
生活・文化編集部 行

ご住所　〒 電話　（　　　）		
ふりがな お名前		
Eメールアドレス		
ご職業	年齢 歳	性別 男・女

このたびは本書をご購読いただきありがとうございます。
今後の企画の参考にさせていただきますので、ご記入のうえ、ご返送下さい。
お送りいただいた方の中から抽選で毎月10名様に図書カードを差し上げます。
当選の発表は、発送をもってかえさせていただきます。

愛読者カード

お買い求めの本の書名

お買い求めになった動機は何ですか？（複数回答可）

1. タイトルにひかれて　2. デザインが気に入ったから
3. 内容が良さそうだから　4. 人にすすめられて
5. 新聞・雑誌の広告で（掲載紙誌名　　　　　）
6. その他（　　　　　）

表紙　1. 良い　2. ふつう　3. 良くない
定価　1. 安い　2. ふつう　3. 高い

最近関心を持っていること、お読みになりたい本は？

本書に対するご意見・ご感想をお聞かせください

ご感想を広告等、書籍のPRに使わせていただいてもよろしいですか？

1. 実名で可　2. 匿名で可　3. 不可

ご協力ありがとうございました。
尚、ご提供いただきました情報は、個人情報を含まない統計的な資料の作成等に使用します。その他の利用について詳しくは、当社ホームページ
https://publications.asahi.com/company/privacy/ をご覧下さい。

CT検査

X線を使って身体の断層を撮影する

CT（Computed Tomography：コンピュータ断層撮影）は、X線を360度方向から連続的にあて、身体を〝輪切り〟にした断層画像を撮影する検査です。レントゲンでは死角になる部位まで見え、1ミリ以下の小さな病変も見つけることができます。造影剤を使用しない「単純CT検査」と、造影剤を注射して検査する「造影CT検査」があり、造影剤を使うと病変部位がわかりやすくなります。**胸部や腹部のほか、頭部や頸部、冠動脈、骨など、さまざまな部位の検査**に用いられます。

■CT検査の手順

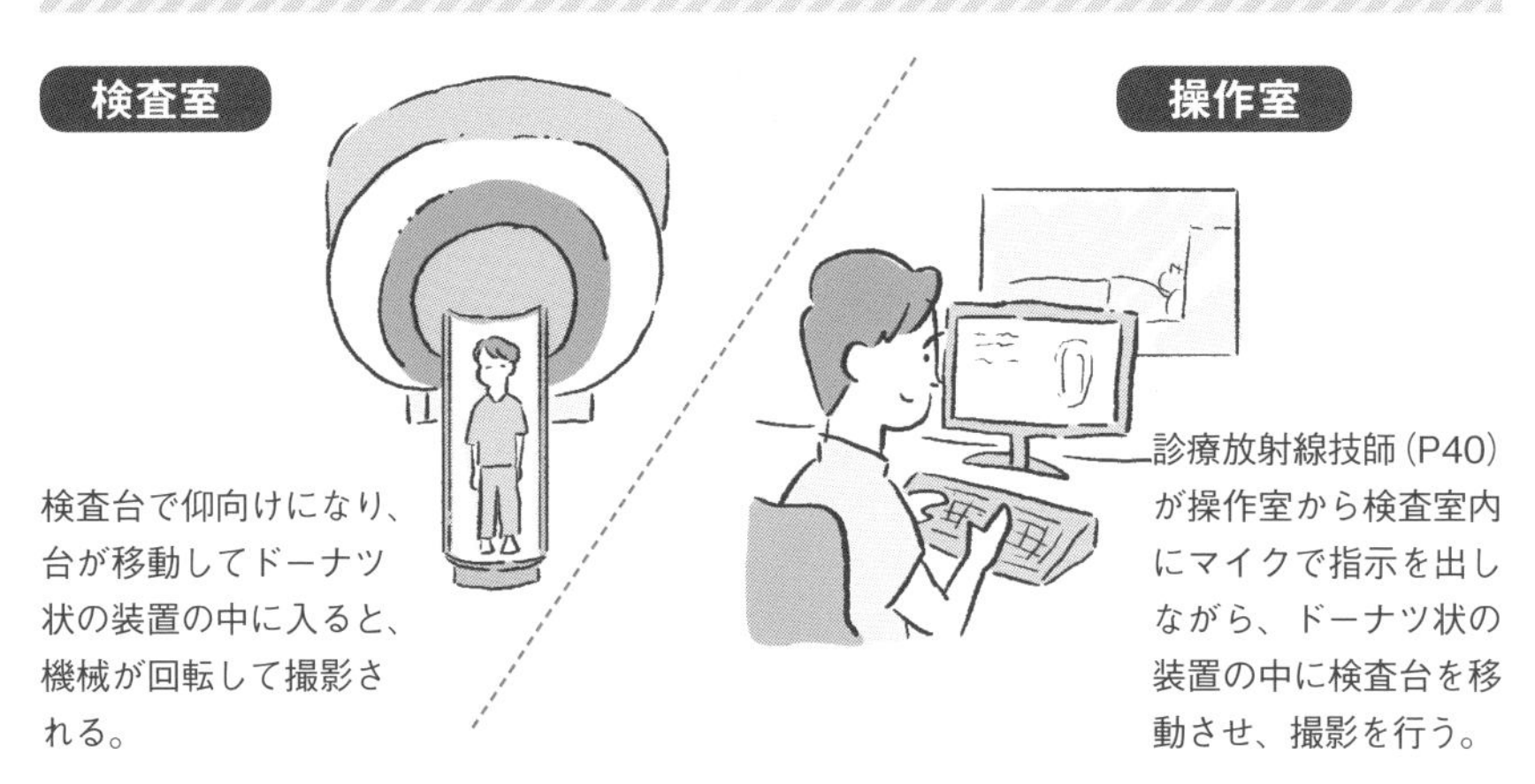

検査室：検査台で仰向けになり、台が移動してドーナツ状の装置の中に入ると、機械が回転して撮影される。

操作室：診療放射線技師（P40）が操作室から検査室内にマイクで指示を出しながら、ドーナツ状の装置の中に検査台を移動させ、撮影を行う。

■レントゲンとCTの比較

レントゲン		CT
一方向からX線（放射線）を照射して画像化する	撮影方法	360度の方向からX線（放射線）を照射し、そこから得られるデータを断層面の画像にして解析
2次元の画像	撮影できる画像	3次元の画像や血管像

MRI検査

磁界と電磁波を使って血管や神経を撮影する

ＭＲＩ（Magnetic Resonance Imaging：磁気共鳴画像撮影）は、強力な磁石でできたドーナツ状の装置の中に入り、強力な磁界を作ることで体内に生じた信号をとらえて画像化します。磁気は骨に邪魔されないため、**筋肉や脂肪、血管などのやわらかい部位の撮影に優れ、脳や脊髄、子宮、卵巣など**の検査に有効です。放射線を用いないので被ばくの心配がありません。また、ＭＲＩと同じ機械で行う脳の検査にＭＲＡ（Magnetic Resonance Angiography：磁気共鳴血管撮影）があります。

■MRIとMRAのちがい

脳の断層か脳血管か

MRIは脳や身体の断層画像を得るもので、解像度が高く中枢神経に対する検査として一般的。MRAは、造影剤を用いることなく脳血管の立体画像を得られる。

MRI

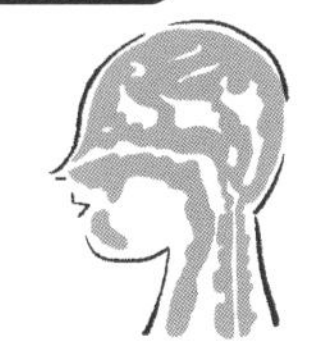

細胞に含まれる水分を共鳴させ、脳の断層画像を得る。

MRA

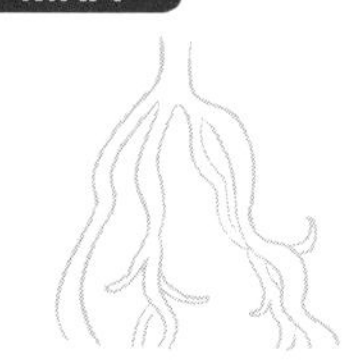

血流の信号のみを処理することで脳血管を立体的に画像化。

■MRIとCTのちがい

MRI		CT
磁界との共鳴により、体内の水素原子が出す微弱な信号を受信して画像化。	原理	X線の吸収によるレントゲン撮影に、コンピュータを組み合わせて画像化。
比較的長い（30分程度）	時間	比較的短い（10〜15分）
放射線の被ばくがなく、縦、横などの断層図を画像化できる。	長所	比較的短い検査時間で、縦、横などの断層図を画像化できる。骨の情報が得られる。
体内に金属（ペースメーカーなど）が入っている人は検査できない。検査音が大きい。	短所	放射線被ばくがあり、妊婦や妊娠の可能性がある人は検査できない。

PET検査

がん細胞の特性を利用し全身を一度に検査

PET（Positron Emission To-mography：陽電子放出断層撮影）は、陽電子（ポジトロン）という微量の放射線を放出する検査薬を用いて撮影します。**一度の撮影でほぼ全身を調べることができ、原発不明がん※やがんの転移・再発を調べるのに有効**です。そのため、PET検査といえばブドウ糖代謝の指標となる「18F-FDG」を用いたがん検査が主流となっています。最近ではPETとCTを組み合わせ、2つの検査を同時に行う、より精度の高いPET-CT検査が行われています。

■PETによるがん検査の流れ

1

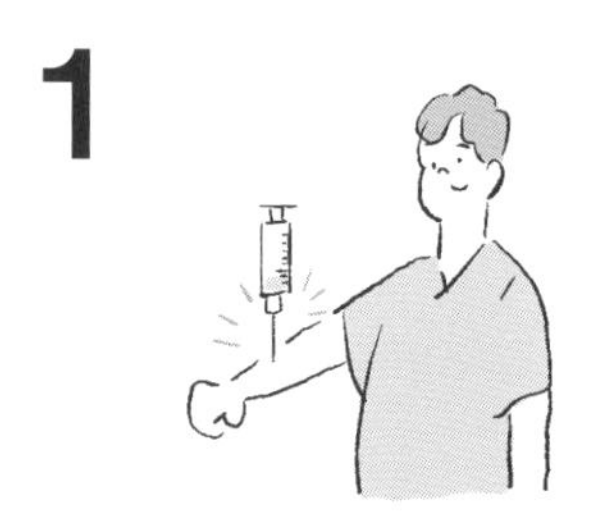

検査前5〜6時間は絶食した後、ブドウ糖と放射性同位元素を結合させた検査薬（18F-FDG）を静脈注射し、1〜2時間安静にする。

2

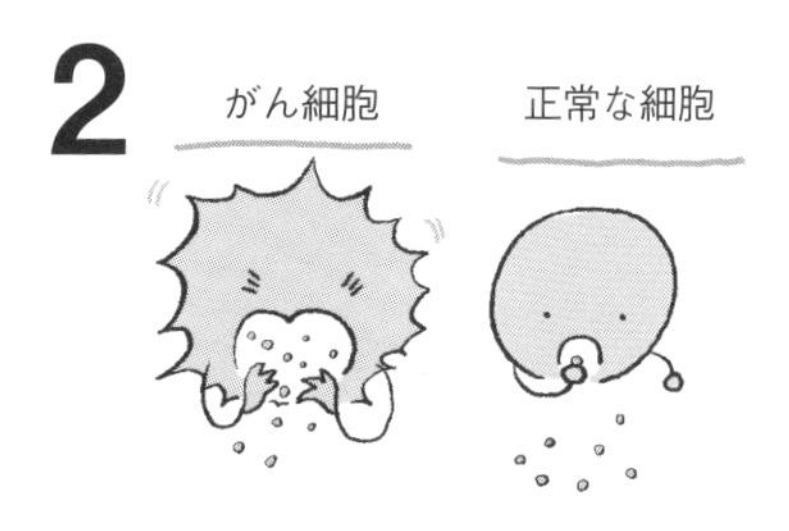

がん細胞は正常な細胞に比べて3〜8倍のブドウ糖を取り込むため、ブドウ糖に似た検査薬もがんの病巣に集まり、陽電子（微量の放射線）を放出する。

3

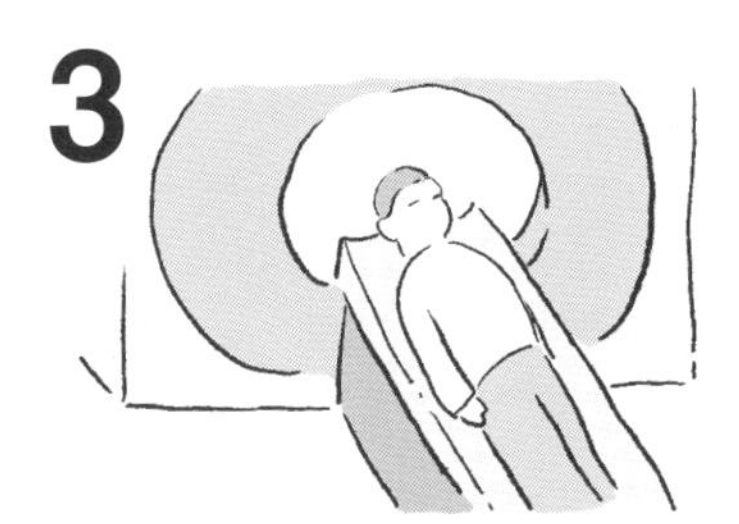

PETカメラで検査薬が体内を移動する様子を撮影。コンピュータ画像で検査薬を取り込んで、発光している部分を確認する。

4

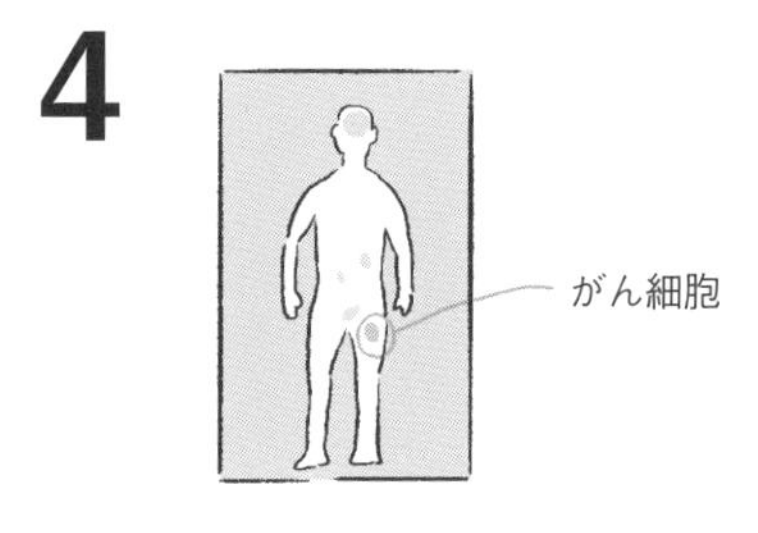

1cmほどの小さながんも発見することができる。一度にほぼ全身を撮影できるため、がんが転移していた場合も一目でわかる。

※　原発不明がん：最初に発生した場所（原発部位）がわからないがん。

エコー検査

超音波の跳ね返りで身体の内側を撮影する

エコー検査は、超音波を発生させるプローブ（接触子）を身体にあて、臓器や組織から反射した波（エコー）を画像化して異常を調べる検査です。「超音波検査」とも呼ばれます。検査方法が簡単で、被ばくの心配がないため妊婦や小児にも安心して使うことができるのが特徴です。

腹部の内臓や乳房、頸動脈、甲状腺など、さまざまな部位を観察できるだけでなく、**画像を見ながらすぐに診断が可能**です。さらに、機械も小さく病室や診察室でも検査が行えるため、幅広く利用されています。

■エコー検査のしくみ

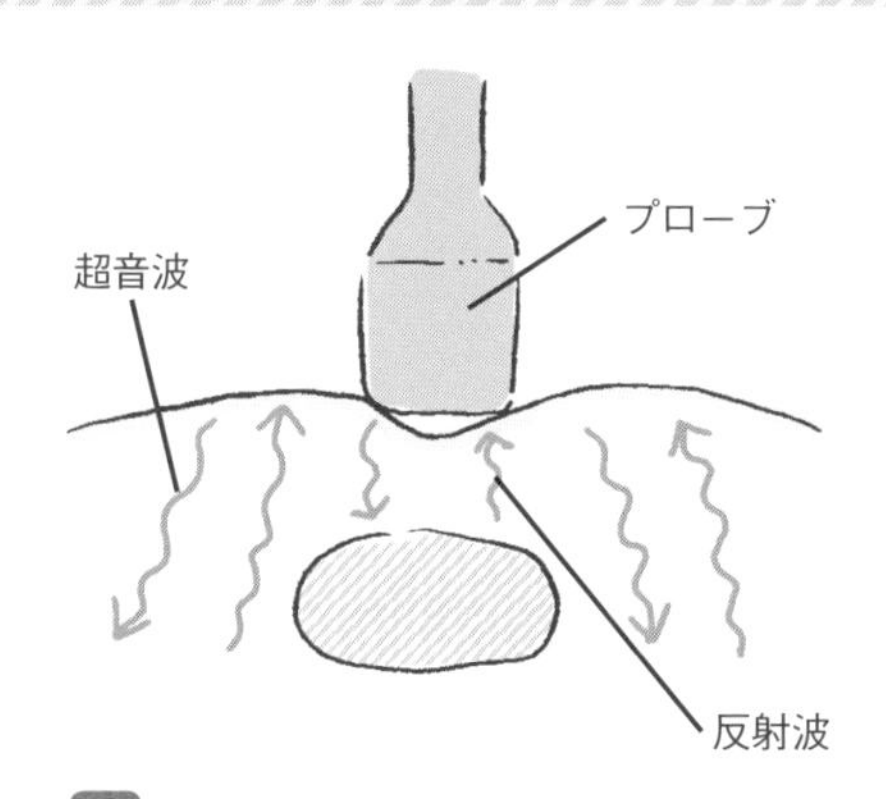

プローブ（接触子）との間に隙間ができないように体表面にジェルを塗り、身体にあてたプローブから超音波を出し、体内から戻ってくる反射波を受信して画像化する。

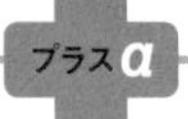

定期的なエコー検査がおすすめ

放射線の被ばくの心配がなく、短時間で手軽に行えるエコー検査は身体への負担も少ないため、「現代の聴診器」とも呼ばれている。さまざまな内臓の異常を調べるためにも、年に一度は定期的なエコー検査を受け、症状が出る前の早期発見につなげたい。

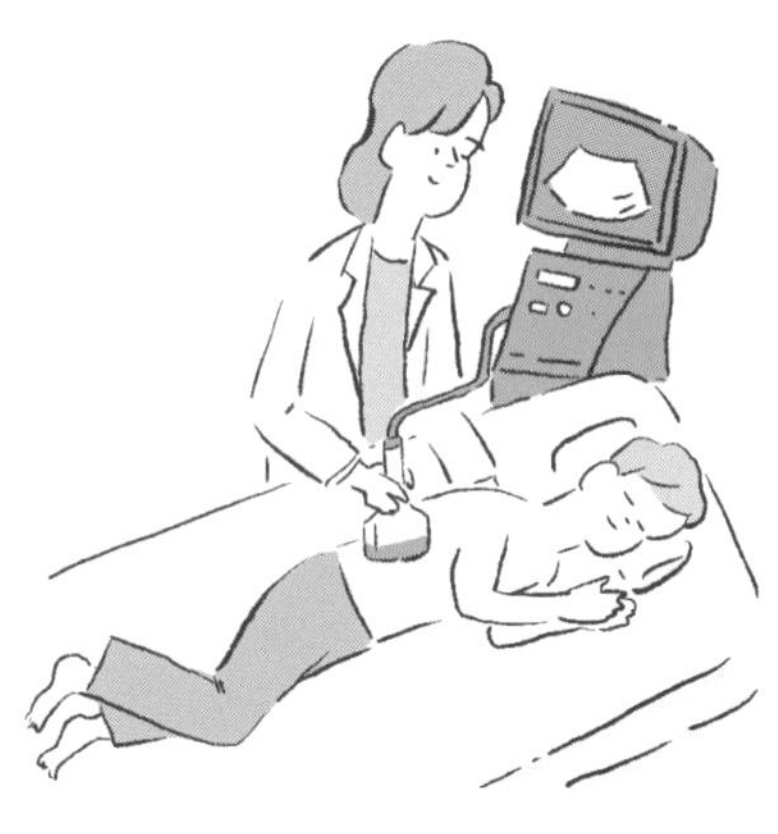

内視鏡検査

挿入したカメラで胃や腸を直接検査

口や鼻からファイバースコープを挿入して食道・胃・十二指腸などを調べる「上部消化管内視鏡検査」と、肛門から挿入して直腸から盲腸までを調べる「下部消化管内視鏡検査」に分かれます。**胃や腸をリアルタイムで見ることで小さな病変も発見できるだけでなく、ポリープなどはそのまま組織を摘出できます。**また、以前は長すぎて検査が困難だった小腸を、2cmほどのカプセルに埋め込んだ超小型カメラを飲み込んで撮影する「小腸カプセル内視鏡」による検査も行われるようになりました。

■ 上部消化管内視鏡検査のしくみ

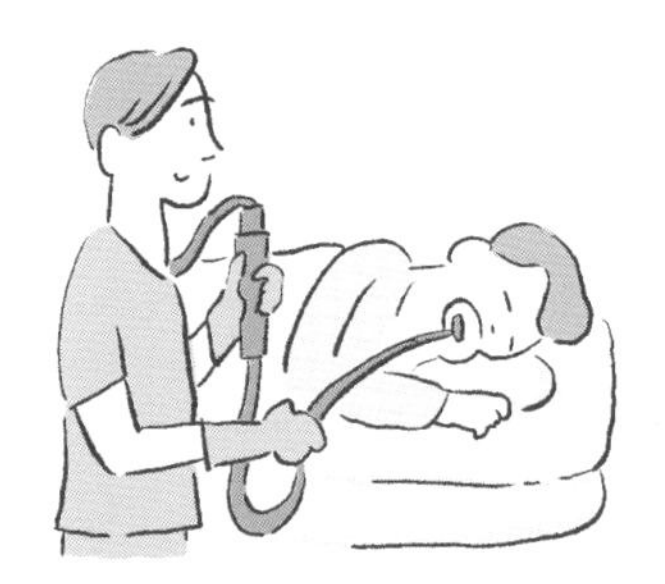

検査前に胃の中を観察しやすくする薬を飲み、スプレーや薬で喉や鼻を麻酔。横向きになり、口もしくは鼻からカメラを挿入する（口からの場合はマウスピースを装着する）。

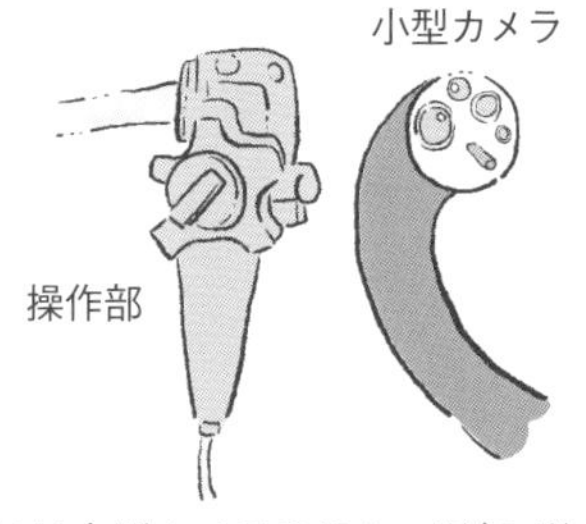

先端には小型カメラのほか、送気・送水ノズルや吸引口があり、手元の操作部で操れる処置具を挿入するようになっている。

〈口から挿入する場合〉

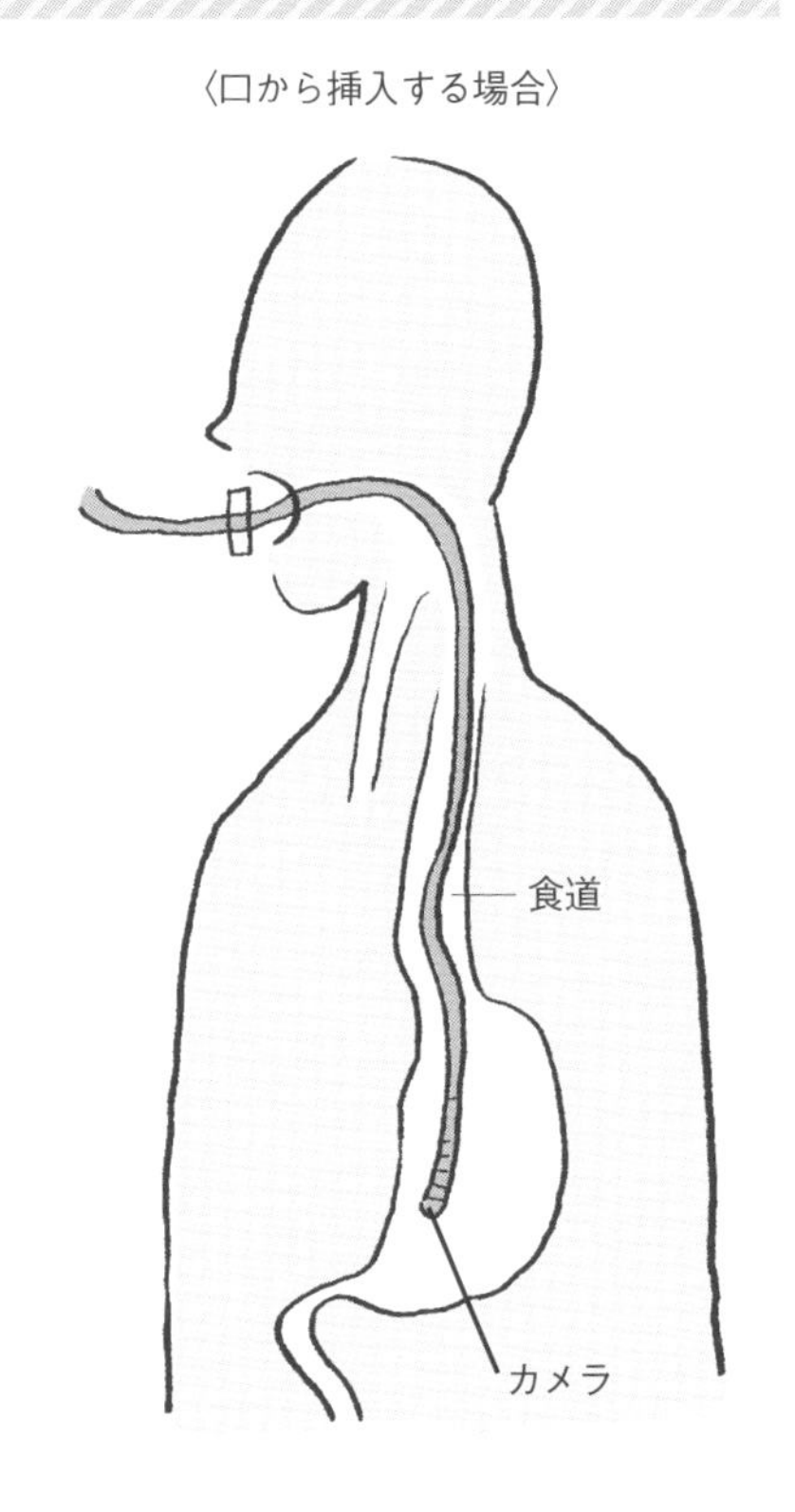

心電図検査

心臓の動きのリズムに異常がないか確認する

心臓の筋肉が発する微弱な電気を波形にし、心臓の電気的な活動の様子をグラフに記録する検査です。**脈の乱れ（不整脈）や、心臓の筋肉の状態（心肥大・狭心症・心筋梗塞）などの重要な手がかり**となります。安全で痛みもなく、比較的簡単に行えるため、健康診断にも用いられています。大きく「安静時心電図」と「負荷心電図」に分かれます。負荷心電図は、虚血性心疾患で自覚症状があっても検査では正常な場合など、運動で心臓に負荷をかけることでその変化を観察します。

■心電図検査の種類

通常の検査（安静時心電図）

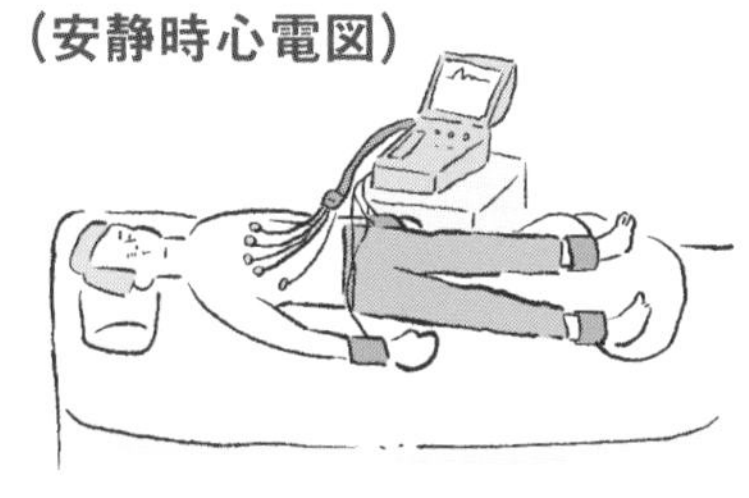

ベッドに仰向けに寝て、身体に10個の電極をつけて12タイプの波形を観察する。

心臓に負荷をかけた検査（負荷心電図）

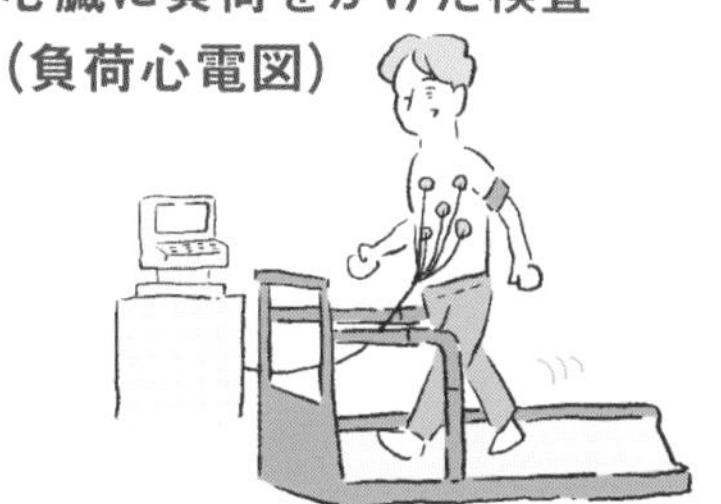

ベルトコンベアの上を歩いたり、自転車型の器具でペダルを漕ぎながら、心電図をとる。

■心臓の正しい波形

P波
心房の興奮（収縮）を表す

QRS波
心室の興奮（収縮）を表す

T波
心室が興奮（収縮）から回復する過程を表す

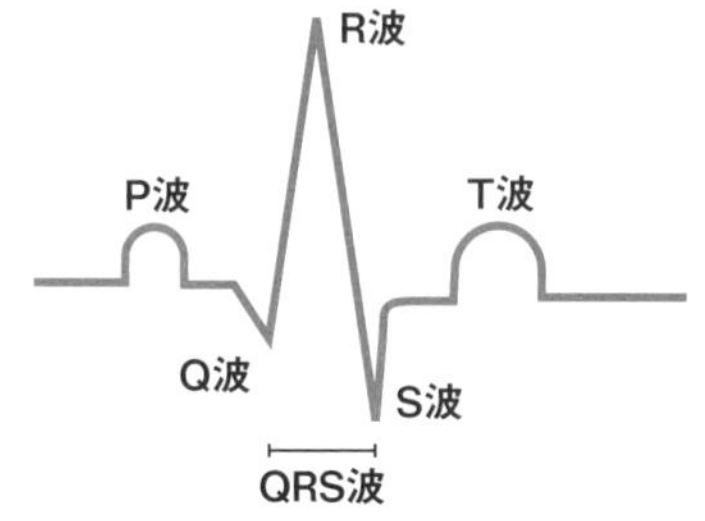

心拍が早くても遅くても、正常であれば波形はこのような形になる。波形の乱れ方によって、不整脈などの不調がわかる。

生化学検査

血液や尿から臓器の状態を知る

　採取した血液や尿などの検体の成分を分析し、**身体の異常や炎症の有無、栄養状態などを推測する**検査です。一般的な健康診断で調べる項目のほか、肝臓や腎臓など、それぞれ調べたい臓器や症状に関係する項目が決まっています。

　なお、各項目の基準値は健康な人の95%がこの範囲に含まれるという値で、必ずしも正常値ではなく、健康でも基準値から外れる場合があります。そのため、**検査結果は一つの項目だけでなく、さまざまな項目の数値を総合的にみて**判断されます。

■生化学検査の手順の例※

1

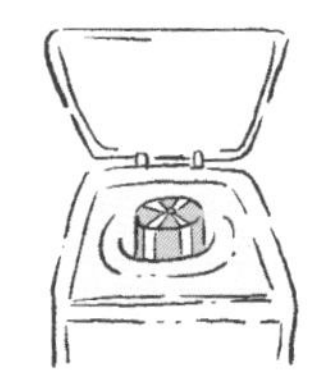

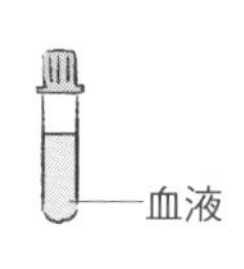

血液が凝固するまで約10分間静置し、その後3000回転／分で10分間、遠心分離する。

2

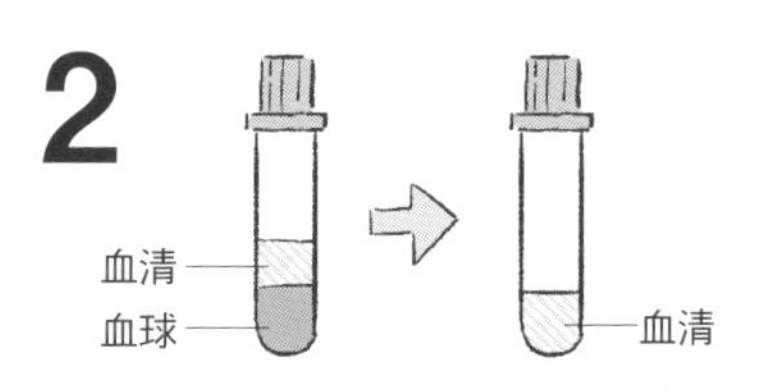

遠心力により血清成分と血球成分に分離した血清を、項目別に分けて検査する。

■おもな生化学検査の項目

状態を確認したい臓器や症状によって、検査（確認）すべき項目が決まっている。

状態を確認したいもの（検査の目的）	おもな検査項目
肝臓	AST（GOT）、ALT（GPT）
腎臓	クレアチニン（CRE）、尿素窒素（BUN）、ナトリウム（Na）
心臓	クレアチンキナーゼ（CK）、CK-MB
膵臓	アミラーゼ（AMY）、膵リパーゼ（LIP）
骨疾患	骨型アルカリフォスファターゼ（BAP）

状態を確認したいもの（検査の目的）	おもな検査項目
栄養状態	総蛋白（TP）、アルブミン（ALB）
糖尿病	グルコース（GLU）、ヘモグロビンA1c（HbA1c）
脂質	総コレステロール（T-CHO）、中性脂肪（TG）
電解質	ナトリウム（Na）、クロール（Cl）
貧血	鉄（Fe）、亜鉛（Zn）

※　項目の種類によってはこの工程を必要としない生化学検査もある。

PCR／抗原／抗体検査

「PCR検査」はウイルスの遺伝子を検出する

PCRとはPolymerase Chain Reactionの略で、ポリメラーゼ連鎖反応を利用した検査です。鼻や咽頭を拭った液や唾液などの検体から、**検査したいウイルスなどの遺伝子（DNA）を専用の薬液を用いて増幅させ、検出します。**そのため、抗原検査（下記参照）よりも少ない検体（ウイルス）で検出が可能です。しかし、PCR検査の精度は70％ほどと言われているため、「偽陽性」「偽陰性」が発生することもあります（プラスα参照）。

「抗原検査」はウイルス中のタンパク質を検出する

ウイルスの遺伝子を検出するPCR検査に対し、抗原検査は**ウイルス特有のタンパク質である「抗原」を検出する**検査です。短時間で結果が出るのが特徴です。抗原検査には抗原の有無をみる「定性検査」と、抗原を量で表す「定量検査」がありま す。病院で一般に行われる**定性検査はたくさんのウイルスがないと感知しない**ため、感度が低くなります。新型コロナウイルスの場合は、陽性の場合は「感染している」とされますが、陰性の場合は自覚症状が出て2～9日目の場合のみ確定診断に使われます。発症初日と10日目以降の場合は、抗原検査が陰性であっても、補助としてPCR検査が行われます。

「抗体検査」は過去に感染していたかどうかを調べる

抗体検査とは、**血液中にウイルスに対する「抗体」があるかどうかを調べる検査**です。抗体とは、身体に入ってきたウイルスなどに対応するためにつくられたタンパク質です。**抗体があるということは、過去にウイルスに感染したことがあるということです。**※ 抗体が生成され、検出可能になるまでには2週間程度かかるため、「今感染しているか」を調べることはできません。抗体には、感染初期に現れて早くに消失する「IgM抗体」と、比較的遅くに現れて長期間残る「IgG抗体」があります。IgM抗体が陽性なら過去1～2週間、IgG抗体が陽性なら過去数カ月以内に感染した可能性があります。

※　ワクチンを接種して抗体ができている場合も抗体検査は陽性になる。

■PCR検査、抗原検査、抗体検査のちがい

	目的	検査方法	精度	所要時間
PCR検査	現在感染しているかどうかを調べる	鼻腔や咽頭などを拭った液や、唾液などの検体を薬液につけ、ウイルスの遺伝子を増幅させて検出する	約70%	約1日
抗原検査		鼻腔や咽頭からとった検体の抗原（タンパク質）の有無を調べる	PCR検査に比べて精度が低い	約30分
抗体検査	過去にそのウイルスに感染していたかどうかを調べる	採血して血液中の抗体（タンパク質）の有無を調べる	バラつきが大きい	約2〜3日

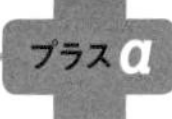

市販の検査キットは使っていい？

薬局やドラッグストアでは「研究用」などとして新型コロナウイルスの検査キットが販売されているが、2021年8月現在、厚生労働省がその性能を承認した抗原・抗体検査キットは市販されていない。同省では、新型コロナウイルス罹患の有無の検査には医学的な判断が必要となるため、自己判断での安易なキットの使用は避けるべきとしている。

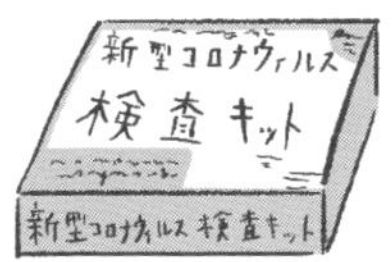

プラスα

「偽陽性」「偽陰性」とは？

どの検査も精度は100%ではなく、本当は陰性であるのに陽性と判定される「偽陽性」や、本当は陽性であるのに陰性と判定される「偽陰性」が出る可能性がある。偽陽性は、検体の取り扱いに不備があったり、目的のウイルス以外に反応してしまったりしたときに起こる。偽陰性は、検体採取のタイミングによってウイルスの量が少なかったり、採取した唾液などの検体の中にウイルスが含まれなかったりした場合に起こる。

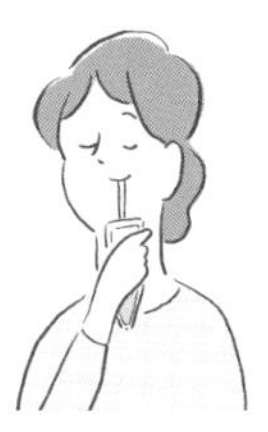

病院の長い待ち時間

かつては3時間待ちも当たり前といわれた病院の待ち時間。厚生労働省発表の「受療行動調査」では、外来患者の待ち時間は約7割が1時間未満となっていますが、病院の規模別で見ると**大きな病院ほど待ち時間が長くなっている**ことがわかります。大きな病院では難しい症例も多く、1人の患者に時間がかかることも要因です。そこで、厚生労働省は、大きな病院にかかる軽症患者を減らすため、地域医療支援病院（P9）で紹介状を持たずに診察を受ける場合は選定療養費（P120）を徴収するように、診療報酬を改定しました。**軽症は診療所、重症・紹介の場合は大病院と、診療の役割を分ける**ことで待ち時間の改善を図っています。

外来患者の診察までの待ち時間

〈全体〉

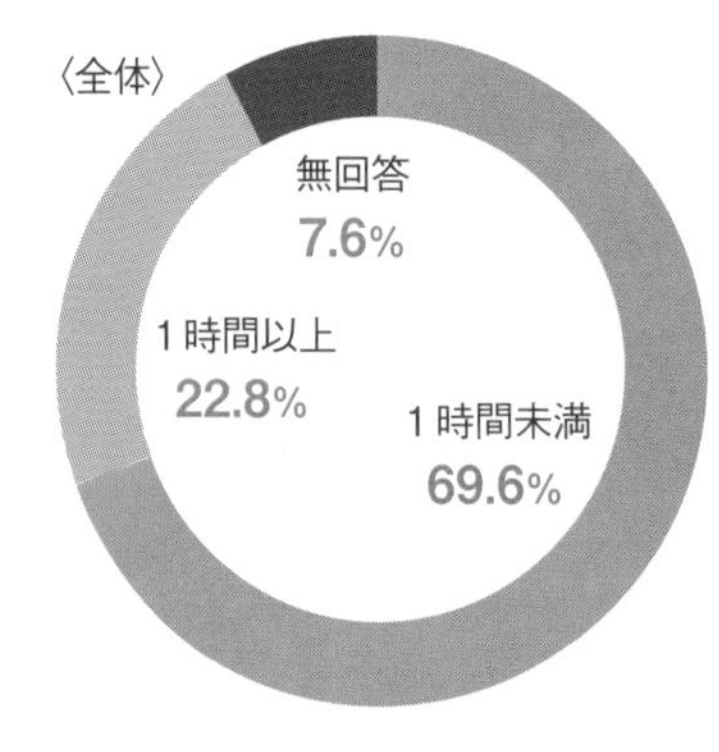

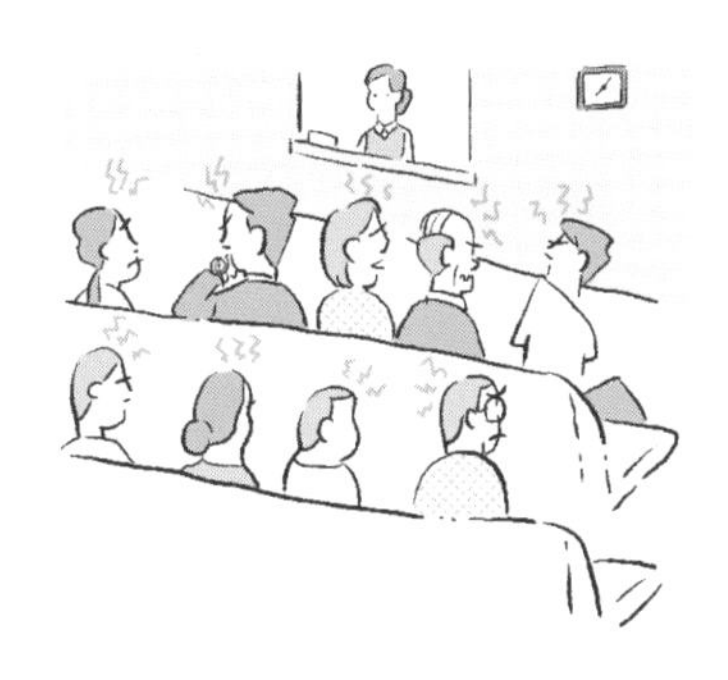

〈病院の種類・規模別〉

	特定機能病院	大病院	中病院	小病院
1時間未満	63.9%	66.5%	67.5%	73.8%
1時間以上	29.3%	27.3%	24.7%	17.8%

出典：厚生労働省「平成29年度受療行動調査（概数）の概況」をもとに作成

第4章

病院の運営

01

病院の収支構造

営利を目的としない「非営利」が原則の病院も、「売上」がなければ運営を続けていくことはできません。

健全な運営のために欠かせない、病院の収支構造を見てみましょう。

■病院の売上

病院の売上 ＝ **患者単価** 患者1人の1日（1回）あたりの売上。内容によって診療報酬点数（＝病院の収入）が異なる。 × **患者数** 1日の外来患者数＋入院患者数。外来患者よりも入院患者による売上が多くを占める。

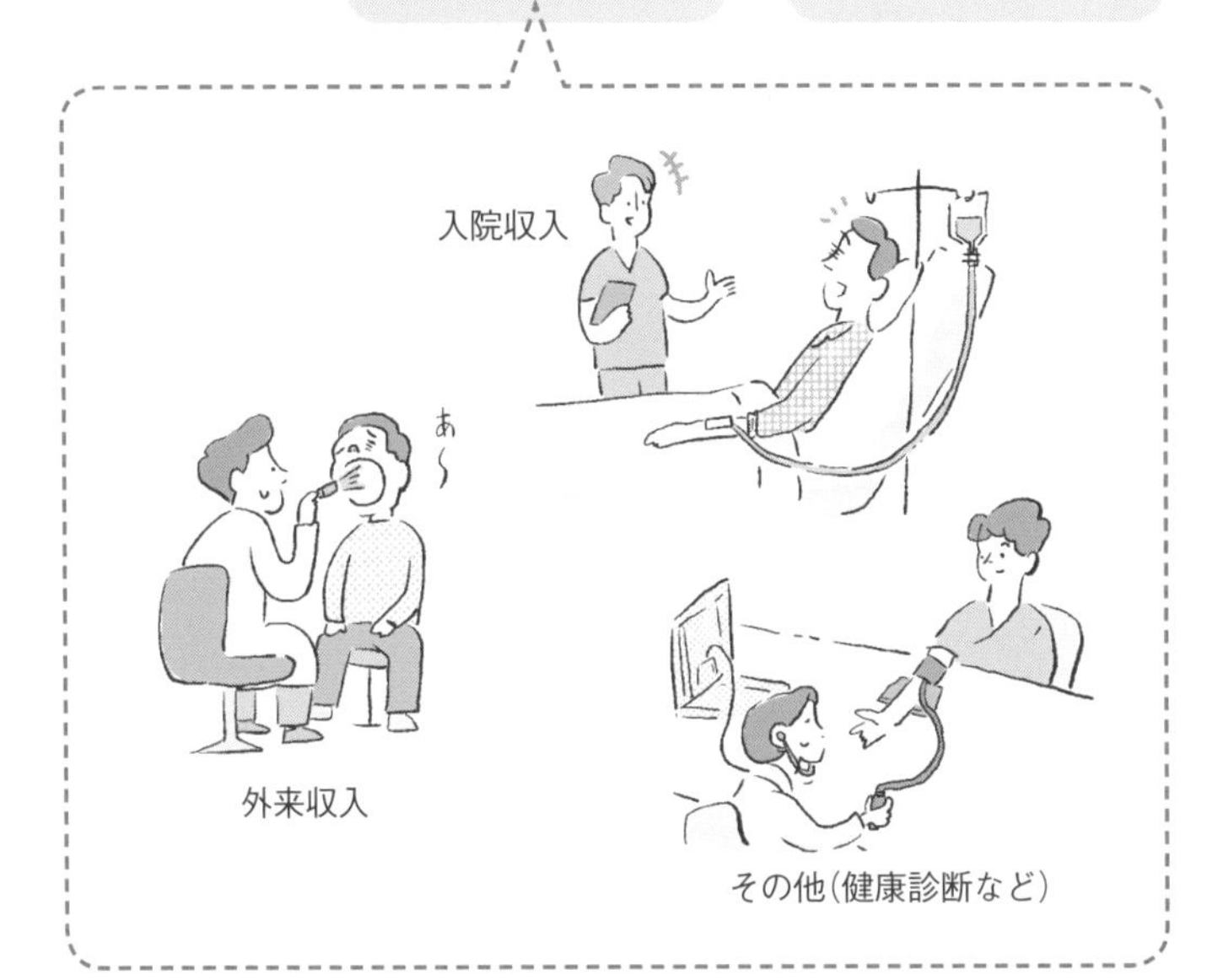

単純で複雑な病院の収入のしくみ

病院の収入は、診察や治療、投薬などの医療行為の報酬である医療費によって賄われています。一般企業の売上にあたる医療費は、〈患者単価×患者数〉で求められます。患者単価は大きく「外来収入」「入院収入」「その他（健康診断など）」の3種類に分かれますが、収入の中心となるのは入院収入です。ただし、病院の収入となる**診療報酬には細かな規定があり、ただ入院患者を増やしたり、入院日数を延ばしても、結果として減収になってしまうこともあります**

■病院の支出

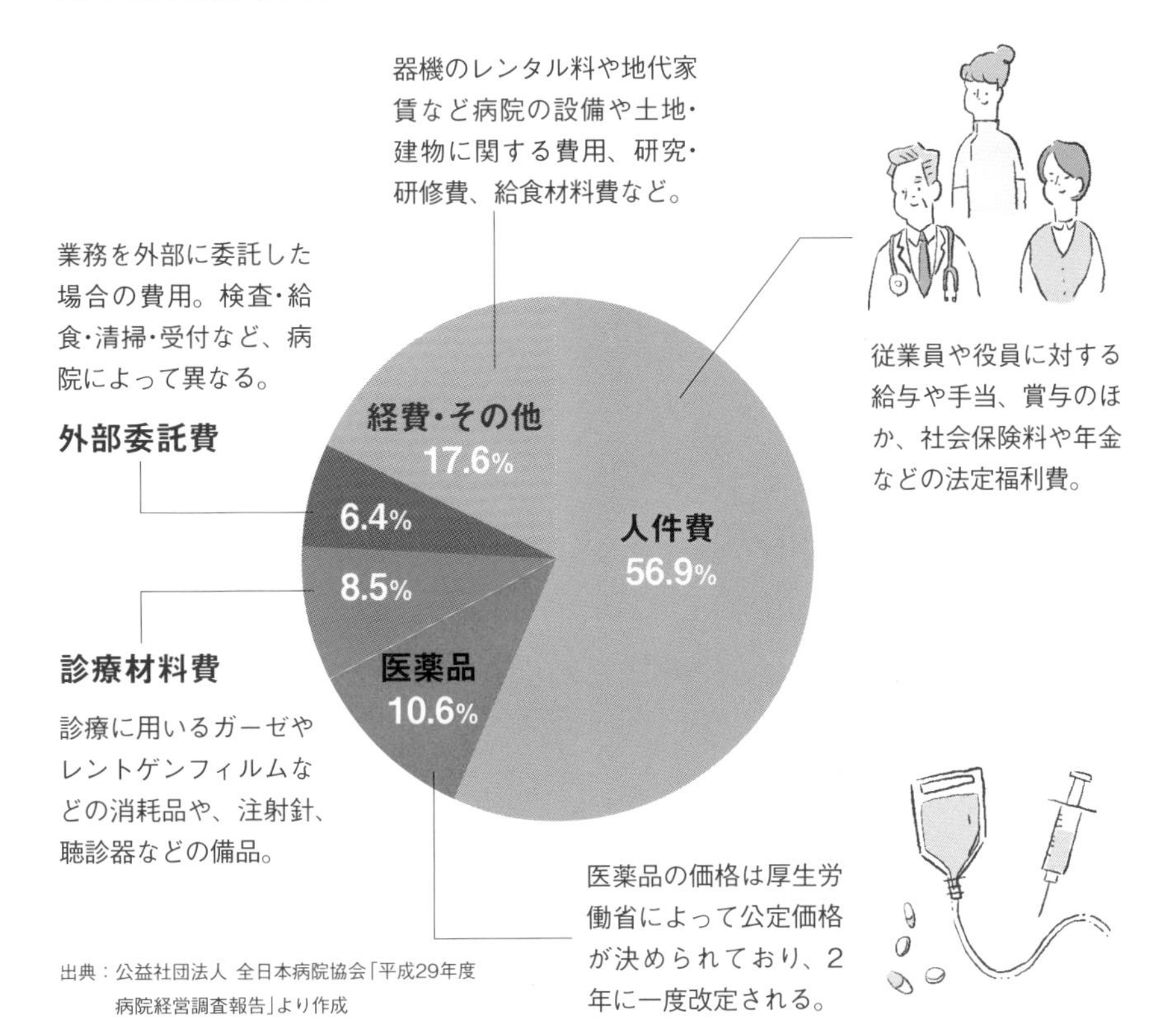

出典：公益社団法人 全日本病院協会「平成29年度病院経営調査報告」より作成

（P20）。健全な経営のためにも、適切な外来患者数の維持と入院患者の平均在院日数のコントロールが重要となるのです。

病院は支出を削減することは難しい

一般の企業では、売上が少なくなれば経費を削って対応しますが、病院の場合、医師や看護師の数を減らして配置人数の基準を満たさなくなると、診療報酬の算定ができなくなり、さらに収入が減ってしまいます。このような人件費だけでなく、医療の特殊性から、全体的に支出の削減が難しくなっています。そのため、**無駄のない人材配置や、病院規模に合った患者単価を目指す**ことが、多くの病院の課題となっています。

02

診療報酬のしくみ

病院の収入源となる「診療報酬」。その額は、「診療報酬点数表」ですべての医療行為に点数が決められていて、1点＝10円で計算されます。

病院の収入は診療報酬から成り立つ

医療機関で受ける**診療や検査には細かく値段（診療報酬の点数）が決められていて**、それらの合計が病院の受け取る収入、「診療報酬」となります。患者は診療報酬の3割（高齢者は1～3割、就学前の子どもは2割）を自己負担額として支払い、残りは患者が加入している国民健康保険や健康保険組合、全国健康保険協会（協会けんぽ）などの「保険者」から支払われます（P104）。そして、これらの診療報酬が、病院を運営する費用となって使われるのです。

■診療報酬の売上方法

個別出来高払い制

基本診療料（入院基本料）
＋
特掲診療料（注射・点滴）
＋
特掲診療料（投薬）
＋
特掲診療料（画像診断）
＋
特掲診療料（検査）

行った医療行為（項目）ごとに、決められた点数を積み上げていって計算する。

または

包括支払い制（DPC）

1日あたりの報酬（包括点数）
×
日数

病名による「診断群分類」をもとに、1日あたりの定額費用で計算する。

■診療報酬の負担割合

診療報酬

公的医療保険（保険者）	自己負担

■個別出来高払い制の診療報酬の内訳

診療報酬

＝

❶基本診療料

外来の「初診料」と「再診料（一般病棟が200床以上の病院の場合は「外来診療料（P120）」）」、入院の「入院基本料」からなる"基本料金"。0時から24時までを1日として計算するため、1泊2日の入院だと2日分の入院料が請求される。

＋

❷特掲診療料

「検査」「手術」「リハビリテーション」など13の項目から構成される"オプション料金"で、それぞれの項目はさらに数百に分けられ点数がつけられている。診療報酬は基本診療料に特掲診療料を加えた点数で計算される。

例

基本診療料

初診料

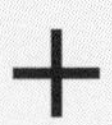

特掲診療料

創傷処置　画像診断

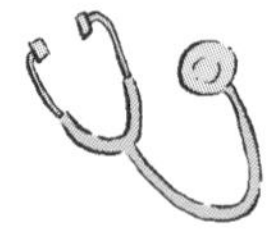

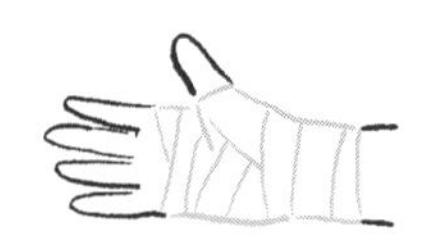

日本の病院の診療報酬は出来高制が基本

日本の診療報酬制度は、診察や検査など、**行った医療行為ごとに「診療報酬点数表」で決められた点数を積み上げていく「個別出来高払い制」が基本**です。これは、❶基本診療料に13項目からなる❷特掲診療料を加算して計算する方法です。

一方で、2003年に導入された**「包括支払い制（DPC）」も、対象病院が段階的に拡大され増えています**。「診断群分類」ごとに1日あたりの入院費が決められていて（定額）、これに手術やリハビリなど従来通りの出来高評価部分を合わせて医療費を計算します。医療の質を落とさずにコストを絞る方法として期待されています。

■一般的な領収書の例

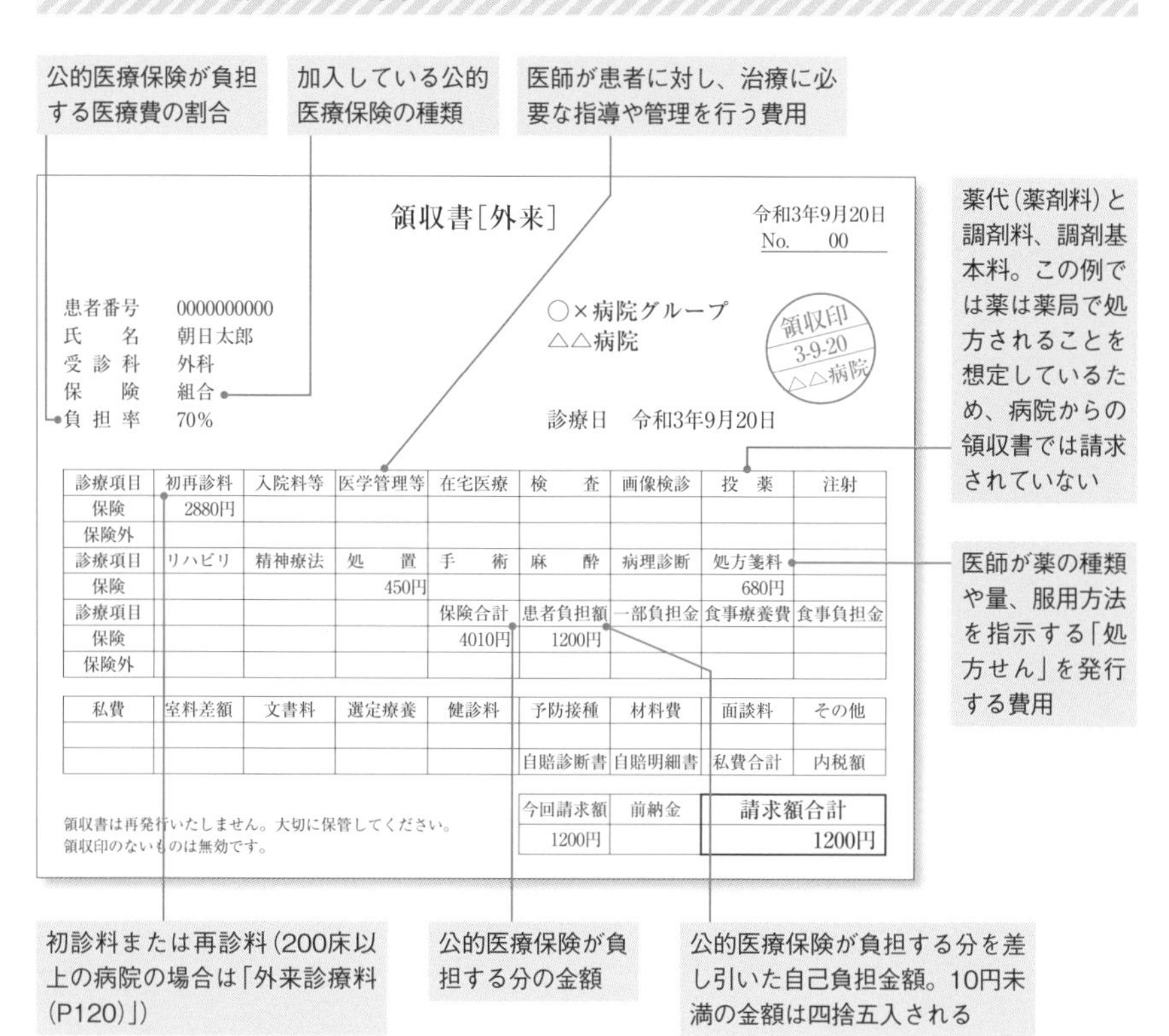

領収書［外来］

令和3年9月20日
No.　00

患者番号　0000000000
氏　名　朝日太郎
受診科　外科
保　険　組合
負担率　70%

○×病院グループ
△△病院

領収印 3-9-20 △△病院

診療日　令和3年9月20日

診療項目	初再診料	入院料等	医学管理等	在宅医療	検　査	画像検診	投　薬	注射
保険	2880円							
保険外								
診療項目	リハビリ	精神療法	処　置	手　術	麻　酔	病理診断	処方箋料	
保険			450円				680円	
診療項目				保険合計	患者負担額	一部負担金	食事療養費	食事負担金
保険				4010円	1200円			
保険外								

私費	室料差額	文書料	選定療養	健診料	予防接種	材料費	面談料	その他
					自賠診断書	自賠明細書	私費合計	内税額

今回請求額	前納金	請求額合計
1200円		1200円

領収書は再発行いたしません。大切に保管してください。
領収印のないものは無効です。

領収書と明細書で医療費の内訳をチェック

病院や診療所、保険薬局では、会計の際に「診療費領収証書（領収書）」と「診療明細書」が渡されます。

領収書は、初・再診料や入院料をはじめ、投薬や検査、処置などの大まかな区分ごとの料金が記載されたものです。

一方の**「診療明細書」には、検査内容や処方された薬の名称など、診療内容の詳細が単価（点数）とともに記載されています。**そのため、明細書で、検査や処置、投薬などの内容を確認することができます。レセプト※の電子請求が義務づけられた医療機関では、原則無料で発行することになっています。

※　レセプト：医療機関が保険者（P104）に診療報酬を請求する際に提出する「診療報酬明細書」（P52）。

■一般的な診療明細書の例

診療明細書

3-9-20
00001-01

組合　　　○×病院グループ　△△病院

診察券番号	0000000000	受診日	R3-9-20(1)
氏名	朝日太郎様	受診科	外科

区分	診療明細	点数	保険外金額
初診・再診料	初診　×1	288	
処置料	創傷処置（100cm2 未満）　×1	45	
処方箋料	処方箋（その他）　×1	68	

診療内容の詳細

診療報酬点数。
1点＝10円で計算する

先進医療など、公的医療保険の適用外の治療（P110）を行う費用

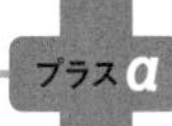

診療報酬の点数は政策によって変動する

診療報酬の点数は2年に一度改定され、国の医療政策にもとづいた項目が新設されたり、項目ごとに点数の見直しが行われたりする。たとえば、増加する医療費を抑制するために入院日数を短くしようとして、急性期病院が平均在院日数を減らせば収入が増えるように診療報酬の点数を改定したことがあった。すると、平成11年（1999年）には約31日だった一般病床の平均在院日数が、令和元年（2019年）には約16日に短縮された（厚生労働省「医療施設調査・病院報告」より）。このように、診療報酬の点数は医療行為の価格だけでなく、日本の医療政策も表すものとなっている。

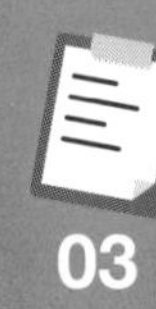

03

病院の経営事情

2020年には調査数907病院のうち、8割以上の病院が赤字となりました。高齢者が増えて医療費が増大するなかで、悪化する病院の経営について考えます。

病院の8割は経営が赤字状態

2020年の調査[※1]では、黒字の病院は19・7％で、80・3％が赤字となりました。しかし、上記の理由などから、病院は赤字経営が続いていても一般企業に比べて潰れにくいといわれています。自治体による補填がある公立病院は特に、破綻の心配は少ないかもしれません。

しかし、**赤字が続けば設備投資が難しくなり、提供できる医療の質も低下します**。そうしたことを防ぐためにも、病院経営の改善が急務となっています。

■病院経営の実情

黒字	赤字
19.7%	80.3%

赤字のほうが多い

（総数：907病院）

■病院が赤字でも潰れにくい理由

❶ 減価償却費が大きい	病院は土地・建物や高額な医療器機などの固定資産の「減価償却費[※2]」が大きいため、経理上は赤字でもキャッシュフロー（現金の流れ）は黒字になりやすいという特徴がある。
❷ 過去の資産がある	日本では高度成長期に設立された病院も多く、地価の高騰で資産価値が上昇している場合が多い。そのため、❸の理由とともに銀行の融資を受けやすくなっている。
❸ 貸し倒れのリスクが小さい	一般的な事業では代金を回収できない貸し倒れのリスクがあるが、病院の収入は7割が保険で賄われているため、万が一自己負担金の回収ができなくても、3割の貸し倒れですむ。

※1　全国公私病院連盟「令和2年（2020年）病院運営実態分析調査」（2020年6月調査）
※2　減価償却費：固定資産の購入費用をその年の支出とせず、長期にわたって分割して計上する会計処理。

■注意が必要な可能性のある病院の例

●スタッフが足りていない

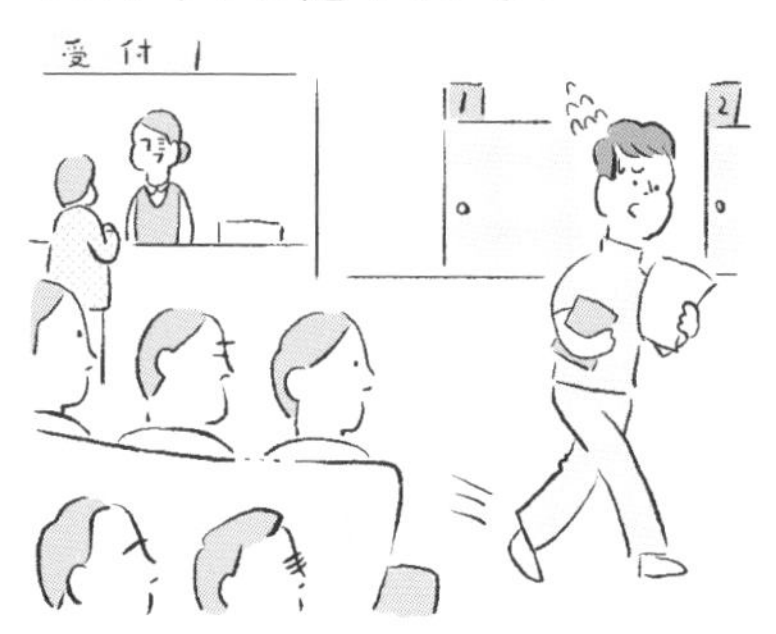

受付 1
1
2

●いつも空いている

空いてるな〜

●高額な検査を繰り返し勧めてくる

あれも
これも
あと それも

●医師の数の割に診療科が多い

僕ひとりで
何でも診ます！

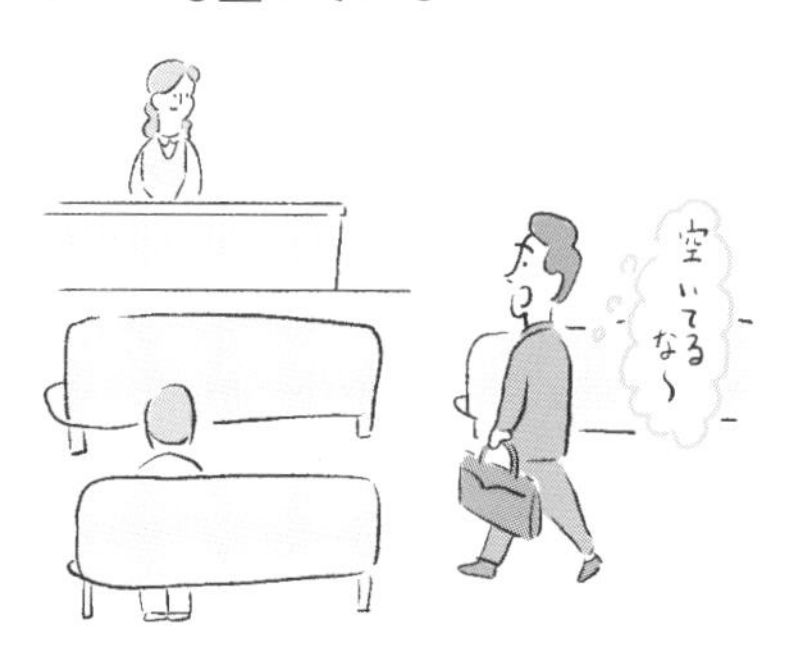

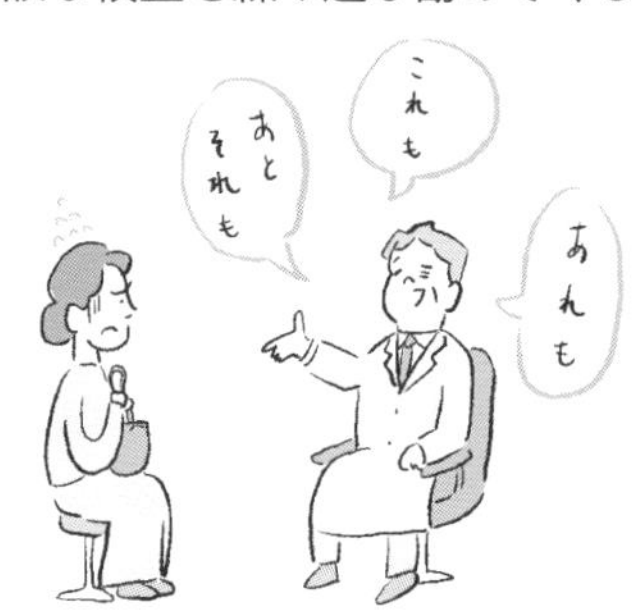

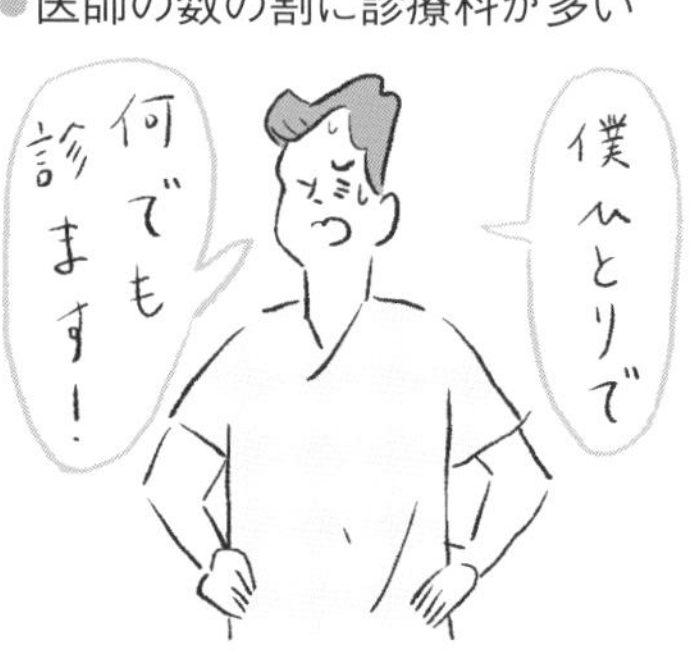

経営が危ない病院を見分けるヒント

次のような兆候がある医療機関は、経営状態が悪い可能性があります。

まず、待遇の悪化でスタッフが不足し、**個人経営でもないのに1人の医師が複数の科を受けもっていたりします**。こうした医療機関では**診療報酬を上げるために必要のない検査を繰り返す**ようになり、医療の質の低下から患者も離れ、いつも空いていて売上が上がらない悪循環に陥ってしまいます。

また、スタッフ側から見た特徴としては、①医師や看護師の出入りが激しい ②ボーナスが年々減る ③同業者の評判が悪い ④患者数の割に過剰な設備投資をしている などがあげられます。

04

診療の標準化で医療効率をUP

医療の効率化や、患者の治療への理解促進に役立つ「クリティカルパス」。診療の標準化が、医療の質をアップさせることにつながります。

クリティカルパスで治療の流れを「見える化」する

「クリティカルパス」とは、**治療や検査の標準的な流れをスケジュール表のようにまとめた診療計画書**のことで、「クリニカルパス」あるいは単に「パス」とも呼ばれます。

日本の医療は効率の悪さが指摘されていて、欧米に比べて在院日数が長いのも、診療の標準化が進んでいないことが要因の一つといわれてきました。

そこで、診療を標準化して在院日数の短縮を図るために導入されたのが、クリティカルパスです。クリティカルパスでは、治療に関わるすべての人たちが連携し、効率的に治療を行えるように診療計画を作成します。複雑な治療の流れを「見える化」することで、**医師によってバラツキのあった診療内容を標準化し、医療の安全や質の向上へとつなげます。**

また、患者も入院時にクリティカルパスによる説明を受けることで、治療への理解を深められます。検査や治療の予定だけでなく、食事や入浴といった生活の流れも把握することができるので不安の軽減にもつながります。患者が納得して治療を受けられるようになるなど、さまざまな効果が期待されています。

協力をスムーズにする地域連携パス

「地域連携パス」は、患者が安心して地域で在宅療養を続けられるよう、関係する医療機関が協力してつくった「地域連携クリティカルパス」です。おもにがんや脳卒中など、急性期病院から回復期病院を経て自宅に戻り、かかりつけ医を受診するような場合の診療計画で、地域の医療機関が連携して患者を支えるためのしくみです。**複数の医療機関が協力し、一貫した治療の流れをつくることで、生命予後[※1]や機能予後[※2]、QOL（生活の質）の改善を図ります。**

※1　生命予後：治療・手術の経過として、生命の維持の可能性のみを考えたもの。
※2　機能予後：治療・手術の経過として、該当の疾患部位の機能を維持できるかどうか考えたもの。

■クリティカルパスの例（患者用）

○○検査を受けられる●●●様へ

経過	入院当日	入院2日目（検査当日）		入院3日目・退院
		検査前	検査後	
月日	9月2日	9月3日		9月4日
状態・説明	検査の目的を説明します	痛みと出血がない状態	痛みと出血がなく、退院後の生活に不安がない状態	
処置		検査着に着替えます	心電図モニターをつけます	圧迫帯を除去します
検査	採血をします	体温と血圧を測定します		
活動	制限はありません	ベッドで安静にしてください	制限はありません	制限はありません
食事	病院食が出ます	絶食です	病院食が出ます	制限はありません
清潔	入浴できます	必要な場合、体をお拭きします	シャワーができます	制限はありません

状況に応じて内容が変更になる場合がございます。ご不明な点がございましたらいつでもお尋ねください。

主治医：△△△△△　　担当看護師：×××××　　○×病院

■地域連携パスを使った連携

地域連携パスで診療情報を共有
大病院
定期的な診療
精密検査　など
患者
かかりつけ医
日常的な診療

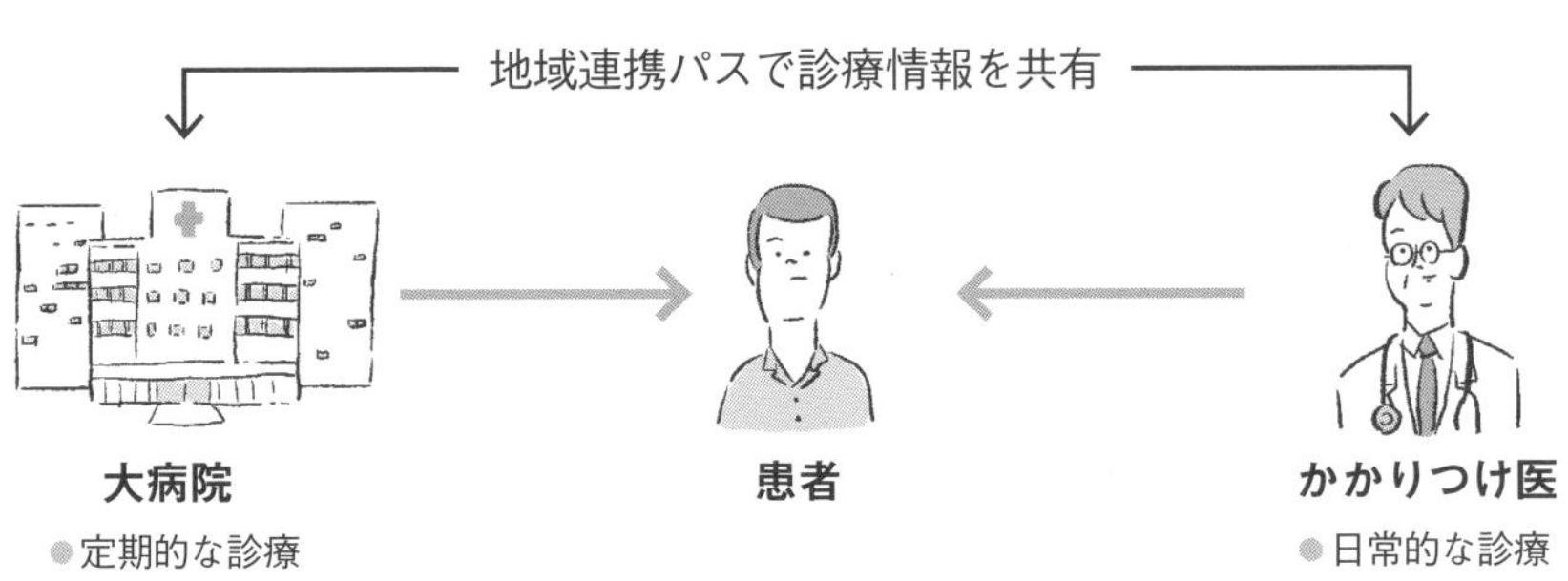

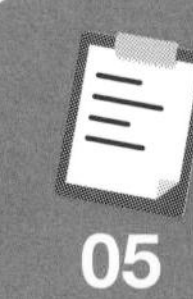

病院が使用する医薬品選び

日本では、毎年120前後の新たな医薬品が誕生しています。膨大な種類の中から、病院は使用する医薬品をどのように決定するのでしょうか。

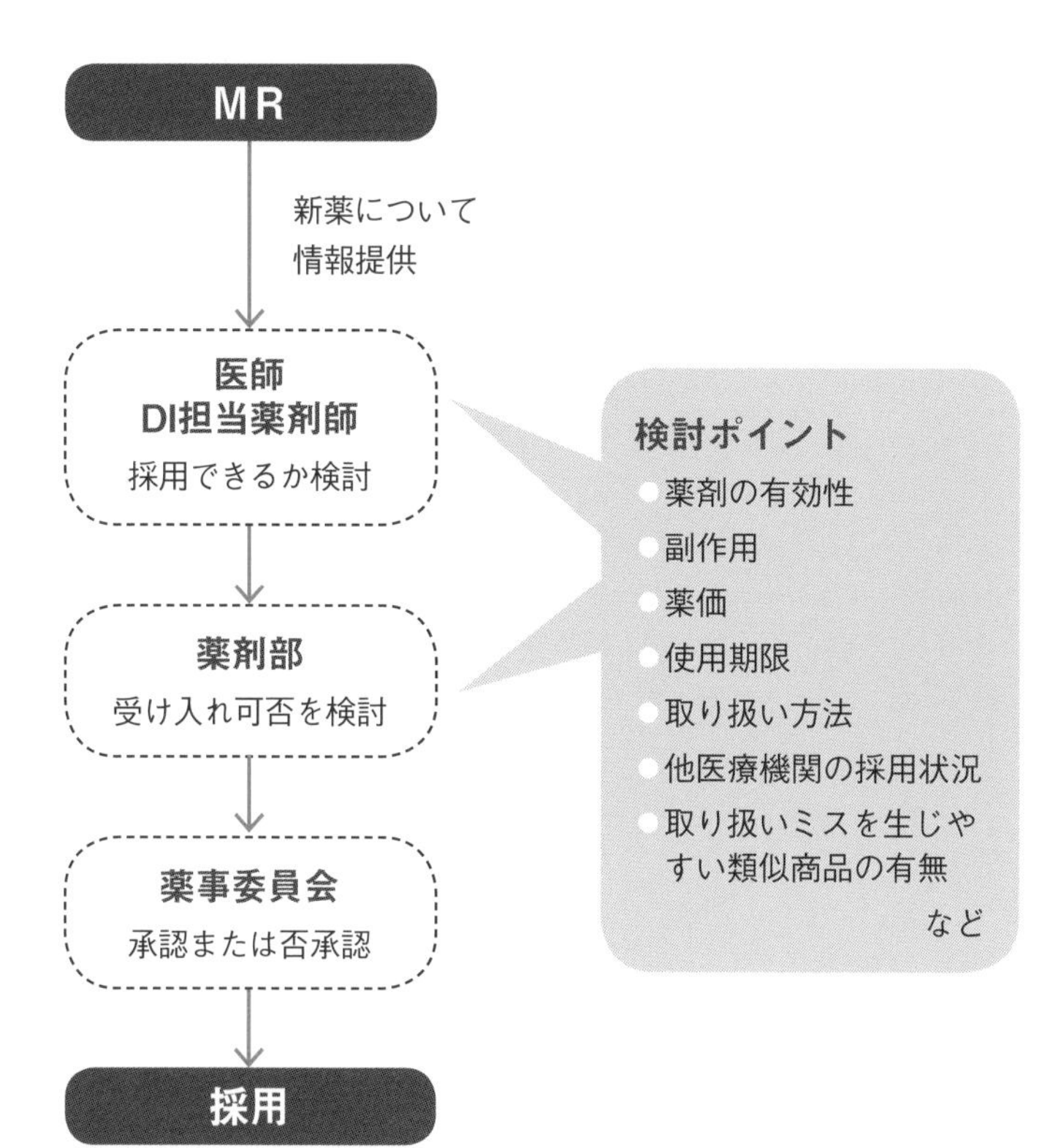

新しい医薬品の採用には情報収集が重要

病院で働く医師やDI業務（後述）を担う薬剤師に新薬の情報をもたらすのは、MRと呼ばれる製薬会社の医薬情報担当者です。MRは病院を訪問して、新薬の薬効や薬が働くしくみ（作用機序）などを説明し、副作用や先行の同効薬とのちがいなどについて質問を受けます（P148）。

DIとはDrag Informationの略で、医薬品に関する情報を管理・提供する仕事です。医師は新薬の有効性や副作用、薬価などを考慮して、使用したいと思えば薬剤部に申請し

■DI担当薬剤師のおもな業務

❶医薬品の情報収集

医師や現場の薬剤師から薬効や副作用の症例を収集し、集めた情報を分析して整理・保管する。分析した情報は製薬会社にフィードバックする。また、薬事委員会などで新規採用薬を検討するための書類を作成したり、製薬会社からのヒアリングを行う。

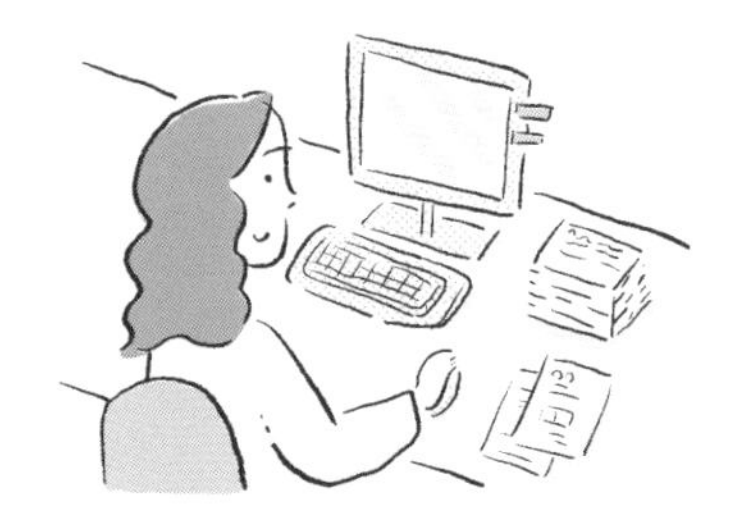

❷医師・看護師からの質問対応

医療従事者からの専門的な質問に対して回答する。病棟担当の薬剤師が答える場合もあるが、すぐに回答できなかったり、より詳しいデータが必要なときはDI担当薬剤師が対応する。そのため、薬剤師のなかでも専門的で深い知識が必要とされる。

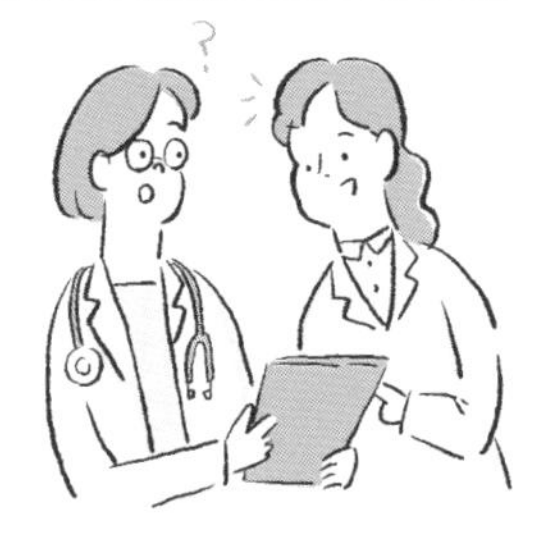

❸採用薬の情報管理

採用した医薬品を医師が入力して処方できるように電子カルテに紐付けしたり、処方された医薬品に重複投与がないかや、使用量などをチェックする。また、処方がまれな薬や、副作用などで注意が必要な薬に関しては、制限をかける「マスタ登録」を行う。

❹最新医薬情報の発信

製薬会社が自社の医薬品に対して、何らかの注意事項がある際に配布する「緊急安全性情報（イエローレター）」や「安全性速報（ブルーレター）」をいち早く収集して、院内に情報提供する。また、医薬品の入れ替えなど、緊急性の高い情報を発信する。

ます。DI担当薬剤師は、申請を受けた薬の取り扱いや使用期限、先行薬との類似、さらには他医療機関の採用情報なども調べ、検討します。受け入れが可能であれば、院内の薬事委員会※に諮（はか）り、委員会で認められれば採用です。最近は、効率化のためにMRを集めてヒアリングを行い、ヒアリングの内容をDI担当薬剤師が再検討して薬事委員会に諮ることも多くなっています。

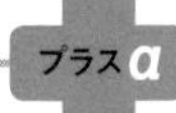

医薬品の採用中止

次々と新薬が開発されるなか、使われなくなった薬や同効薬の採用を中止していかないと薬は増える一方となり、管理が困難になる。そのため、新薬を採用する際には使用実績や同種同効薬の比較検討などを行い、場合によっては採用を中止する。

※　薬事委員会：医薬品の新規採用・切り替えをはじめ、安全な薬物療法を行うための事項を審議・検討する院内の委員会。医師、薬剤師、看護師、事務員などで構成される。

06

院内で開かれる委員会

運営委員会や理事会をはじめ、病院にはさまざまな委員会や会議があります。縦割りになりがちな病院組織の中で、多職種が連携しながら業務の充実や向上を目指します。

医療内容の充実や職員の連携を図る

病院の委員会は、医療安全管理や感染症対策のように設置が義務づけられているものから、転倒防止や広報誌の編集まで、内容はさまざまです。**構成メンバーも、同職種ばかりでなく、NST（栄養サポートチーム）のように多くの異職種が集まるものもあります。**大きな病院では数十にも及ぶ委員会があることも珍しくありませんが、各委員会が、安全で質のよい医療を提供できるよう、日々それぞれの目的に向かって会議を重ねています。

■病院内のおもな委員会

感染症対策委員会

患者および職員の院内感染の予防に努め、感染症対策について規定を作成する。感染予防の教育研修などを通じて、院内での感染が広がらないようにするための活動を行う。

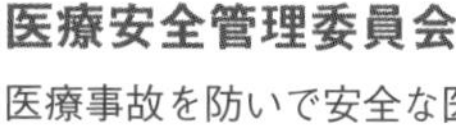

医療安全管理委員会

医療事故を防いで安全な医療を提供するために、ヒヤリ・ハット[※1]の事例収集と分析を行い、その予防・対応策などの推進を図る。業務の改善や患者の安全を目的に運営される。

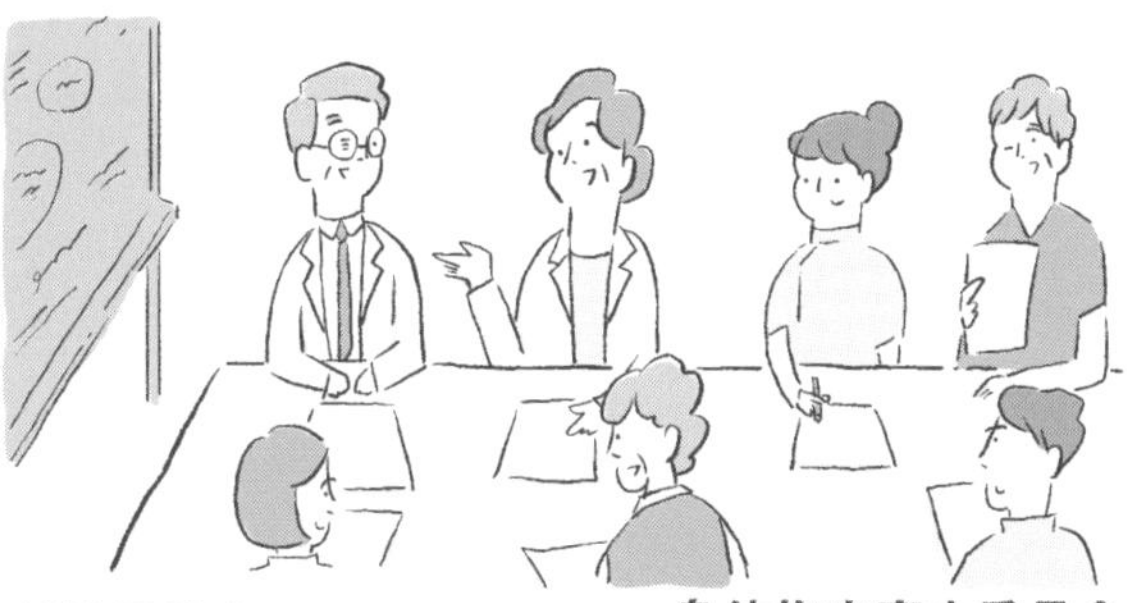

災害対策委員会

地震などの災害時に被災者の生命を守るため、専門的な災害医療チームDMAT（P24）を養成したり、発電機や医療材料倉庫などを用意するなど、大規模災害や大事故への対策を検討する。

身体拘束廃止委員会

患者の尊厳ある生活を阻む身体拘束を廃止するための基本方針や体制づくりを行う。身体拘束の廃止や改善に向けて、介護者の負担を減らすことにもつながる職員教育・研修を行う。

※1　ヒヤリ・ハット：事故には至らなかったものの、一歩間違えば重大な事故に直結しかねず、「ヒヤリとした」「ハットした」事例。

病院業務の外部委託

効率化を求め、病院内の業務の一部を外部委託する病院が増えています。業務の専門性を高め、経費の削減にもつながる外部委託は、今後もますます増えていく見込みです。

さまざまな業者が病院の経営を支えている

病院ではいろいろな専門職の人たちが働いていますが、なかには部門ごと、外部の業者に委託をしていることがあります。**平成30年度の調査**[※2]**によると、外部委託率が高いのは検体検査業務や寝具類の洗濯、医療廃棄物の処理**などで、95％以上が委託されています。

ほかに、患者給食業務や院内清掃なども委託率が高い業務です。医療事務業務の委託率は35％ほどですが、経営の合理化を図るため、委託する施設が増えています。

■ 外部委託される業務の例

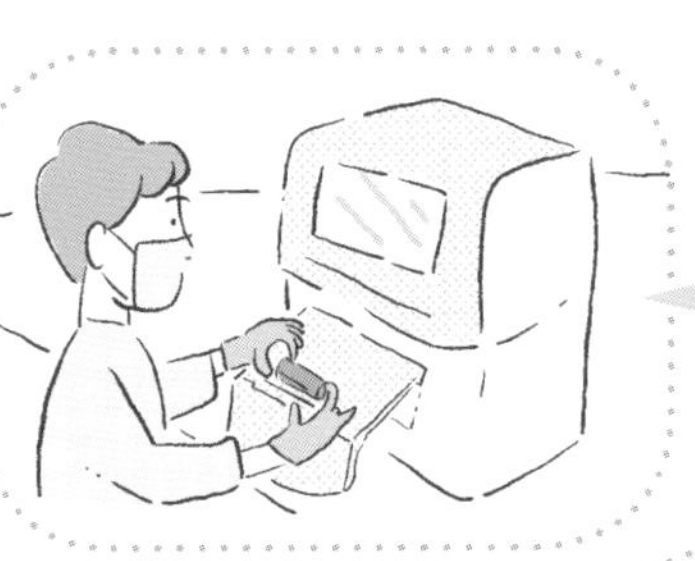

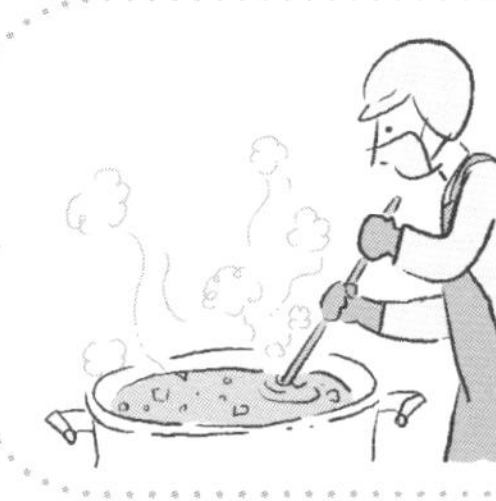

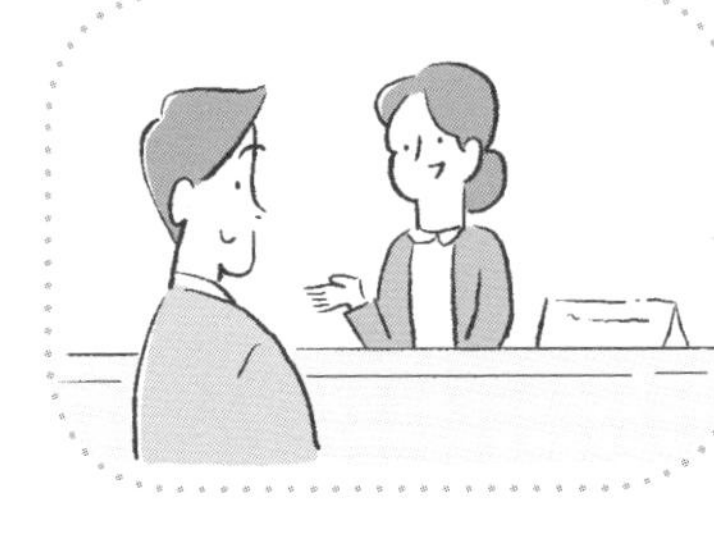

※2 一般財団法人 医療関連サービス振興会「平成30年度医療関連サービス実態調査」

医師・看護師の服装の変化

「白衣の天使」と呼ばれたナイチンゲールの時代から百数十年。医師や看護師の制服は大きく変わりました。

❶白衣から動きやすいスクラブへ

看護師は白いワンピースにナースキャップという姿から、セパレートタイプのスカートやパンツスタイルに変わっていきました。最近では医師も看護師も、かぶるタイプのスクラブが増えています。

❷カラーバリエーションの増加

白一色だった白衣に、やさしい印象のパステルカラーが追加。近年は紺やワインカラーなど、バリエーションが増えてカラフルになっています。

今と昔の医師・看護師の服装の特徴

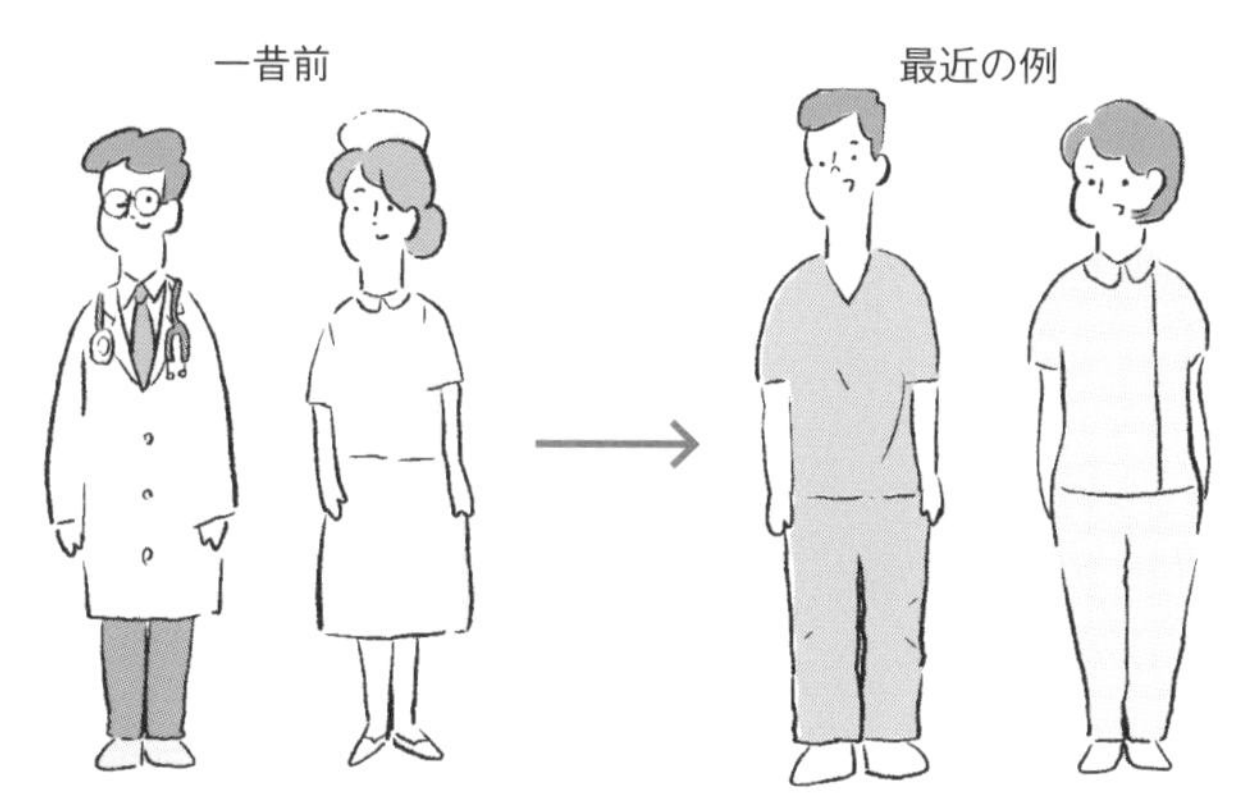

- 医師はコートタイプの白衣を着用し、白衣の内側はシャツ＋ネクタイなど
- 看護師は白衣のワンピースを着用し、ナースキャップをかぶる
- カラーは白一色

- 医師は上下で分かれたスクラブが増加（スクラブの上に白衣を羽織るスタイルも）
- 看護師はナースキャップがなくなり、セパレートタイプのスカート・パンツスタイル、スクラブなどが増加
- カラーバリエーションが豊富に

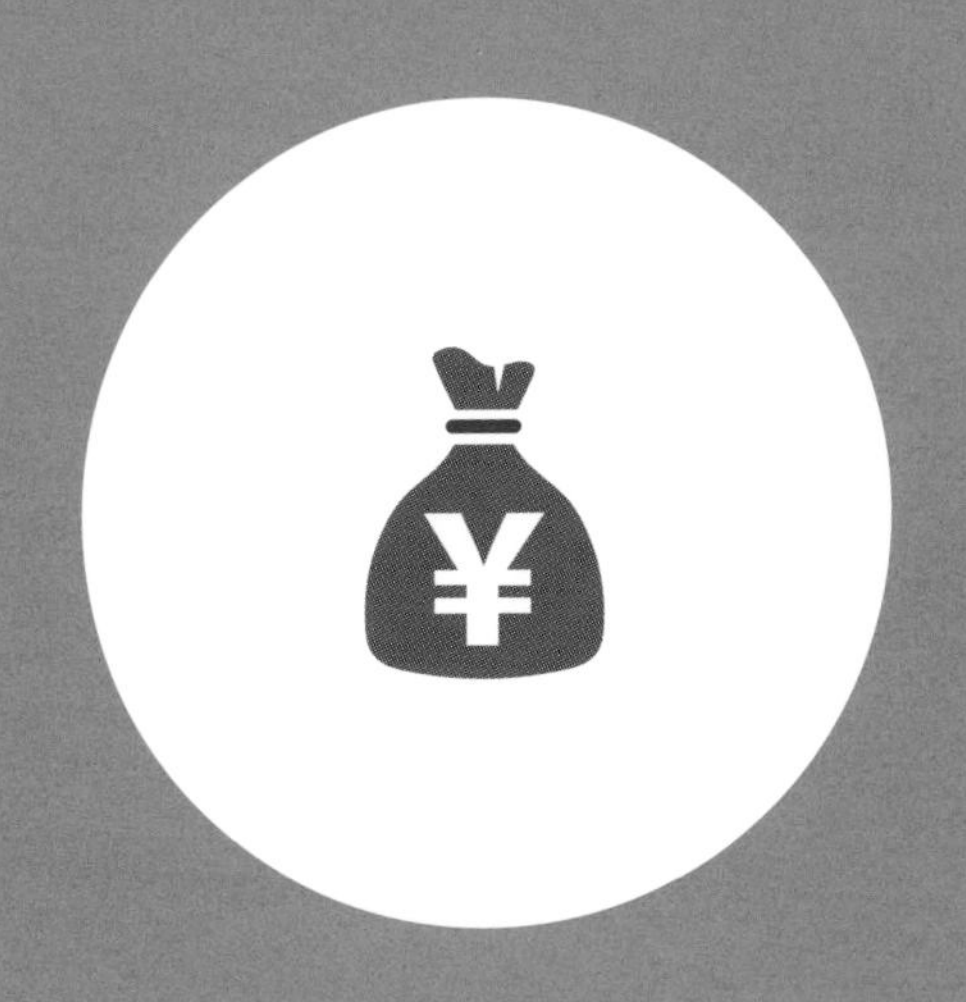

第5章

日本の医療制度と医療費のしくみ

01

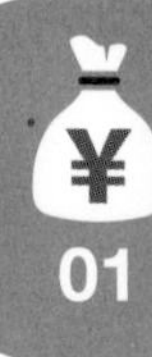

国民皆保険とフリーアクセス制度

すべての国民が公的医療保険で保障され、自由に医療機関を選べる日本。「誰でも」「どこでも」「いつでも」、医療を受けられるようにするための制度です。

■医療費の内訳

保険料や
税金などで
支える
必要な医療費
自己負担金
保険料など
会計
窓口で支払う
(自己負担)

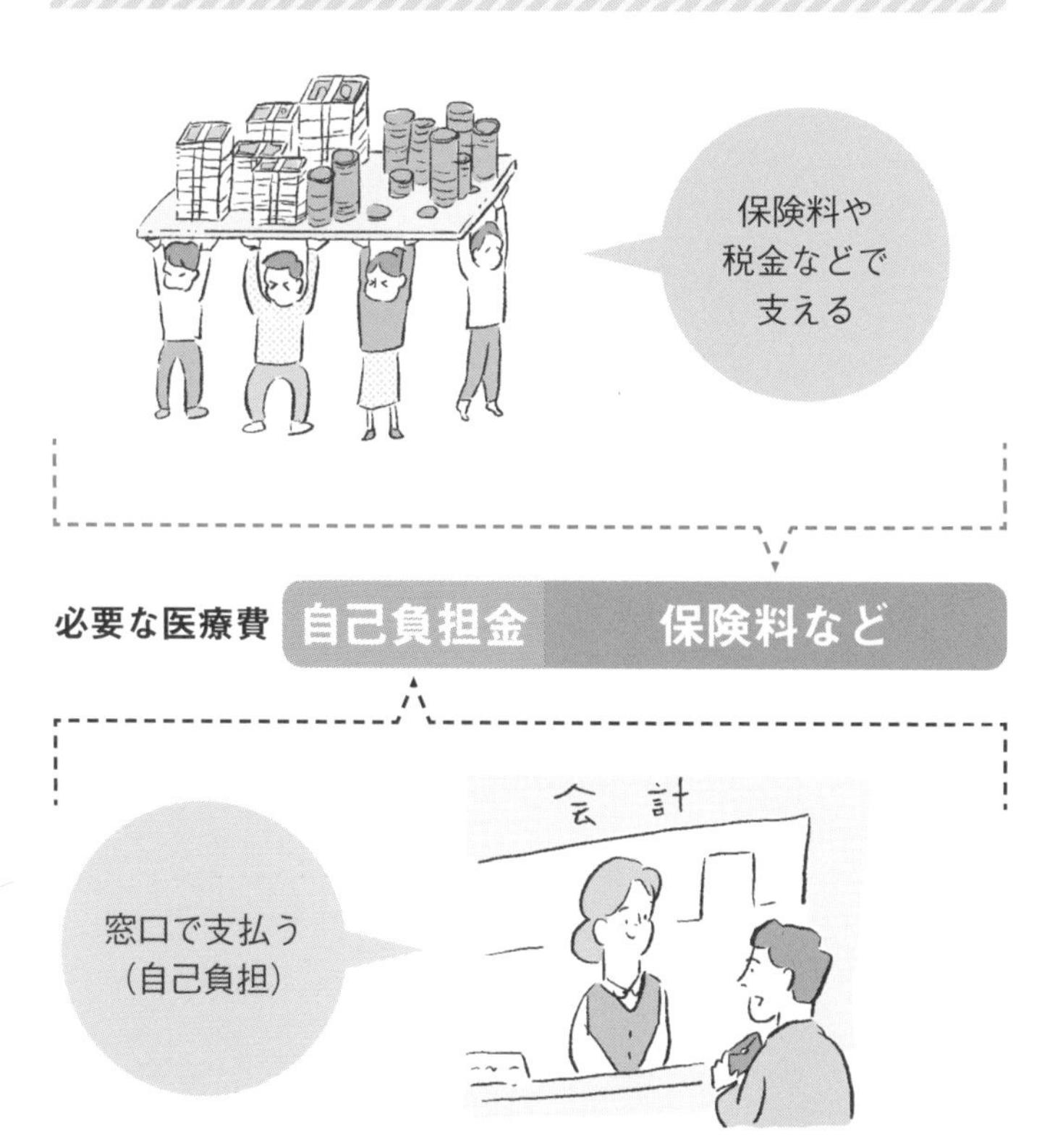

原則3割の自己負担率で診療が受けられる

病気やケガに備えて**加入者があらかじめお金（保険料）を出し合い、お互いの医療費を支え合う公的医療保険**。

被保険者は、保険料を支払うと健康保険証を交付されます。受診時に窓口で保険証を提示すれば、医療費の3割※の自己負担額で保険診療を受けることができます。残りの7割は、医療機関が「審査支払機関」に診療報酬の請求を行い、審査がすむと被保険者が加入している保険者へ請求書が送られ、すでに支払われた自己

※　高齢者は1〜3割、就学前の子どもは2割の自己負担率（子どもの医療費の自己負担分を市区町村が助成して、無料で診療を受けられるようにする制度を実施している市区町村もある）。

■医療費支払いのしくみ

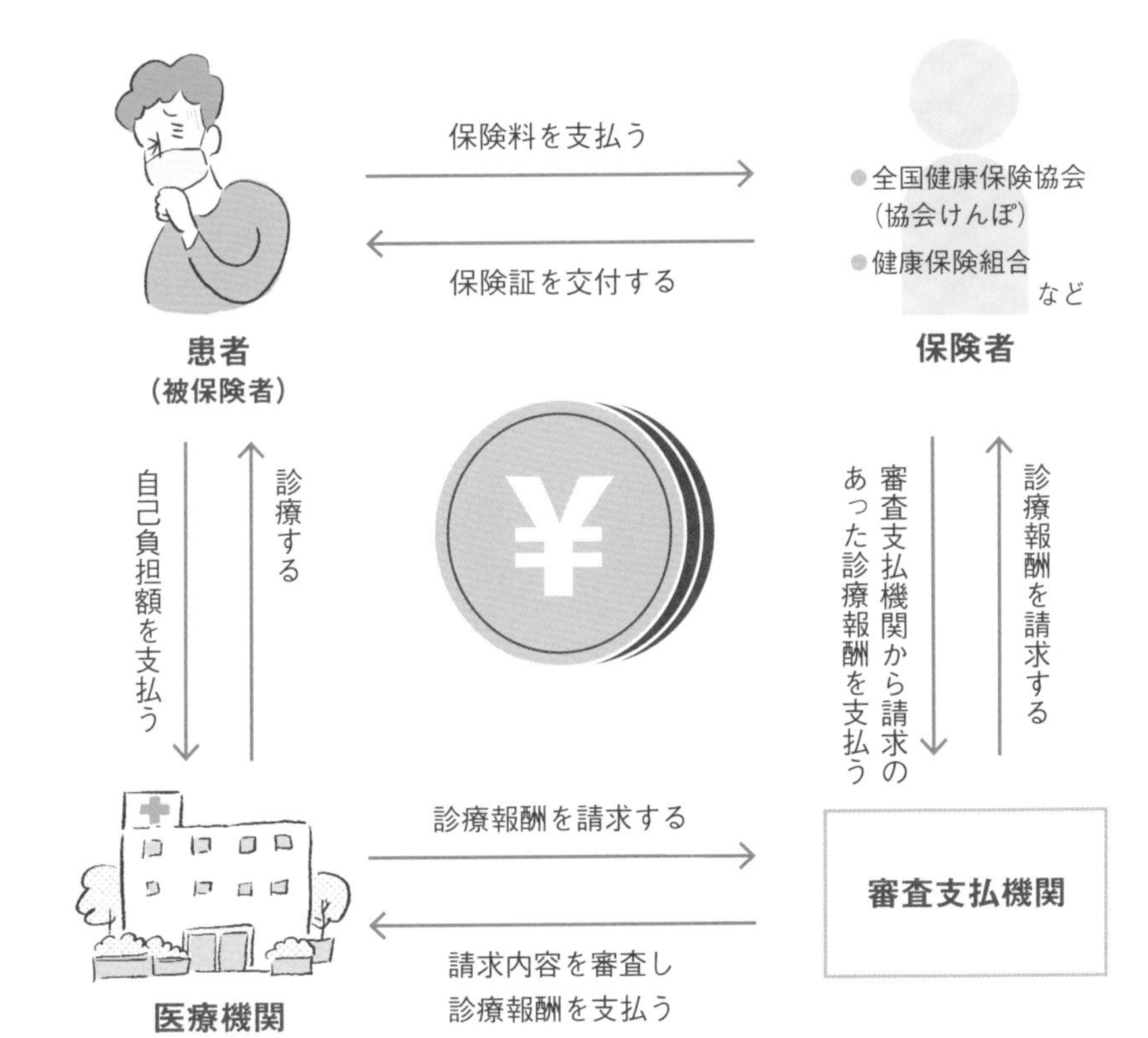

負担分を差し引いた金額が、審査支払機関を通じて医療機関へ支払われるしくみです。

日本は、**すべての国民が何らかの公的医療保険に加入することが義務づけられた「国民皆保険」制度**です。

どこでも治療を受けられる国は、実は珍しい

日本は、**全国どこでも受診する医療機関を選べる「フリーアクセス」制度**です。外出先で体調を崩したり、ケガをしたりしても、近くの病院や診療所を受診できます。日本に暮らしていると当たり前に感じますが、事前に登録した医療機関でないと治療を受けられない国もあります。受診先を自由に選べる国は、世界でもそれほど多くないのです。

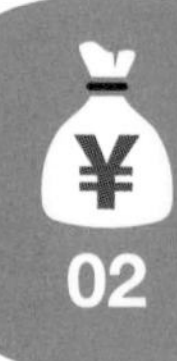

公的医療保険のしくみ

日本の公的医療保険は大きく「健康保険」と「国民健康保険」に分かれます。2つの医療保険のしくみとちがいについて見てみましょう。

「健康保険」と「国民健康保険」がある

公的医療保険は、大きく「健康保険（健保）」と「国民健康保険（国保）」の2つに分けることができます。

健保は、おもに企業で働く従業員とその家族（被扶養者）が加入し、「被用者保険」ともいいます。健保には、全国健康保険協会が運営し、一般の企業が加入する「協会けんぽ」と、大企業が自前の健康保険組合を設立した「組合健保」、おもに公務員が加入する各種「共済組合」があります。また、船員が加入する船員保険も被用者保険の一つです。これらを合わせると、健保の加入者は医療保険全体の約6割を占めています。

国保はおもに自営業者が対象で、非正規雇用者[※1]や年金生活者なども含まれ、「地域保険」とも呼ばれます。国保には、市区町村と都道府県が保険者となり、その地域に住む人たちが加入する「市町村国保」と、医師や薬剤師など特定の職種の人たちが加入する「国保組合」があります。国保の加入者は、医療保険全体の約4分の1です。

なお、75歳以上は全員、健保・国保から脱退し、「後期高齢者医療制度」に加入します（P115）。

公的医療保険の種類で月々の保険料が変わる

公的医療保険の保険料は、健保は被保険者単位、国保は世帯単位で納めます。**健保の保険料は被保険者の収入に比例して増え、給与と賞与から天引きされます。**負担率はおおむね10％前後ですが、健保の場合、事業主が保険料の半分を負担することが義務づけられているため、実質的には5％前後となります。

国保は前年の所得をもとに保険料が算出されます。金額は市区町村がそれぞれに決定し、基本的には自分で納付します。

※1　契約社員や短時間労働者であっても、一定の条件を満たしていれば、被用者保険に加入する。

■公的医療保険の種類

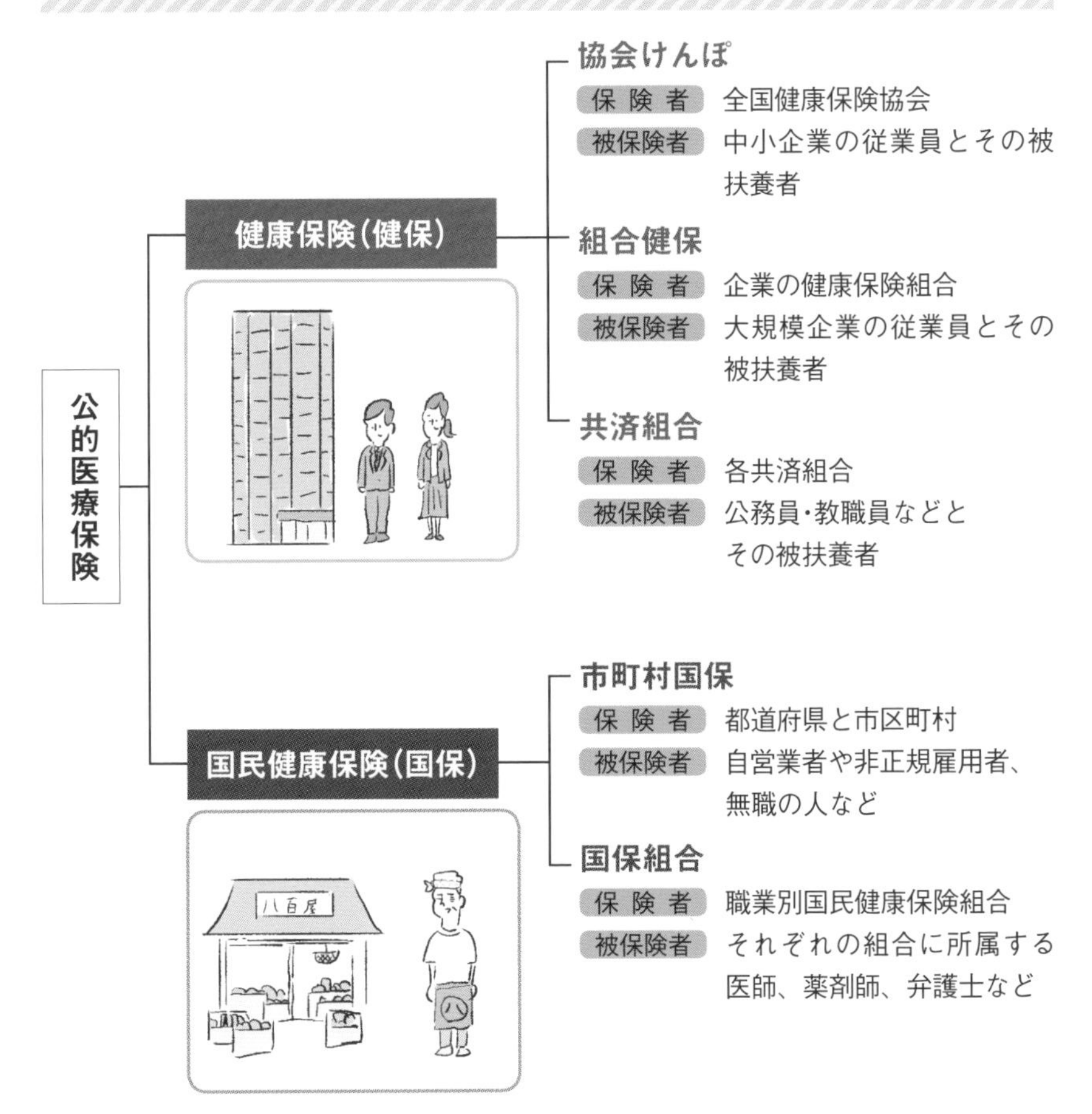

■健保と国保のちがい

健保

- 保険料が収入に応じて高くなる
- 保険料が給与と賞与から天引きされる
- 扶養認定がある
- 傷病手当や出産手当がある

国保

- 前年の所得から保険料が算出される
- 同一世帯の加入者全員に保険料がかかる
- 扶養認定がない
- 傷病手当や出産手当がほぼない※2

※2 国保組合では各保険者の任意給付(法律で義務付けられた「法定給付」に対して、保険者が独自に給付することが認められているもの)となり、市町村国保では支給実績がない。ただし、新型コロナウイルスへの感染、または感染疑いで欠勤した場合は、特例として傷病手当が支給されることになった(2021年8月時点)。

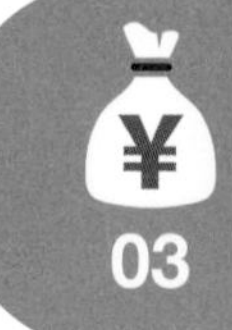

高額療養費制度のしくみ

治療の内容によっては、高額になってしまうこともある医療費。1カ月あたりの支払限度額を設けた「高額療養費制度」が、患者やその家族の負担を減らします。

■高額療養費制度による払い戻し

医療費総額
公的医療保険が負担
高額療養費制度によって払い戻し
3割
自己負担限度額
医療費総額　窓口へ支払い　払い戻し後

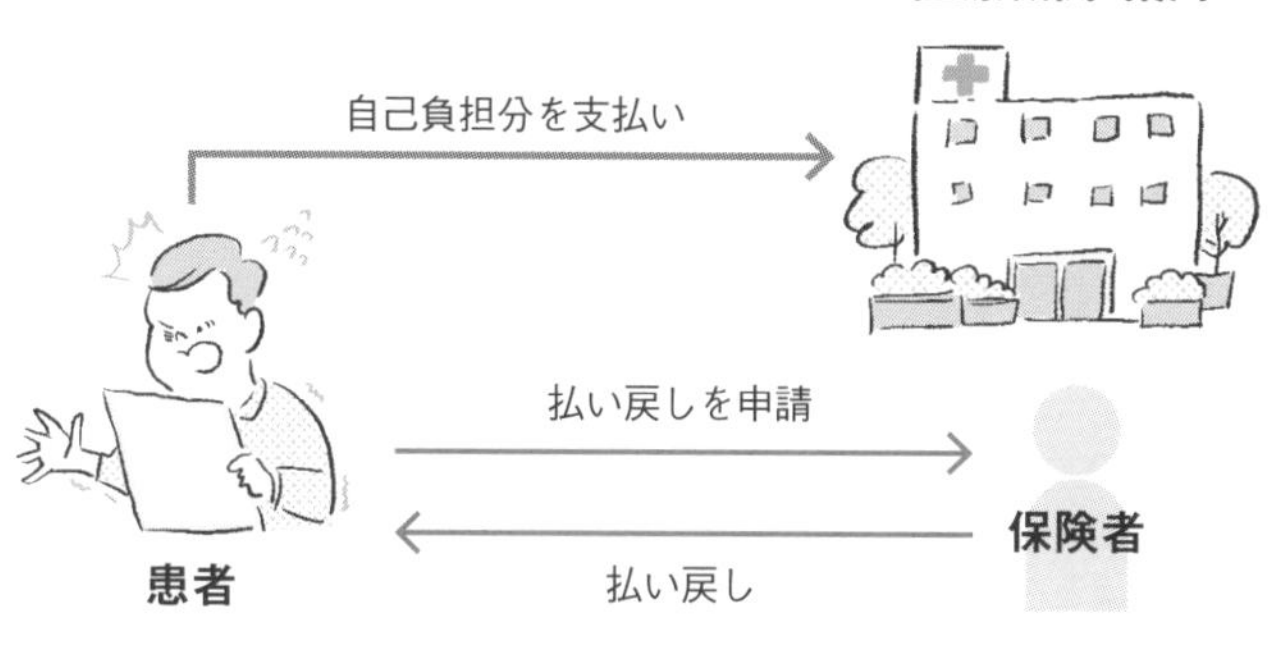

自己負担額には上限が設けられている

1カ月に支払う医療費の限度額を設定し、超えた分の医療費を払い戻してくれる制度が「高額療養費制度」です。限度額は年齢や所得によって異なり、払い戻しには加入している保険者への申請が必要です※。治療費が高額になりそうなときは、あらかじめ申請して「限度額適用認定証」を入手しておくと、外来診療・入院診療ともに窓口での支払いが自己負担限度額までとなります。ただし、入院時の食事療養費や差額ベッド代は払い戻しの対象外です（P124）。

※　事後に申請する場合は、医療機関の領収書の提出が必要なので、忘れずに保管しておく。

■自己負担限度額

70歳未満の人

区分	所得区分	1カ月の自己負担限度額
ア	健保：標準報酬月額*1 83万円以上 国保：旧ただし書き所得*2 901万円超	252,600円 ＋（総医療費*3－842,000円）×1％
イ	健保：標準報酬月額53万円～79万円 国保：旧ただし書き所得600万～901万円	167,400円 ＋（総医療費－558,000円）×1％
ウ	健保：標準報酬月額28～50万円 国保：旧ただし書き所得210万～600万円	80,100円 ＋（総医療費－267,000円）×1％
エ	健保：標準報酬月額26万円以下 国保：旧ただし書き所得210万円以下	57,600円
オ	低所得者 被保険者が市区町村民税の非課税者等	35,400円

＊1：社会保険料を算定するときの基準となる額のこと。その年の４～６月に支払われた給与の平均額を、区切りのよい幅で区分した等級表に当てはめて決定する。
＊2：前年の総所得金額等から住民税の基礎控除額を差し引いた額。
＊3：保険適用される診察費用の総額（10割）のこと。
注）「区分ア」または「区分イ」に該当する場合、市区町村民税が非課税であっても、標準報酬月額での「区分ア」または「区分イ」の該当になります。

〈平成30年8月以降〉70歳以上の人

被保険者の所得区分		1カ月の自己負担限度額	
		外来（個人ごと）	外来・入院（世帯）
❶現役並み所得者	現役並みⅢ （標準報酬月額83万円以上／課税所得690万円以上）	252,600円 ＋（総医療費－842,000円）×1％	
❶現役並み所得者	現役並みⅡ （標準報酬月額53万円～79万円／課税所得380万円以上）	167,400円 ＋（総医療費－558,000円）×1％	
❶現役並み所得者	現役並みⅠ （標準報酬月額28万円～50万円／課税所得145万円以上）	80,100円 ＋（総医療費－267,000円）×1％	
一般所得者 （❶および❸以外の人）		18,000円 （年間上限144,000円）	57,600円
❸低所得者	Ⅱ*4	8,000円	24,600円
❸低所得者	Ⅰ*5	8,000円	15,000円

＊4：被保険者が市区町村民税の非課税者等である場合。
＊5：被保険者とその被扶養家族すべての人の収入から必要経費・控除額を除いた後の所得がない場合。

04

自由診療・混合診療で変わる医療費

保険診療と自由診療を併用した「混合診療」は、日本では原則禁止となっています。しかし医療費の抑制や患者のニーズなどから、今後は適用範囲が拡大していくかもしれません。

■保険診療と自由診療の自己負担額

保険診療

保険適用

自己負担

公的医療保険が適用される診療。病気によって検査や治療内容が決められているが、加入している保険の負担割合に応じた負担ですむ。

自由診療

自由診療分の医療費

公的医療保険の対象とならなず、患者が治療費の全額を負担する診療。未承認の薬や治療法を選択したい場合など。

自由診療となる診察の例

- 先進医療
- 人間ドック
- 子宮がん検診
- 美容整形手術
- 男性型脱毛症治療
- インプラント
- レーシック

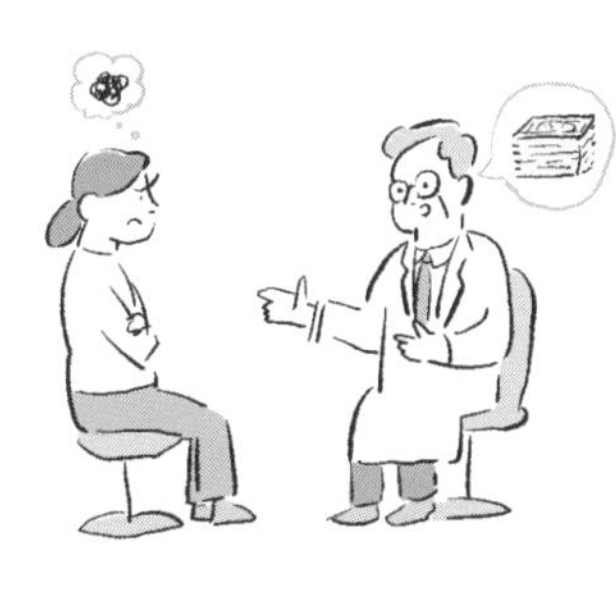

保険が適用されない診療は全額自己負担になる

公的医療保険が適用される診療（自己負担額が原則3割になる診療）のことを「保険診療」といいます。どのような医療行為が保険診療にあたるかは、あらかじめ決められています。つまり、**保険診療とならず、全額自己負担となる医療行為があるのです。これを「自由診療」といいます**。国内未承認の治療薬の使用や先進医療、美容整形手術、民間療法（プラスα参照）などが該当します。自由診療には高額なものも多く、患者にとっては負担が大きくなります。

■保険診療と自由診療を併用したときの自己負担額

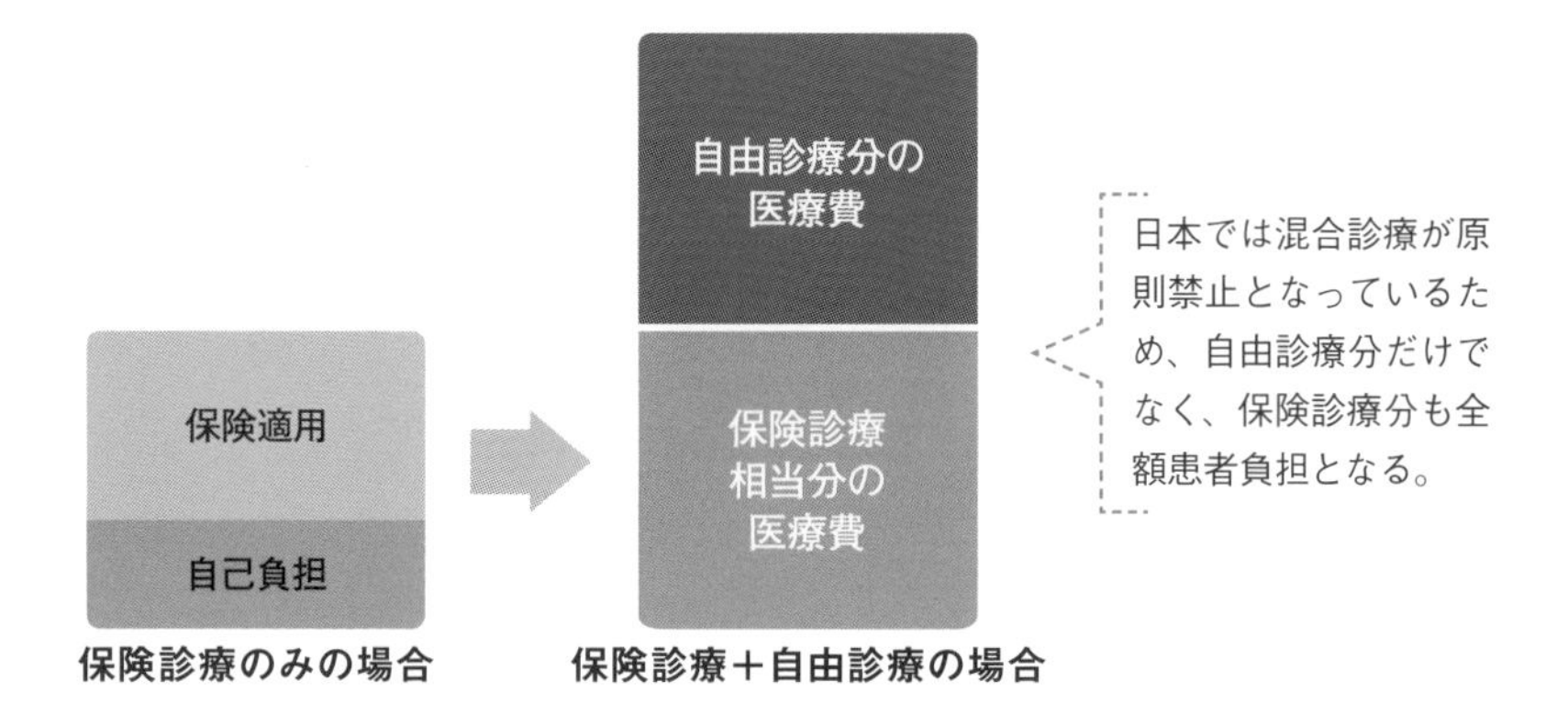

プラスα

民間療法とは

民間で伝承されていて、医療機関以外で行われる治療法のこと。「これを食べたら治る」などの食事療法や催眠療法など種類は豊富だが、効果は不明。また、医学的に有効性が認証されていない免疫療法を自由診療として行っている診療所もあるので注意が必要。すべての民間療法を否定することはできないが、民間療法に頼りすぎて医療機関での治療をやめてしまったり、遅らせたりすると危険な場合がある。行っている民間療法は主治医に伝え、相談をすることが大切である。

保険診療と自由診療の併用は原則認められない

保険診療と自由診療を組み合わせて、〝保険診療分は1〜3割負担、自由診療分は全額負担〟とする診療を「混合診療」といいます。**混合診療は、現在は原則認められていません**（例外はP112参照）。便利なシステムのようですが、混合診療を解禁するとお金持ちしかよい医療を受けられない「医療格差」が生まれる懸念があるためです。

そのため、自由診療と保険診療を同時に受けたい場合は、**自由診療分が全額自己負担になるのに加え、本来であれば公的医療保険が適用されて、自己負担額が軽減されるはずの保険診療分の医療費も、全額自己負担**となります。

■保険外併用療養費の範囲

評価療養

- 先進医療
- 医薬品、医療機器、再生医療等製品の治験にかかわる診療
- 医薬品医療機器法承認後で保険収載前の医薬品、医療機器、再生医療等製品の使用
- 薬価基準収載医薬品の適応外使用（用法・用量・効能・効果の一部変更の承認申請がなされたもの）
- 保険適用医療機器、再生医療等製品の適応外使用（使用目的・効能・効果等の一部変更の承認申請がなされたもの）

選定療養

- 特別の療養環境（差額ベッド）
- 歯科の金合金等
- 金属床総義歯
- 予約診療
- 時間外診療
- 大病院の初診、再診
- 小児う蝕（しょく）の指導管理
- 180日以上の入院
- 制限回数を超える医療行為

出典：厚生労働省ＨＰ

■先進医療を受ける際の自己負担額

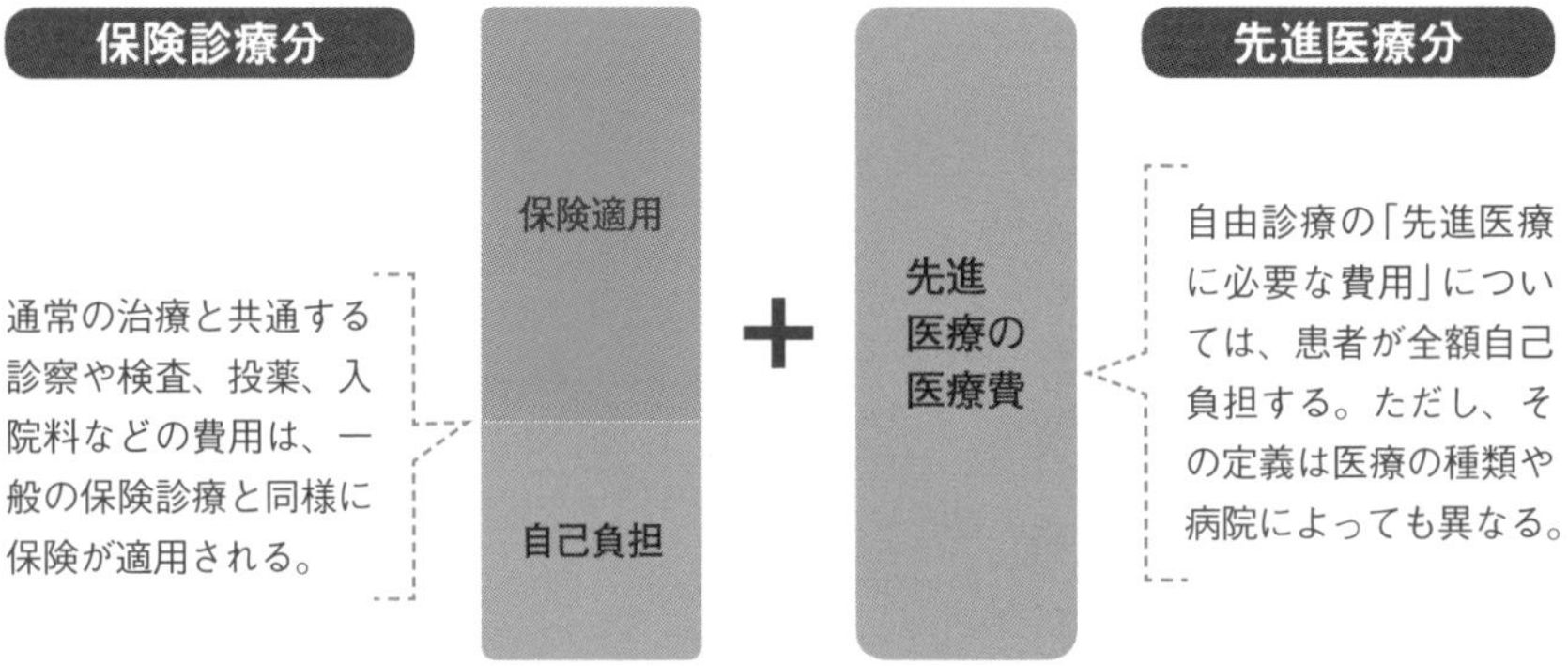

混合診療は原則禁止だが先進医療など一部例外も

「混合診療」は原則認められていませんが、**「保険外併用療養費」として例外的に認められるものがあります。併用が認められると、自由診療分は全額自己負担ですが、保険診療分は公的医療保険が適用され、原則3割の自己負担でよくなります。**

これに該当するのは、厚生労働大臣が定める「評価療養」と「選定療養」です。評価療養とは、将来の公的医療保険適用を目指しているもの。選定療養とは、利便性や快適性のため、患者が希望して受ける療養のことです（具体例は上記参照）。

また、「患者申出療養」※の制度が始まるなど、認められる混合診療の範囲が少しずつ拡大しています。

※　患者申出療養：国内未承認の新薬を使用したい場合など、患者が申請して許可を得れば保険外併用療養費として認められる制度。

プラスα

先進医療の現在

先進医療には、高度な技術を要する外科療法や移植・再生療法をはじめ、粒子線によるがんの治療など、さまざまな治療や検査・診断などの技術があります。私たちの明日の健康を担うため、日々研究・開発が進められている先進医療の現在を見てみましょう。

医療AI

ゲノム医療や画像診断、手術支援など、さまざまな分野で活躍が期待されている「医療AI（人工知能）」。現在、患者のカルテの解析やデータ収集、検査データから特定の疾患や患者の状態を読み解く実証実験が進行中。近い将来には、レントゲン読影や心電図の解析などは医療AIが代替して行う可能性が高いと考えられている。

再生医療

日本ではおもに、ノーベル生理学・医学賞を受賞した山中伸弥教授が世界で初めて作製に成功し、「万能細胞」ともいわれるiPS細胞（人工多能性幹細胞）を使った研究が進行中。実用化されたものはまだないが、加齢黄斑変性症の網膜色素上皮細胞では、2014年に移植治療が実施された。心筋細胞による心筋再生治療への活用も期待されている。

ゲノム編集

人のDNAを書き換えて、遺伝子異常による難病の治療に期待がかかる「ゲノム編集」。現在は、抗がん剤の製薬でもその技術が用いられているほか、遺伝性の筋肉の異常である先天性ミオパチーや関節リウマチなどの治療でも、ゲノム編集による効果が期待される。また、将来は“不老”がゲノム編集によって可能になるのではないかともいわれている。

ロボット手術

医師が操作ボックスで、内視鏡画像を見ながら手術を行う内視鏡手術支援ロボット「ダ・ヴィンチ」。オープンMRIやロボット手術台、手術ナビゲーションシステム、手術顕微鏡。このような、手術で使う医療機器をパッケージ化し、ネットワークでつないだスマート治療室「SCOT（スコット）」が実用化されている。今後は移動型スマート治療室「モバイルSCOT」の実用化も期待される。

05

医療費の増加で増える国民の負担

2019年の日本の医療費は、43・6兆円。前年から2.4%増えて約1兆円の増加となっています。今後も医療費の増加が予想されるなか、「国民皆保険」の存続にも懸念がもたれています。

■ 国民医療費の年齢内訳

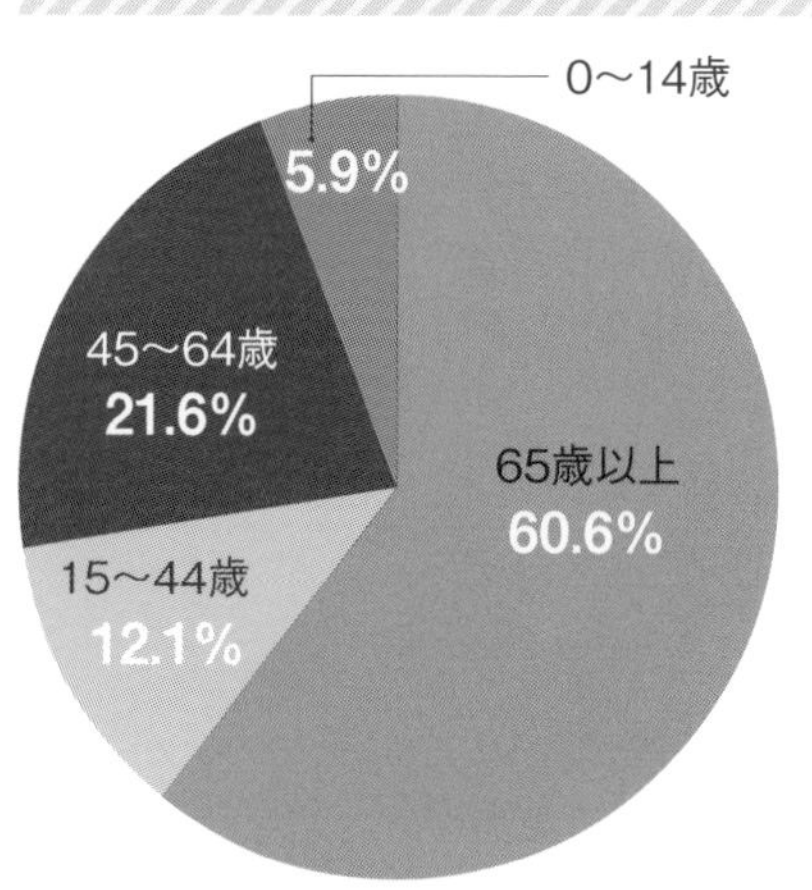

高齢者人口の増加に伴い、65歳以上の医療費の割合が増え、60%を超えている。2025年には団塊の世代が後期高齢者となるため、今後もしばらくは医療費が増え続けると考えられている。

出典：厚生労働省「平成30年度国民医療費の概況」より（数値は四捨五入）

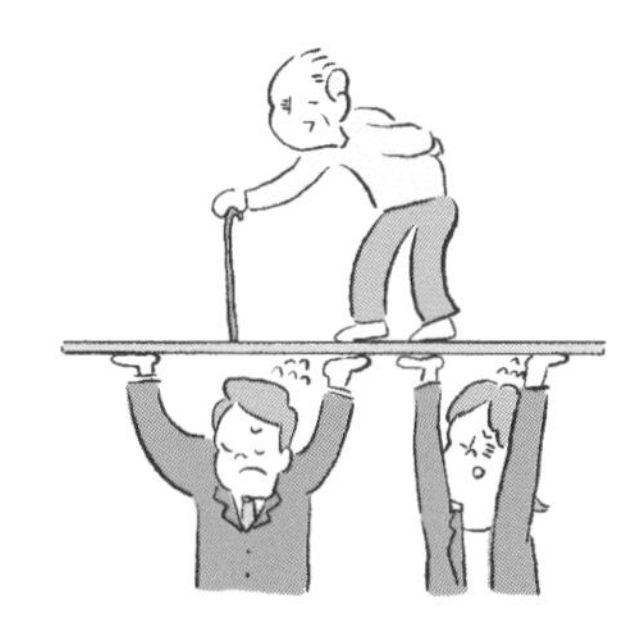

日本の老年人口指数※は2020年に47.2となり、ほぼ2人で1人の高齢者を支えていることになる。

少子高齢化でどんどん医療費がふくらむ

超高齢社会の日本では、**「国民が納める保険料＋患者の自己負担による収入」と、「保険者が医療機関に支払う支出」の差が年々広がっています。**赤字の原因は、医療費の6割を占める高齢者の増加や、医療技術が高度化して検査や治療費が上がったこと。さらに、不況やリストラなどで国民所得が伸び悩み、保険者の減収などにつながったといわれます。これにより、若い世代が高齢者の医療を支える医療保険のしくみにも、ほころびが見え始めています。

※　老年人口指数：15～64歳の「生産年齢人口」に対して、65歳以上の「老年人口」がどれくらいの割合なのかを数値化したもの。

■高齢者医療制度による医療費負担の変化

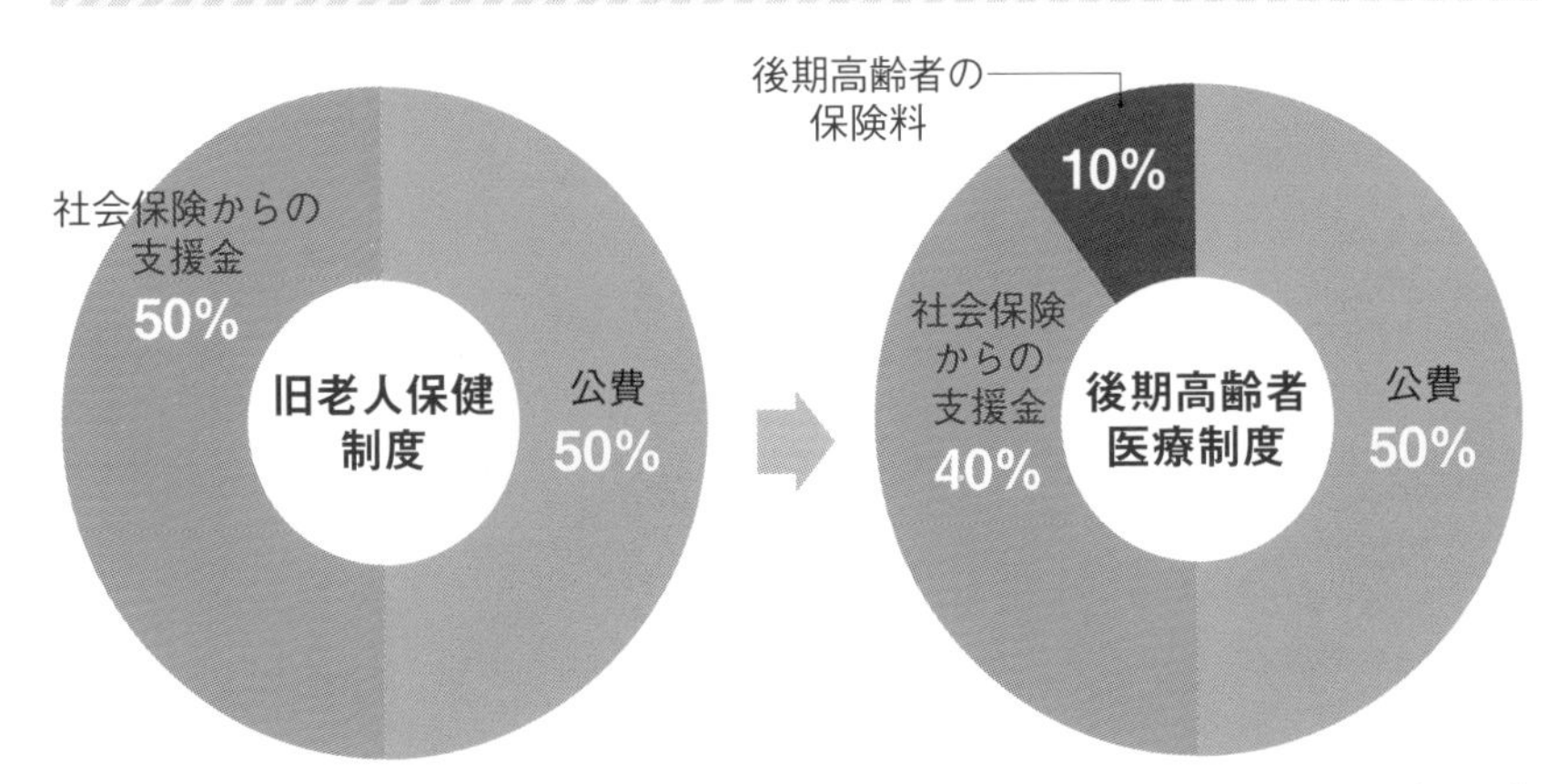

旧老人保健制度では、後期高齢者の医療費は公費と社会保険ですべてまかなっていたが、2008年から始まった後期高齢者医療制度では、高齢者の保険料から10%分をまかない、社会保険の割合を減らした。

■今後行われるかもしれない医療改革

- 混合診療の拡大による保険適用範囲の縮小
- 高齢者の窓口負担額の増加
- 高齢者の高額療養費制度の見直し
- ジェネリック医薬品(P118)の普及促進
- 健康指導などによる予防医療(P116)の充実
- フリーアクセス制度の制限

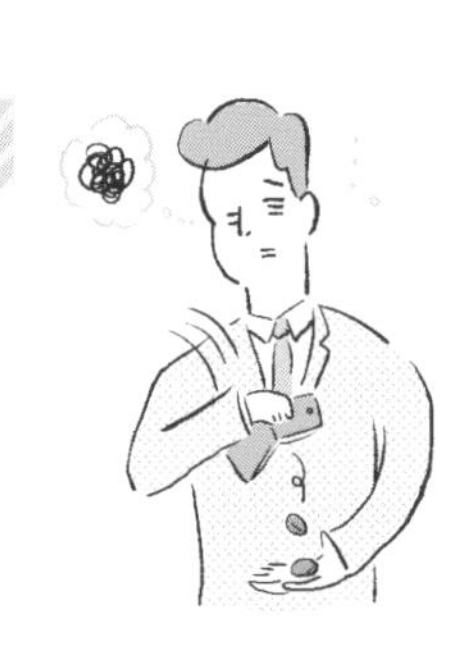

国民皆保険を続けるには医療制度の改革が必要

高齢者の増加とともに医療費がふくらむなか、制度そのものの見直しが必要です。その一つが、**2008年から始まった「後期高齢者医療制度」**(現在の高齢者医療制度)です。それまで高齢者は、公費と各医療保険制度からの拠出金によって費用をまかなう「老人保健制度」でしたが、**国民皆保険を将来にわたって持続するために、高齢者も財源の一部を担う**、新たな医療制度となりました。

また、単身世帯で200万円、複数世帯では合計320万円以上の年収がある後期高齢者の医療費負担を1割から2割に引き上げるなど、国は高齢者の自己負担も負担能力に応じて少しずつ増やしていく方針です。

06

医療費の削減につながる予防医療

増え続ける医療費を抑制するためにも、注目を集める予防医療。予防医療で健康寿命を延ばすことは、高齢者のＱＯＬ向上につながります。

健康寿命を延ばして病院にかかる回数を減らす

健康寿命とは、**「健康上の問題で日常生活が制限されることなく生活できる期間」**のこと。日本人の健康寿命は平均寿命より男性で約9年、女性で約12年も短くなっています。つまり、多くの人が長い間、健康上の問題を抱えながら生活をしているのです。健康寿命を延ばすことは、**病気を遠ざけて高齢者のＱＯＬ（生活の質）を向上させるだけでなく、医療費の削減にもつながります。**そのためにも、病気にならないための「予防医療」が大切です。

■予防医療と医療費の関係

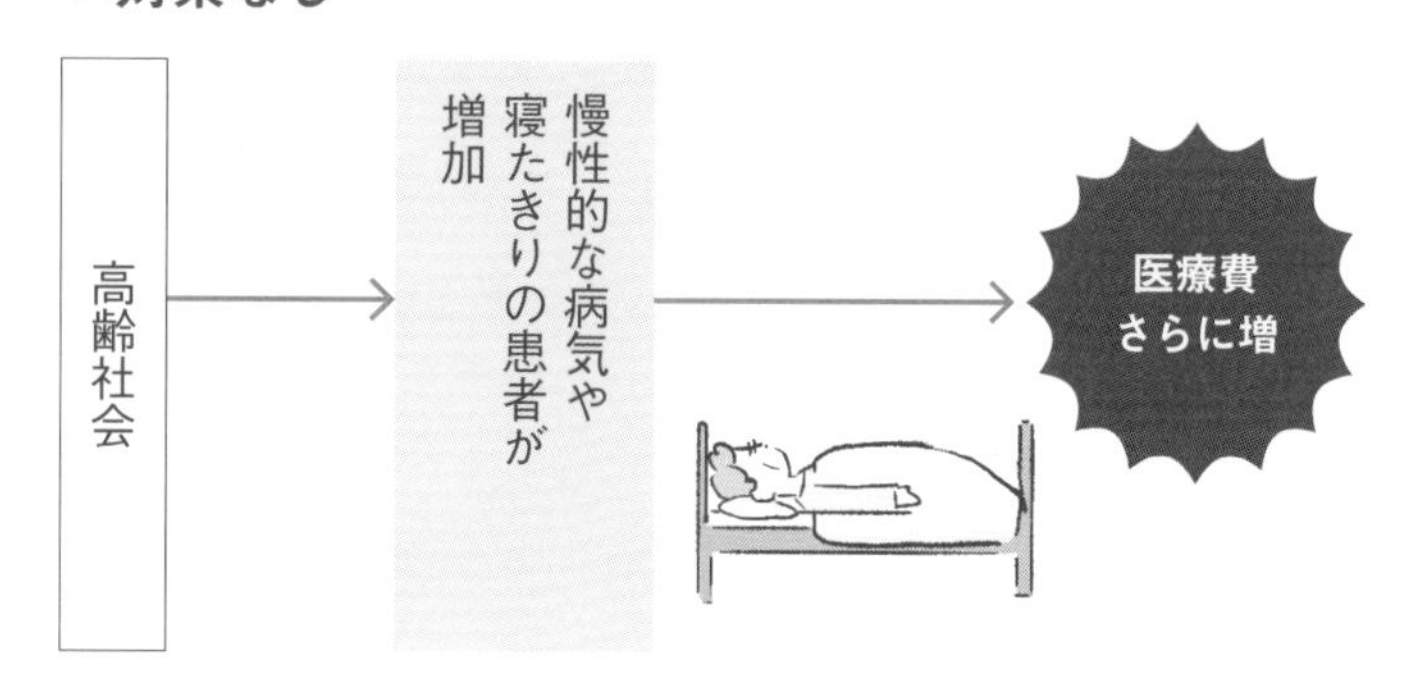

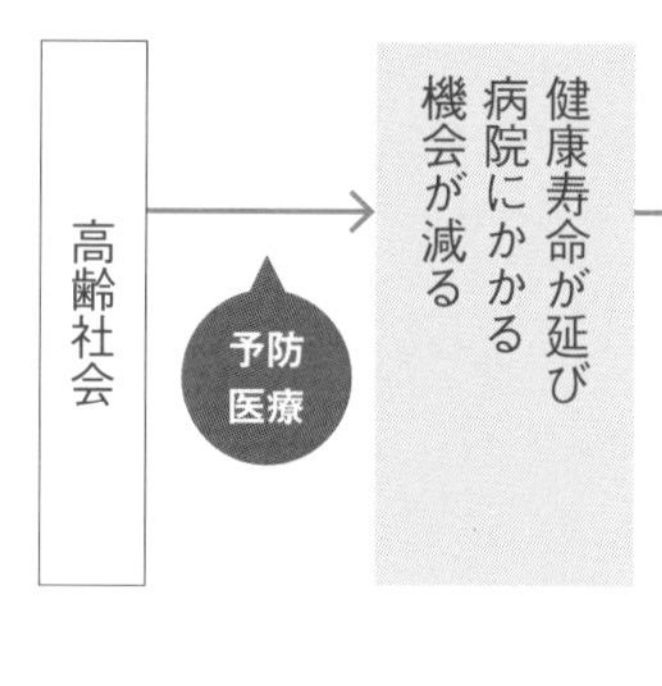

■予防医療の流れ

一次予防

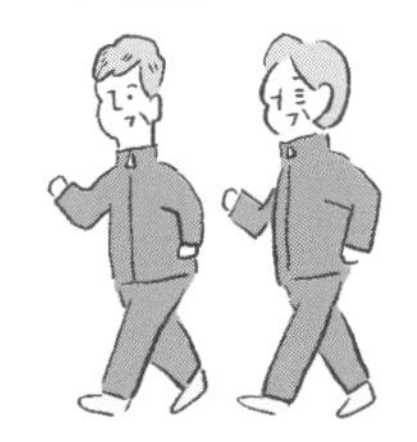

病気の原因となるものを避け、生活習慣の改善や健康教育などで健康増進を図り、病気の発生を未然に防ぐ。

二次予防

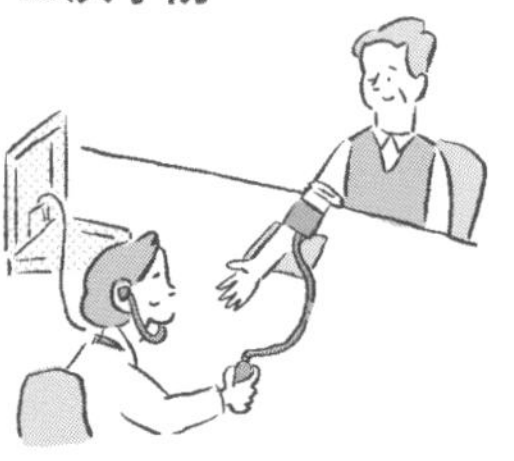

病気をできるだけ早く発見し、早期に治療を行って病気の進行を抑え、重篤にならないように努める。

三次予防

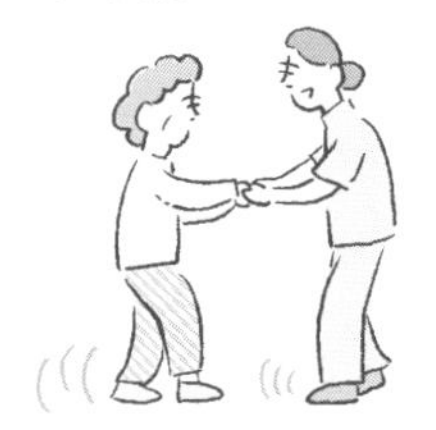

すでに発症した病気を治療して再発を防ぎ、機能の回復や維持、リハビリテーションなどを行う。

プラスα

メタボリックシンドローム

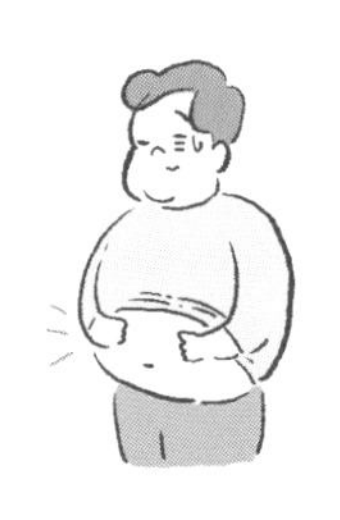

内臓肥満に生活習慣病が組み合わさり、心臓病や脳卒中などになりやすい状態。おへその高さの腹囲が男性85㎝以上、女性90㎝以上で、「高血糖」「高血圧」「脂質異常」の3項目のうち2項目が該当する場合は、心筋梗塞の発症リスクが10倍になるともいわれ、「メタボリックシンドローム（内臓脂肪症候群）」と診断される。

生活習慣病を予防する特定健診と特定保健指導

健康寿命を延ばすには、がんや糖尿病、脳血管疾患、虚血性心疾患など、日本人の死亡原因の約6割を占める生活習慣病を予防することが重要です。

そのため、国は2008年から医療保険に加入している**40～74歳の人を対象に、生活習慣病の前段階となる「メタボリックシンドローム」に着目した「特定健康診査（特定健診）」、通称「メタボ健診」を行っています。**この健診でメタボリックシンドロームやその予備軍と診断された人には、**生活習慣の改善に向けた「特定保健指導」を実施**して、生活習慣病の予防と健康寿命の延伸につなげるための予防医療を行っています。

07

広がっていくジェネリック医薬品

先発医薬品と同じ有効成分でつくられ、基準や規制をクリアした「ジェネリック医薬品」。医療費の削減につながるため、厚生労働省では普及率80％以上の早期実現を目指しています。

■ジェネリック医薬品とは

先発医薬品（A社）

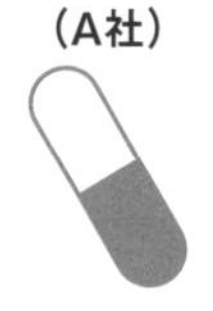

一つの薬ができるまでには10〜20年もの長い時間と、約500億円といわれる研究費用がかかるため、薬価も高くなる。

研究開発 → 発売

特許出願　特許期限

ジェネリック医薬品（B社）

20〜25年 → 発売

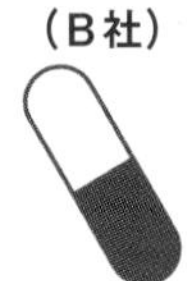

先発医薬品の独占的販売期間※1の終了後に同じ有効成分で製造・発売できるため、研究費が抑えられて低価格で提供できる。

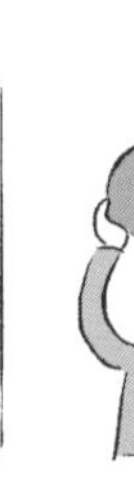

医療費削減

自己負担減少

国はジェネリック医薬品を推奨している

ジェネリック医薬品とは、先発医薬品（新薬：P150）の特許が切れたあとに同じ有効成分でつくられる薬のことで、「後発医薬品」とも呼ばれます。**有効性や安全性が確認された成分を使って開発されるため開発期間が短く、価格も先発医薬品の約2〜7割ほどです。**特に、生活習慣病のように長期間の服用が必要な人や、複数の薬を飲んでいる人には負担が軽減されるので、医療費削減の意味からもジェネリック医薬品の利用が推奨されています。

※1　独占的販売期間：知的財産権により、開発者が発明品の販売権利を独占できる期間。特許の出願から20年間と定められている。新薬の場合、治験（P150）前に出願することが多いため、その後の研究期間が長引くほど、実際に独占販売できる期間が短くなる。

■ジェネリック医薬品のメリットとデメリット

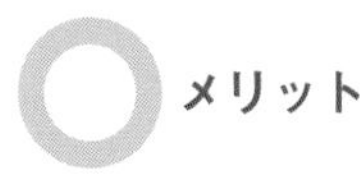

メリット

- 価格が安い
- 薬の効き目や副作用への心配が少ない
- 薬の形、大きさ、味、保管方法などが改良されている場合がある
- メーカーが変わっても名前がわかりやすい

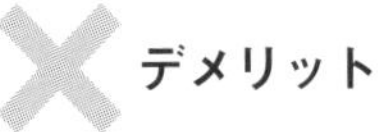

デメリット

- 先発医薬品と製造法、添加物が異なり、見た目や味が異なることがある
- ジェネリックが多すぎてどの製品がいいかわからない

■ジェネリック医薬品を使ってほしいときは

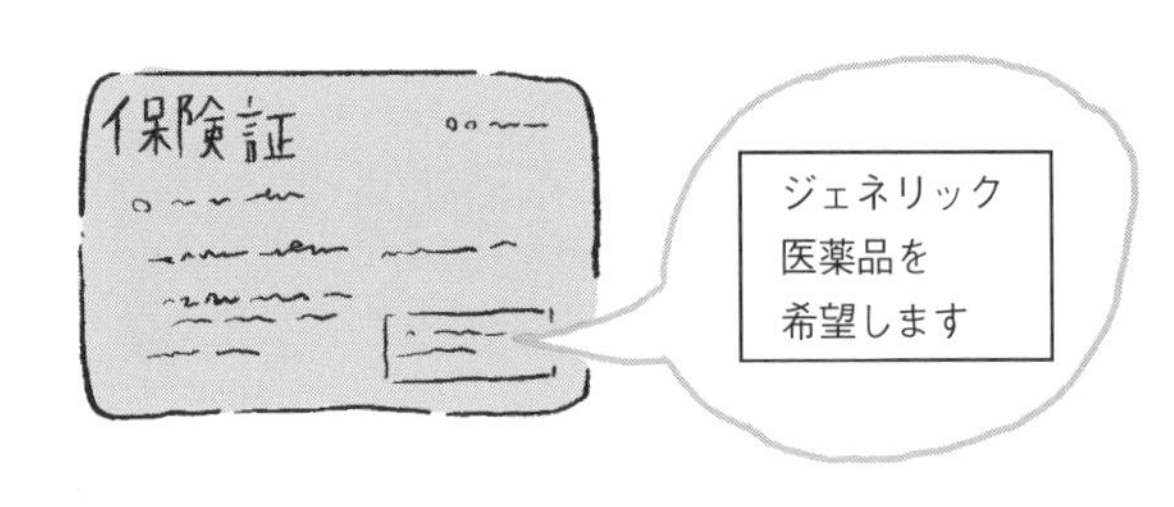

健康保険証やお薬手帳に「ジェネリック医薬品希望シール」を貼っておくと、ジェネリック医薬品がある場合はそちらを提案してもらえる。

「同じ効き目なのに安い」は本当か？

現在、日本のジェネリック医薬品の普及率は約78%※2で、これによる医療費抑制効果は約1.8兆円とされています。ジェネリック医薬品の普及が進むなか、「ジェネリック医薬品は病院でも処方されるし安いけど、本当に同じ効き目なの？」という声があります。ジェネリック医薬品は、**有効成分の種類・量、用法・用量、効能・効果は先発医薬品と同じでなければ販売が認められません。**薬を飲みやすくするための**形や色、味、添加物は変えてもよいため、見た目や味が異なることはありますが**、厳しい規制や基準をクリアして販売されているものなので、安心して使うことができます。

※2　2020年9月時点で78.3%（厚生労働省発表）。

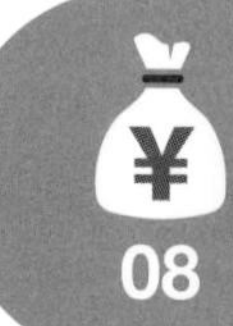

外来診療にかかるお金

外来で医療機関を受診したときにかかるお金は、初診か再診かだけでなく、病院の規模や診療時間など、さまざまな要素によって決められます。

医療機関の規模で診察料が異なる

初診の場合、「初診料」に加えて、地域医療支援病院（P9）では紹介状がないと保険外併用療養費（P112）として「選定療養費」が加算されます。**再診では、診療所と200床未満の病院では「再診料」、200床以上の病院では「外来診療料」がかかります。**再診料では、行った処置の診療報酬がすべて加算されるのに対し、外来診療料には簡単な検査や処置が包括されます。一方で、患者がその病院での継続治療を望む場合は、別途選定療養費が加算されます。

■医療機関の規模別の診療加算

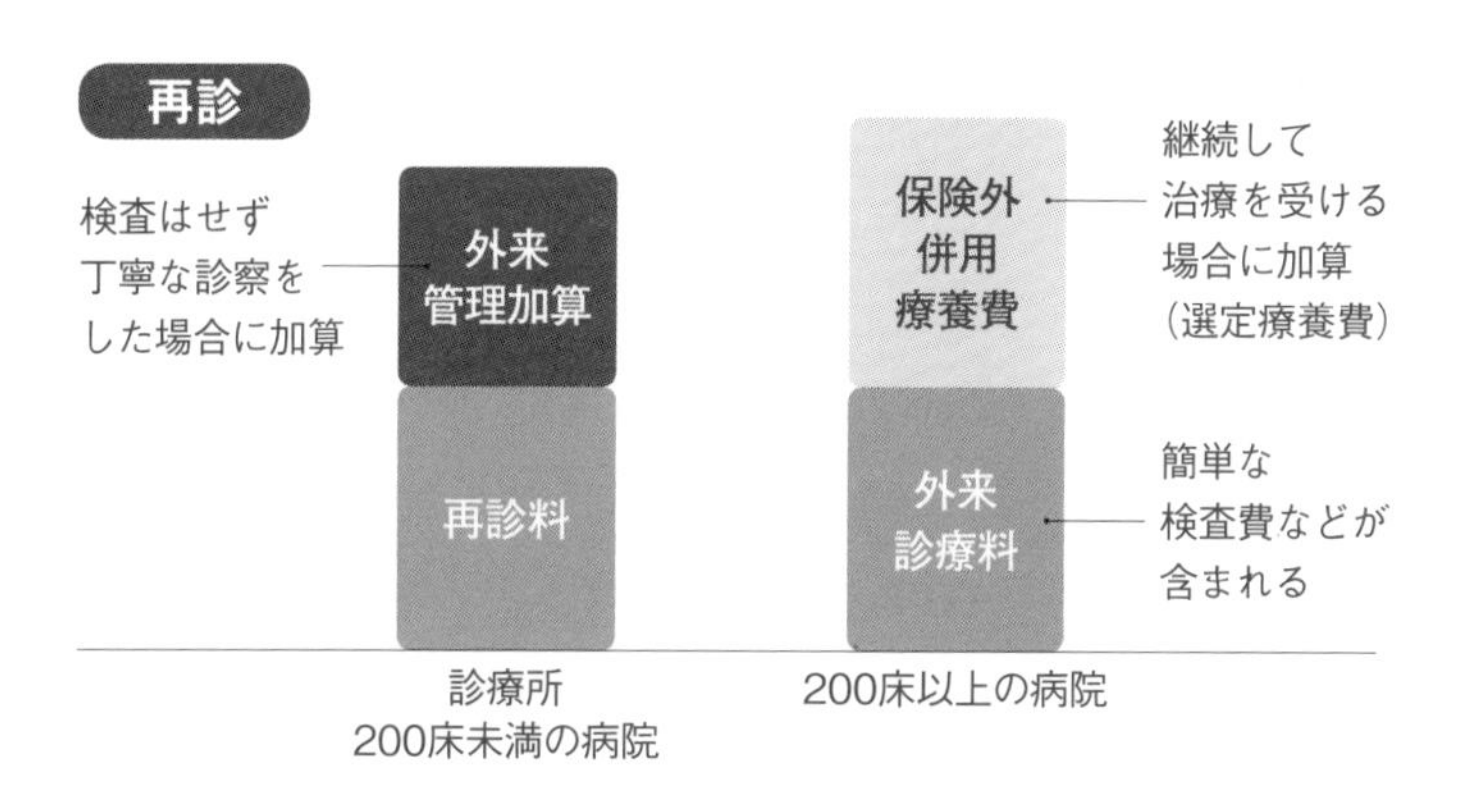

■診察料が加算される例

診療時間外に受診

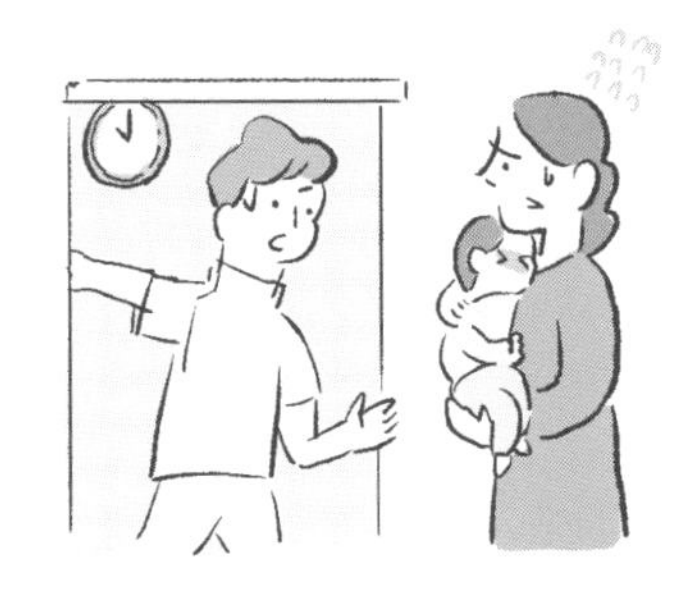

夜間・早朝に受診（診療時間内）

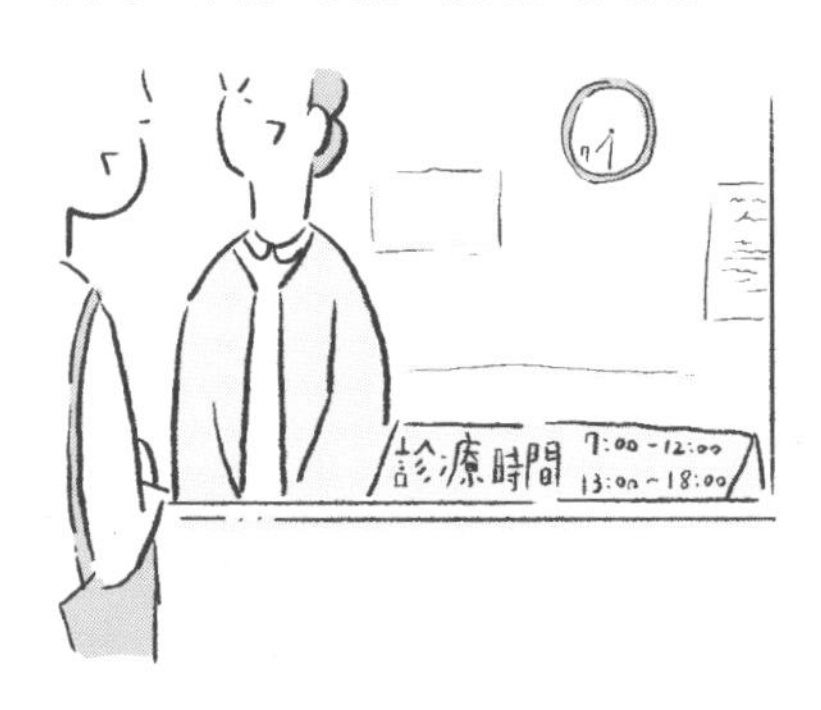

２科目受診

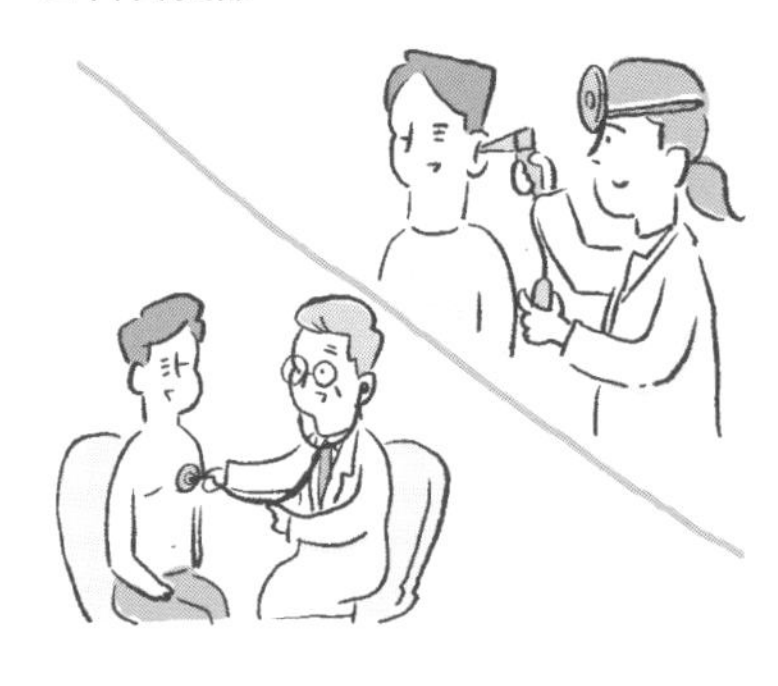

６歳未満の乳幼児の受診

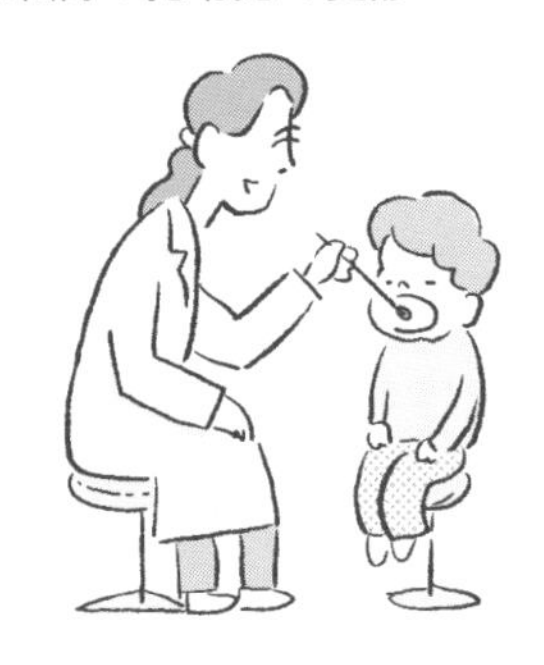

時間外や子どもの診療は別途料金が加算される

基本の初診・再診料以外にも、条件によって診察料が加算されるケースがあります。たとえば、診療時間外に診療した場合は、「時間外加算」や休診日の「休日加算」、夜22時～朝６時までの「深夜加算」が初診・再診料に加算されます。なお、診療所の場合、**平日の夜間（おおむね18時～22時）、土曜日の午後（12時～22時）、早朝（おおむね６時～８時）の診療は、たとえ診療時間内であっても「夜間・早朝等加算」がプラスされます。**

また、６歳未満の乳幼児の受診や、同じ日に同一医療機関で２つの診療科を受診した場合（２科目受診※）も、別途料金が加算されます。

※　ほかの傷病のため、新たに別の科を初診として受診した場合。また、加算は２つ目の診療科だけで、３診療科以上は加算されない。

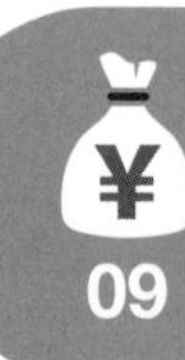

入院診療にかかるお金

病院に入院したときの費用は、「入院基本料」や治療費がかかるほか、病床や病棟の種類、看護師１人あたりの患者数などによって変動します。

■ 入院費用の平均

入院時の自己負担費用※

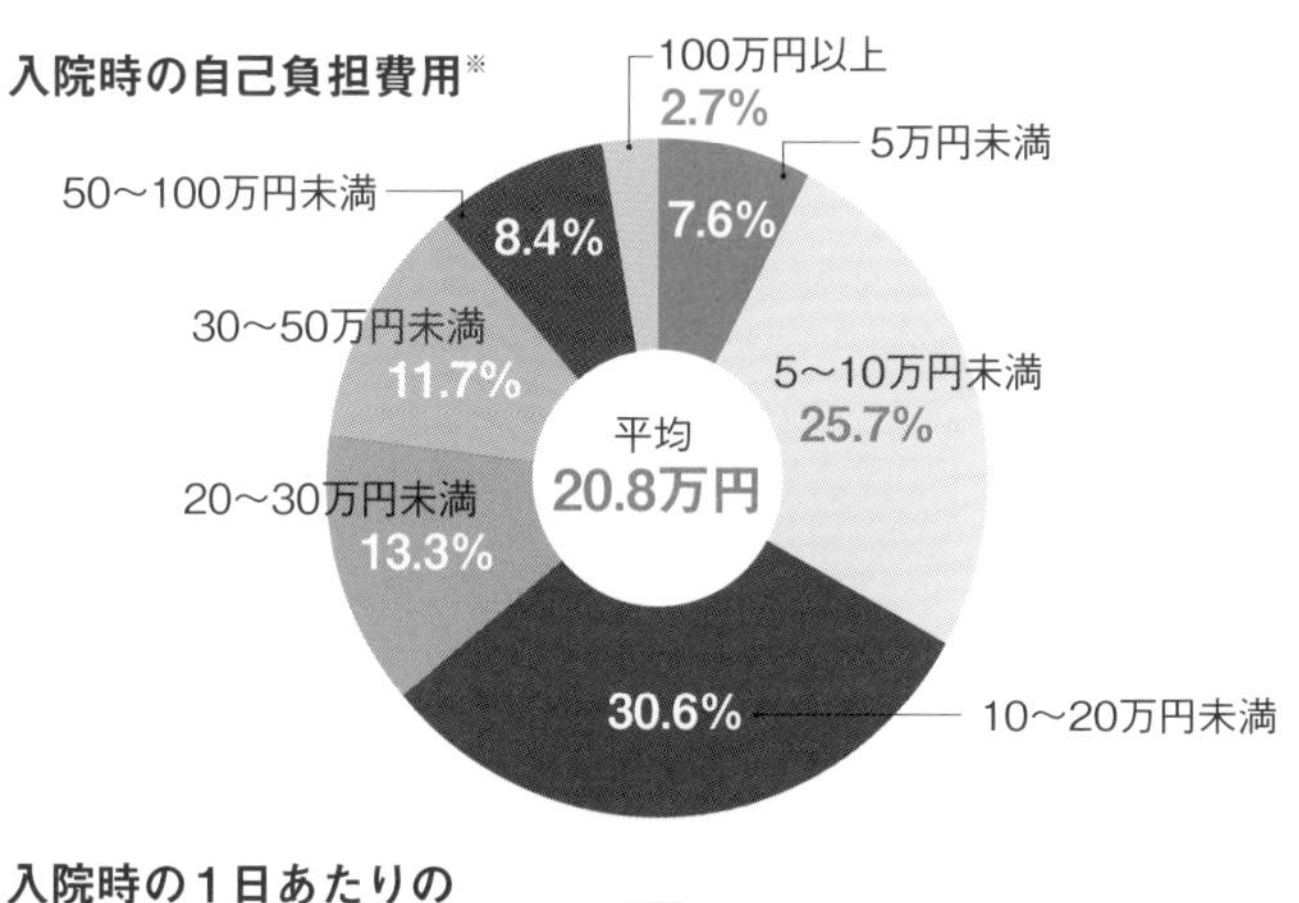

入院時の１日あたりの自己負担費用※

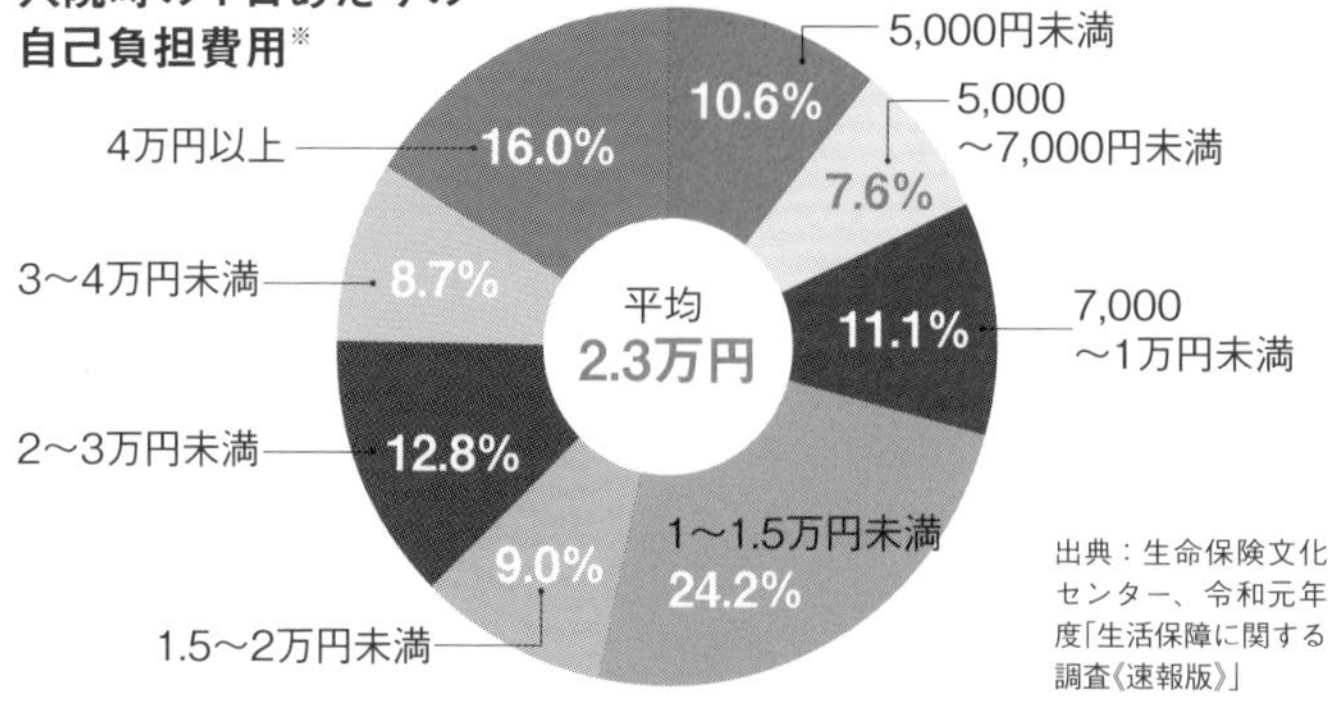

出典：生命保険文化センター、令和元年度「生活保障に関する調査《速報版》」

入院費用の平均は約21万円

入院にかかる費用は、病気や治療法、入院日数によってさまざまです。統計によると、入院時の自己負担額では**10〜20万円未満がもっとも多く約３割、20万円未満で全体の６割以上を占めます**が、平均では20・８万円となっています。また、**１日あたりの自己負担額も６割以上が２万円未満**となっているものの、平均としては約2.3万円となっており、一部の高額な治療や差額ベッド代（P124）などが平均を押し上げていることがわかります。

※　治療費・食事療養費・差額ベッド代・交通費（見舞いに来る家族の交通費も含む）や衣類、日用品などを含む。高額療養費制度（P108）を利用した場合は利用後の金額。

■ 入院料の内訳

必ずかかるお金

入院基本料

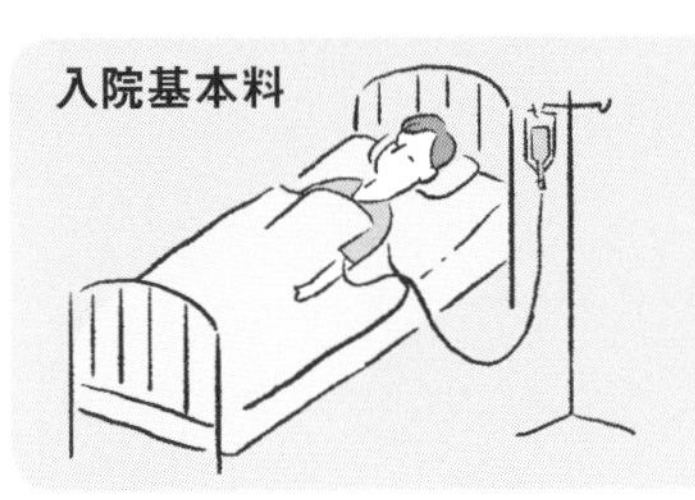

or

特定入院料

治療費

治療のほか、投薬、注射、点滴などの処置、検査代、また手術やリハビリにかかる費用も含まれる。

食事療養費

入院中に病院から出される食事代は、全国一律1食640円、自己負担額は「1食460円」と決められている。

場合によってはかかるお金の例

差額ベッド代

個室などを希望する場合にかかる費用で、全額自己負担となる（P124）。

先進医療技術料

厚生労働省が定める高度な医療技術を用いた治療の技術料。全額自己負担となる。

入院基本料等加算

入退院支援を実施しているなど、医療機関の機能等に応じて各種料金が加算される。

入院基本料をベースに入院料が算出される

入院料の基本は、一般病棟に対する「入院基本料」と、特定の目的をもった病床に対する「特定入院料」です。**一般病棟の入院基本料は、病棟の看護師の数や入院日数によって診療報酬が変わります**（看護師が多いほど診療報酬が高く、入院日数が短いほど単価が上がる）。**特定入院料は、「救命救急入院料」や「特定集中治療室管理料」など、特定の病床にかかる入院料です。**

そこに、治療費や毎日の食事代（食事療養費）が重なっていきます。また、入院中はこれに加えて、オプションともいえる「入院基本料等加算」などがかかります。

■保険適用にならない入院費用

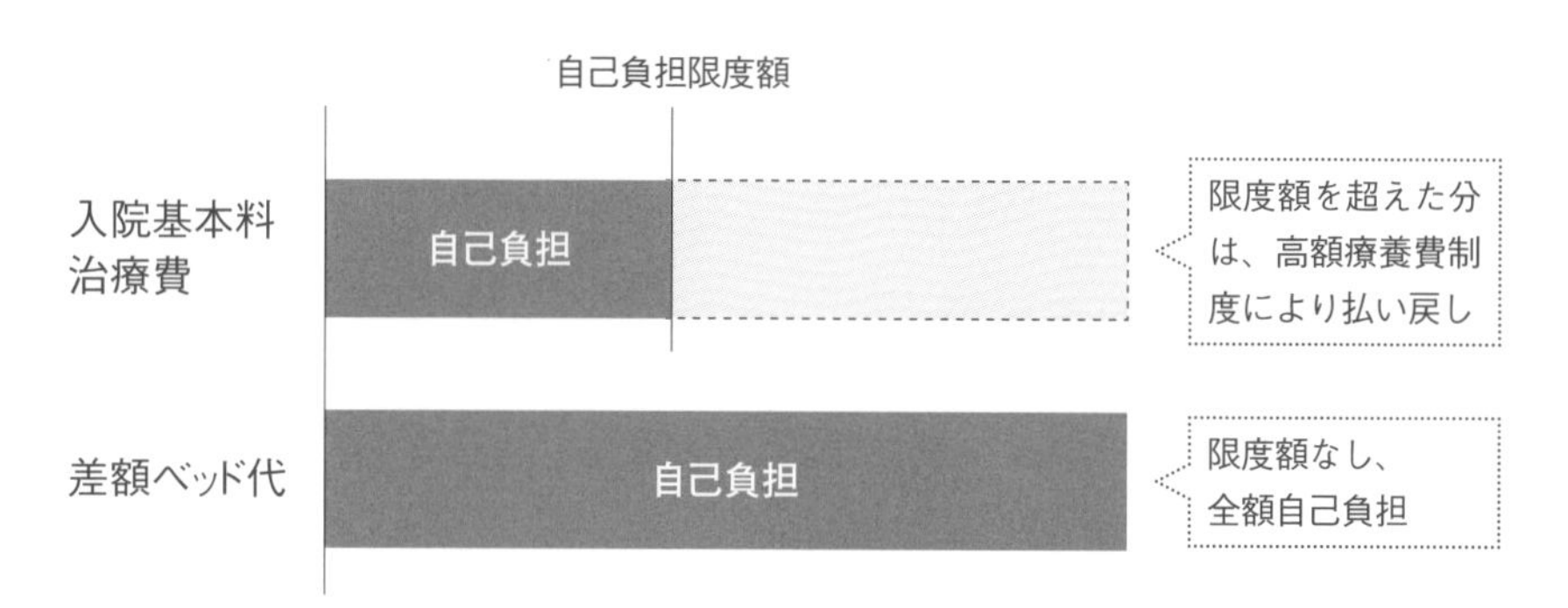

■差額ベッド代の支払い条件

支払いが必要

- 患者が希望、または病院から提出された同意書にサインして差額ベッド室に入室した場合

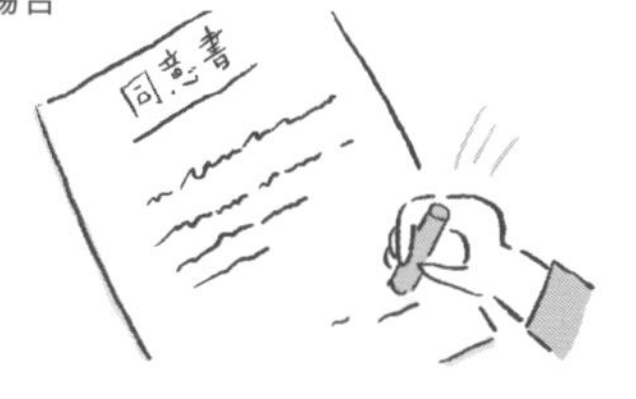

支払いが不要

- 差額ベッドに関する同意書に同意のサインをしていない場合
- 治療上の必要があり、病院の判断で差額ベッド室に案内された場合
- ほかに空床がないなど、病院の都合で差額ベッド室に入院させられた場合

「差額ベッド代」は保険適用外なので注意

入院が長引くと負担が大きくなるのが「差額ベッド代」です。**差額ベッド代は、基本的に1〜4人部屋に入室したときにかかる費用**で、正式には「特別療養環境室料」といいます。**公的医療保険や高額療養費制度の適用がないため全額自己負担**となりますが、それでも約7割の人が個室や少人数部屋を希望しています。

また、**入院したときの食事は、「食事療養標準負担額」として1食につき460円を自己負担する**ことになっていて、これも高額療養費制度の対象外です。なお、食事療養費は確定申告で医療費控除の対象となりますが、差額ベッド代は控除が受けられないので、注意が必要です。

10

在宅医療にかかるお金

住み慣れた自宅で家族との時間を過ごしながら療養を行う「在宅医療」。厚生労働省の調査では、約6割の人が「在宅医療」を望んでいるとされています。

目的や方法によって医療費は細かく分けられる

医療機関に通うことのできない患者に提供される在宅医療では、多くの人が介護保険（P126）を利用します。そのため、病院や診療所、薬局に加え、介護サービスへの支払いが費用に加わります。**介護保険は自己負担額は原則1割ですが、受けられるサービスは要支援・要介護度によって異なります。**在宅医療が決まったらケアマネジャーに相談するなどして、さまざまな介護サービスを使って患者に合った療養環境を整えていくことが大切です。

■必要なお金の種類

- 病院や診療所に払うお金
- 介護サービスに払うお金
- 薬局に払うお金

医療機関に支払うお金の例

往診料

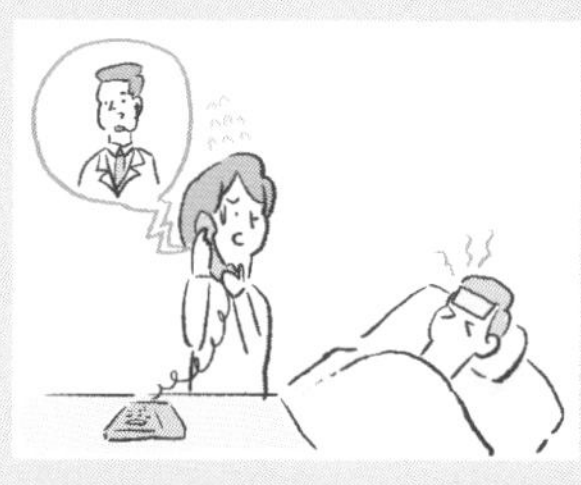

緊急時など、予定外に自宅に訪問して診療をしてもらう場合の料金

訪問診療料

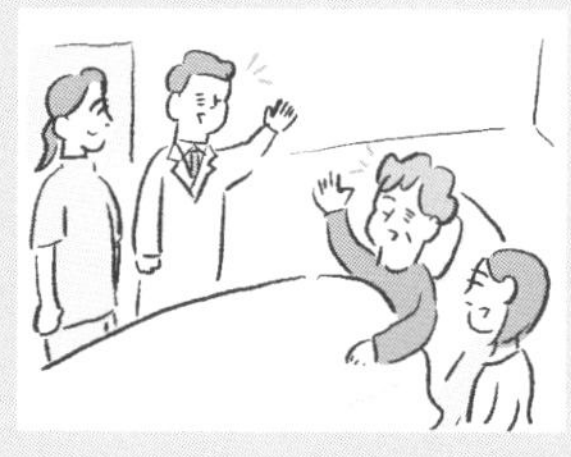

月2回または4回など日時を決めて訪問してもらう場合の料金

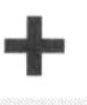

治療、処置、薬剤などの料金

11

介護保険と医療の関係

多くの高齢者が、在宅療養などで医療保険とともに「介護保険」を活用しています。介護保険の簡単なしくみと、医療保険とのちがいについて紹介します。

介護保険は対象が限定されている

介護が必要になった高齢者を社会全体で支える「介護保険」。市区町村が運営し、自己負担額1～3割で介護サービスを受けられる保険です。**満40歳以上の人の加入が義務づけられていますが、サービスを利用できるのは基本的には65歳以上の「第1号被保険者」となってから**です。40～64歳の「第2号被保険者」の場合、末期がんや関節リウマチ、若年性認知症など老化が原因の病気で要支援・要介護認定を受けた場合のみ、利用が認められています。

■介護保険とは

加入対象

第1号被保険者	第2号被保険者
65歳以上	40～64歳

第1号被保険者：原因を問わず、要支援・要介護となったときに介護保険サービスを受けられる。

第2号被保険者：末期がんや、関節リウマチなど老化が原因で要介護・要支援となったときに介護保険サービスを受けられる。

受けられるサービス

居宅サービス

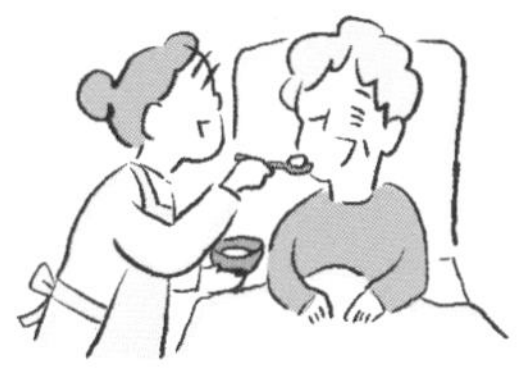

自宅に訪問してもらい訪問介護、訪問入浴介護、訪問看護、訪問リハビリテーションなどを受けることができる。

施設サービス

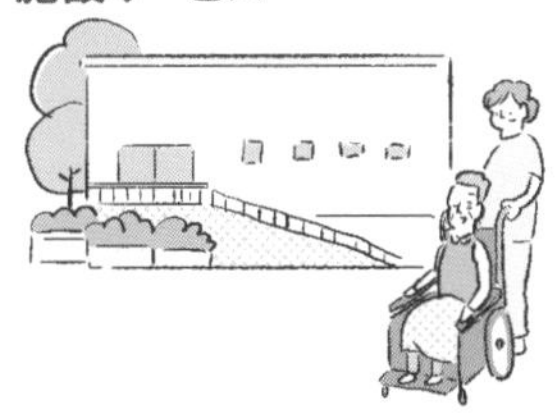

介護施設などに入所、または訪問した利用者が、介護サービスや医療サービスを受けることができる。

■介護保険と医療保険のちがい

介護保険

40歳以上は強制加入で、介護が必要となったときに要支援・要介護認定を受けると1～3割の自己負担で介護サービスを受けられる。

- 訪問介護員による訪問介護
- 看護師による訪問看護
- 通所介護（デイサービス）
- 通所リハビリテーション（デイケア）
- 福祉用具貸与

など

医療保険

本人や家族が病気・ケガをしたときに、治療にかかる医療費を負担し、加入者の医療費負担を軽減してくれる保険制度。国民全員に加入義務がある。

- 医師による訪問診療
- 看護師による訪問看護
- 歯科医師による訪問での口腔ケア

など

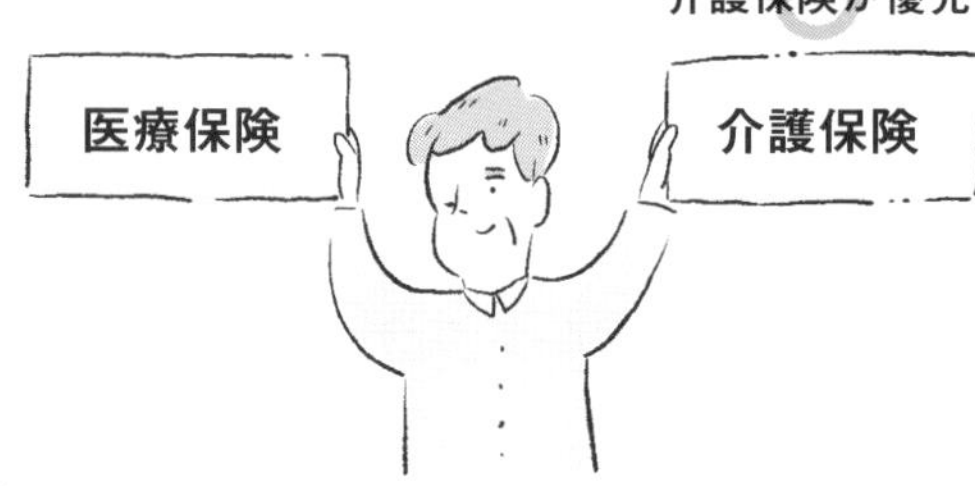

普段、生活のためにヘルパーの訪問介護を受けている人が、風邪で病院を受診するなど、異なる理由で介護保険と医療保険を利用する場合、それぞれの給付を受けられる。

認定を受けていれば介護保険が適用される

介護保険は利用に制限があり、**サービスを受けたいときは住んでいる市区町村に申請をして「要支援・要介護認定」を受けなければなりません。**要介護は5段階、要支援は2段階に分かれ、要介護では「介護給付」、要支援では「介護予防給付」と呼ばれるサービスが受けられます。要支援・要介護度によって1カ月あたりの「支給限度額」が決められており、限度を超えた分は全額利用者の負担となります。

なお、**医療保険と介護保険は併用できますが、認定を受けている場合は介護保険が優先されます**（併用できないサービスもある）。

12

新型コロナ療養にかかるお金

世界中に猛威を振るう新型コロナウイルス。感染拡大防止のため、国では感染患者の医療費免除やワクチンの無料接種など、さまざまな医療保障を行っています。

入院・宿泊療養ともに公費で負担される

新型コロナウイルス感染症は、厚生労働省により「新型インフルエンザ等感染症」に指定されているため、**感染が判明した日（陽性判定日）から治療が終了した日までの医療費は公費でまかなわれ、患者の自己負担はありません。**宿泊療養の場合も、ホテル代・食事代は無料です。

ＰＣＲ検査は、医療機関や保健所で必要と判断された場合や、濃厚接触者と認定された人は基本無料です。[※1] ただし、自主的に検査をする場合は、全額自己負担となります。

■公費負担になるものと自費負担になるもの

PCR検査にかかるお金

公費負担

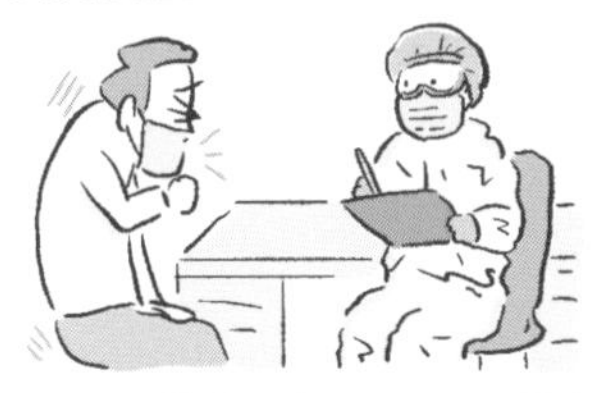

- 医師が検査の必要を認めた場合
- 濃厚接触者と認定された場合
- 海外から帰国した場合

自費負担（２〜４万円[※2]）

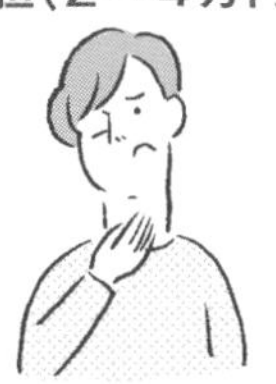

- 自主的に検査を受ける場合
- 不安な症状はあるが医師が検査の必要を認めない場合

療養にかかるお金

公費負担

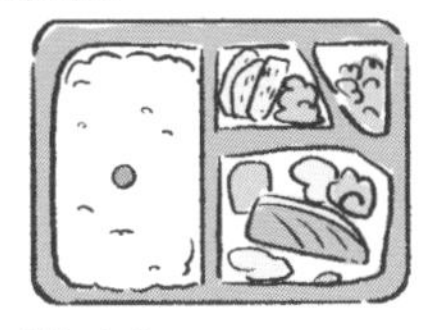

- 入院治療費
- ホテル宿泊費
- 食事代

自費負担

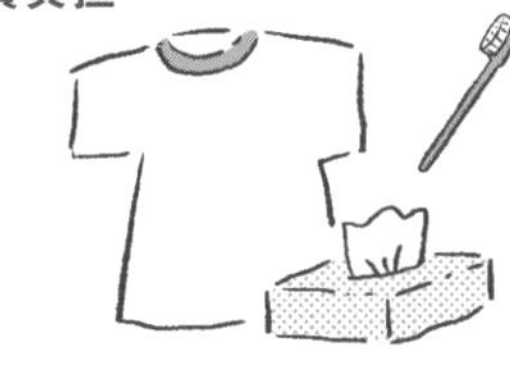

- 日用品代
- 雑費

※1　必要と判断された場合などのＰＣＲ検査は保険適用されて自己負担分が原則３割になり、その自己負担分を公費が代替で負担するため、実質無料となる。初診料・再診料は公費負担とならないので、支払いが発生する（2021年8月現在）。

※2　保険医療機関で行う場合の金額。民間企業や美容クリニックなどが行うPCR検査には数千円台と安価なものもあるが、検査手法や体制が不透明な場合もある。

■感染症の種類と医療費

公費負担あり※3　公費負担なし

分類	定義・措置	例
一類感染症	感染力や罹患した場合の重篤性など、危険性が極めて高い感染症	●エボラ出血熱 ●ペスト ●ラッサ熱
二類感染症	感染力や罹患した場合の重篤性など、危険性が高い感染症	●ジフテリア ●結核 ●急性灰白髄炎
三類感染症	感染力や罹患した場合の重篤性などの危険性は高くないものの、飲食物に関わる就業が制限される感染症	●コレラ ●腸チフス ●細菌性赤痢
四類感染症	人から人への感染はほぼないが、動物や飲食物を介して人に感染し、国民の健康に影響を与えるおそれのある感染症	●E型肝炎 ●狂犬病 ●マラリア
五類感染症	国が発生動向を調査し、必要な情報を国民や医療機関などに提供・公開して感染の発生と拡大を防ぐべき感染症	●インフルエンザ ●ウイルス性肝炎 ●梅毒
新型インフルエンザ等感染症	一般に、国民が免疫を保持していないことから、急速で全国的な拡大によって国民の生命・健康に重大な影響を与える恐れがある感染症	●新型インフルエンザ ●再興型インフルエンザ ●新型コロナウイルス感染症 ●再興型コロナウイルス感染症
指定感染症	一～三類および新型インフルエンザ等感染症に分類されない既知の感染症の中で、一～三類に準じた対応の必要が生じた感染症（政令で指定、1年限定）	（現在は該当なし）
新感染症	人から人に伝播すると認められ、既知の感染症とは症状などが明らかに異なり、その伝播力および罹患した場合の重篤度から危険性が極めて高い感染症	（現在は該当なし）

※3　認定中の医療にかかった費用を公費が負担。新感染症以外は先に社会保険を適用。

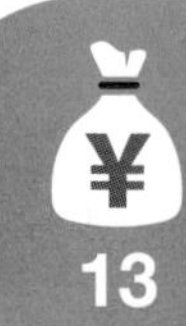

少子高齢化社会に必要な医療体制

「地域包括支援センター」は、高齢者の問題全般の相談にのってくれる施設です。住み慣れた地域で暮らし続けていくために、制度を上手に利用しましょう。

■地域包括ケアシステムのしくみ

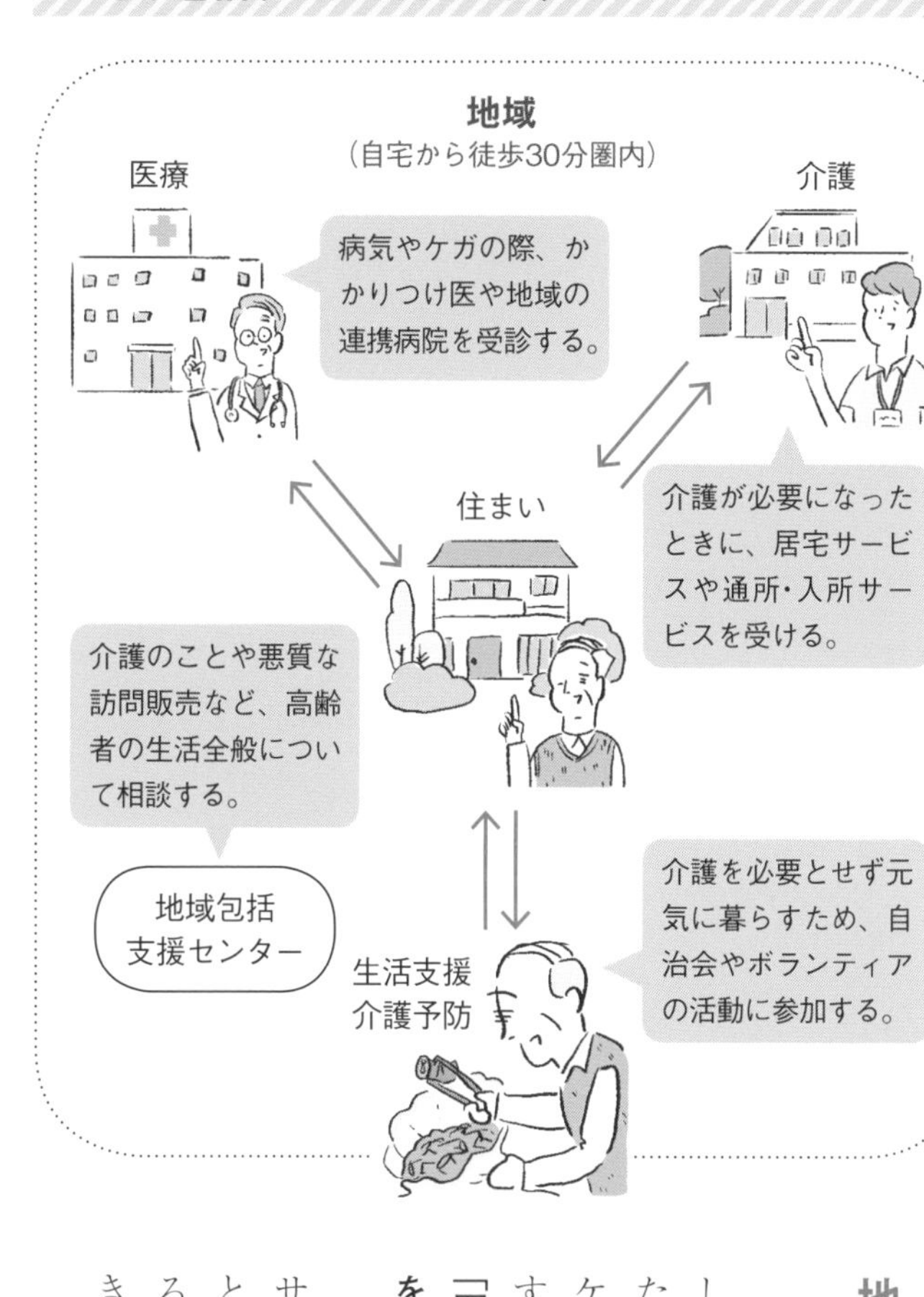

自分らしく暮らすための地域包括ケアシステム

高齢者が住み慣れた地域で自分らしく、充実した暮らしを続けていくための支援制度として、「地域包括ケアシステム」というものがあります。**生活の基盤となる「住まい」と「医療」「介護」「予防」「生活支援」を一体的に提供します。**

医療、介護、予防という専門的なサービスと、その前提となる住まいと生活支援が互いに関係し、連携することで、在宅での生活を支えていきます。

■ 地域包括支援センターの役割と人員

役割

総合的な
相談窓口
ケアマネジャーの
サポート

高齢者の
権利擁護
介護予防
マネジメント

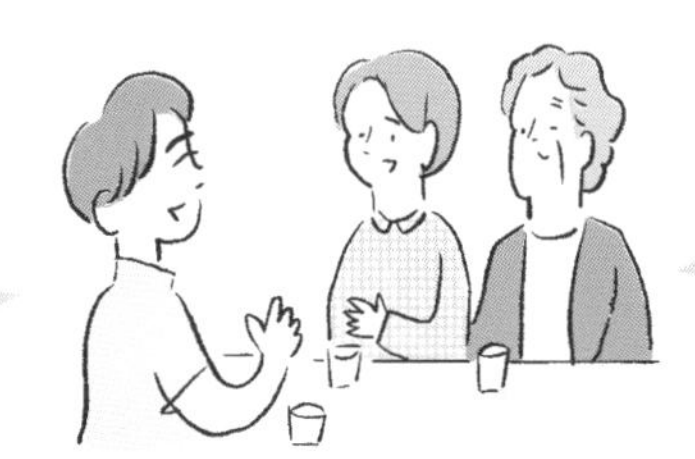

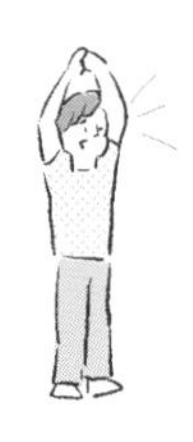

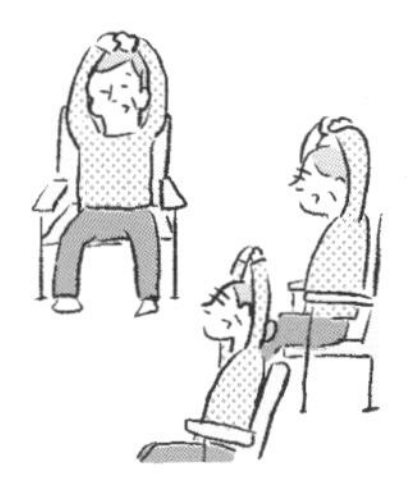

人員

主任ケアマネジャー
介護に関わる多様なサービスの向上を図り、ケアマネジャーへ助言や指導を行う。

保健師
地域に暮らす人の健康維持や医療相談受付、難病の人のサポートを行う。

社会福祉士
日常生活を営むのに問題がある人から相談を受け、指導やアドバイスを行う。

地域包括支援センターが全体の連携を支える

「地域包括支援センター」とは、**高齢者が住み慣れた地域で生活を続けていけるよう、介護だけでなく医療・福祉などの側面から高齢者を支える相談窓口**です。介護（ケアマネジャー）、医療（保健師など）、福祉（社会福祉士）というそれぞれの専門家が常駐しています。

市区町村が直接、または社会福祉法人や医療法人などに委託して運営していて、「総合相談」「介護予防ケアマネジメント」「包括的・継続的ケアマネジメント」「権利擁護」という4つの業務を行っています。人口2〜3万人の日常生活圏域（おおむね各中学校区）に1カ所設置されています。

番外編

世界の医療制度

日本の医療制度では「国民皆保険」と「フリーアクセス」が大きな特徴となっていますが、世界に目を向けると、各国の医療制度はその歴史や経済、国民性などが絡み合って実にさまざまです。大きくは日本のように**利用者が支払った保険料をおもな財源としている「社会保険方式」**と、イギリスに代表される**税を財源とする「税方式」**に分かれますが、アメリカのように**国民全般を対象とする公的医療保障制度をもたない国**もあります。代表的な国の医療制度について見てみましょう。

世界の医療制度

社会保険方式	税方式	その他
日本 ドイツ インド 台湾	イギリス スウェーデン	アメリカ

国民皆保険あり	国民皆保険なし
日本 ドイツ 台湾	アメリカ イギリス インド スウェーデン

フリーアクセス	フリーアクセス以外
日本 台湾 いつでも、どの医療機関でも受診できる	アメリカ イギリス ドイツ インド スウェーデン

など

アメリカ

高額の自己負担が社会問題化

公的保険は高齢者（メディケア）と低所得者（メディケイド）が対象で、現役世代は雇用先が提供する民間の医療保険に加入するのが一般的。しかし、民間の保険は保険料によって受けられる診療が細かく制限され、保険がカバーしていない場合は高額な治療費が全額自己負担となる。さらに、2018年時点では2750万人が無保険だった。世界トップレベルに医療の進んだ国で、多くの国民がそれを享受できない医療格差が問題となっている。

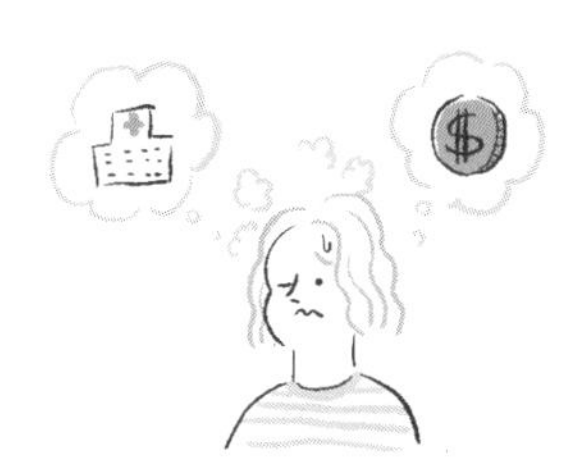

イギリス

自己負担は実質ゼロ、フリーアクセスは制限

税を財源に運営される国営の国民健康保険サービス「NHS」※により、国内に住所をもつすべての人が基本的に無料で診療を受けられる。病院はすべて国営、医師・看護師は公務員で、住民は地域の診療所に登録し、病気やケガをしたらそこで診療してもらう。診療所の医師は、入院などの高度な治療が必要と判断したら紹介状を書いて病院を紹介するなど、かかりつけ医と専門医の役割がしっかり分担されている。

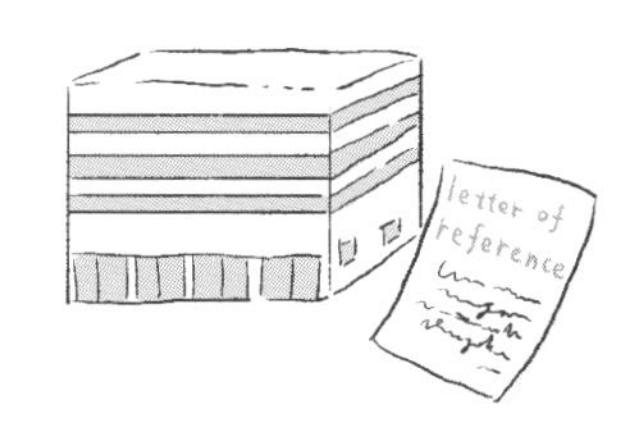

※NHS：National Health Service

ドイツ

公的保険と民間保険で事実上の国民皆保険

公的医療保険と民間医療保険の二重制度を採用していて、すべての国民はどちらかの保険に加入することになっているので、実質的な国民皆保険の状態。国民の約9割は、公的医療保険に加入している。かかりつけ医への受診は義務ではないが、かかりつけ医の紹介状を持たずに専門医を受診した場合は、10ユーロ（約1300円）の負担が必要。また、代替医療の研究が盛んで、鍼治療をはじめさまざまな代替医療が保険診療の対象となる。

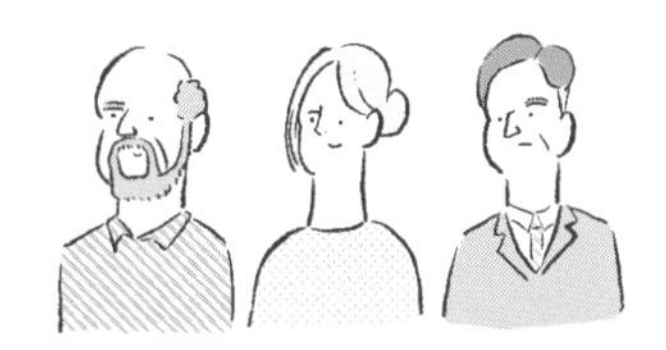

※　1ユーロは約130円（2021年8月現在）。

インド

農村部の医療アクセス改善が課題

世界でもトップレベルの医療技術を誇る富裕層向けの私立病院と、中間層や準富裕層を対象とする私立病院、おもに貧困層が利用する公的医療機関の３種類に分かれる。農村部の国民は医療機関へのアクセスが厳しく、医療格差が問題となっている。一方、高度な医療を欧米に比べて低価格で受けられることから、治療のためにインドを訪れるメディカルツーリストも多く、国も重点産業として奨励していた。しかし、新型コロナウイルスの流行により、打撃を受けている。

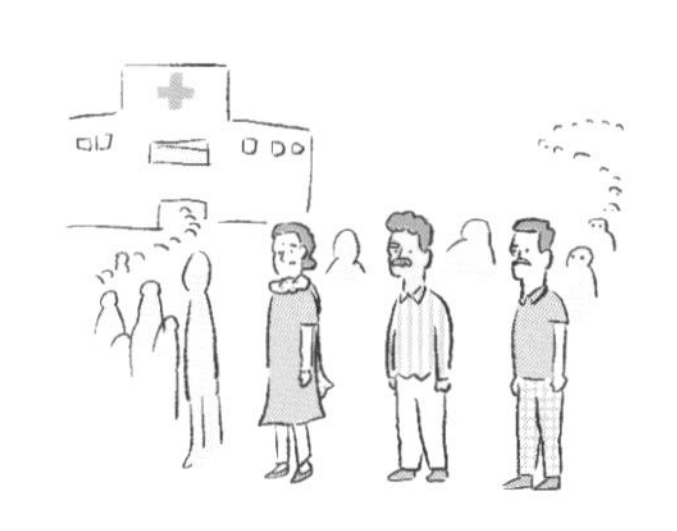

スウェーデン

高額負担・高福祉だが、長すぎる待ち時間

福祉国家として知られるスウェーデンでは、医療費は無料ではないものの、年間1人あたり900SEK※（約1万円強）の上限が決められ、それ以外は原則として公費でまかなわれる。一方、医療機関は長蛇の列で、すぐには診てもらえないことも多い。医療保険に加入している人は少ないが、近年民間の病院も認められ、保険で指定された病院では順番を繰り上げて診察してくれることもあるため、加入者が増えている。

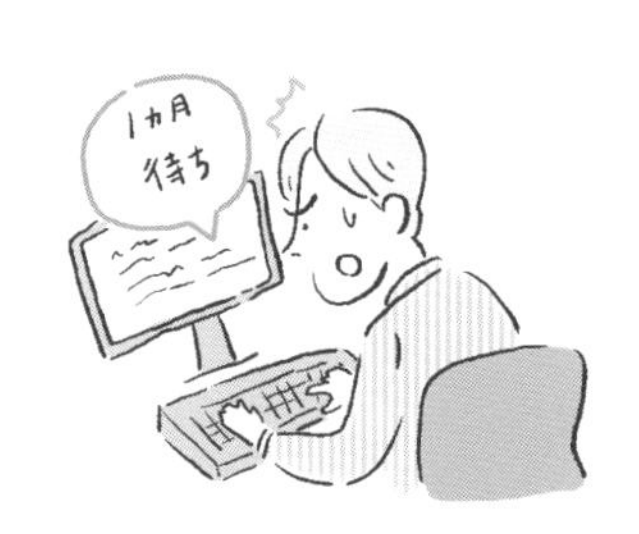

※スェーデン・クローナ。1スウェーデン・クローナは約13円（2021年８月現在）。

台湾

コロナ対策でも活躍した医療のIT化

「全民健康保険」による皆保険とフリーアクセス制度を採用している。全住民の医療データが電子化され、健康保険証のICカード化や医療事務のオンライン請求など、医療のIT化が進んでいる。こうしたデータは、へき地の遠隔診療にも活用されているほか、デジタル担当大臣による新型コロナウイルス感染症対策では、感染者の行動履歴の把握などにも活用された。また、マスクの不足時には健康保険証を使って本人確認を行い、公平に配布するシステムを作った。

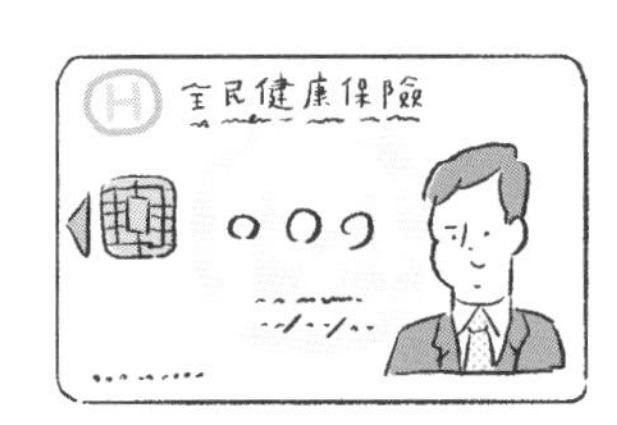

日本の病床がひっ迫するワケ

病床は最多だが医師数は少ない

新型コロナウイルスの感染拡大により、欧米に比べれば少ない感染者数、かつOECD（経済協力開発機構）加盟国の中でももっとも多い病床数を誇る日本で「医療崩壊の危機」が起こり、日本の医療の思いがけない脆弱性が明らかとなった。それにはいくつかの要因が考えられるが、一般の病床数に比べてICUなど重症患者の受け入れ病床や、対応できる医師・看護師の数が少ないことが問題視されている。

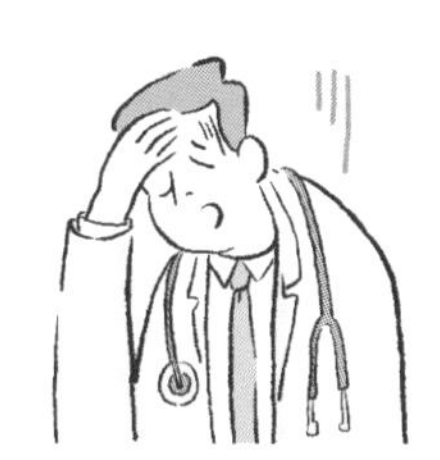

中小病院の多さがコロナ対策に影響？

日本では民間病院の割合が多く、さらにその7割が病床数200床未満ということもあり、コロナ患者を受け入れられる設備を備えた病院が少ないことが医療ひっ迫の一因とされた。これらを踏まえ、パンデミック時の病院の役割分担や、ドイツのような政府の権限拡大の有無までを含めた感染症対策の見直しが必須となっている。

〈パンデミック時に求められる役割分担〉

大病院など

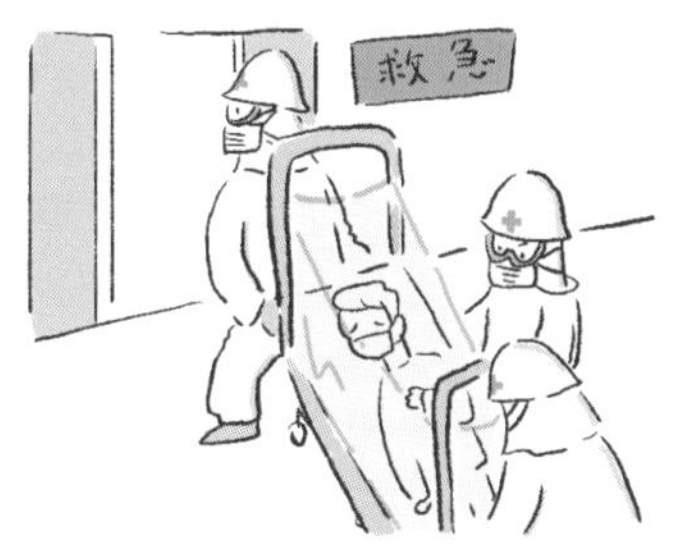

- コロナ感染患者（特に重症患者）の受け入れ

中小病院

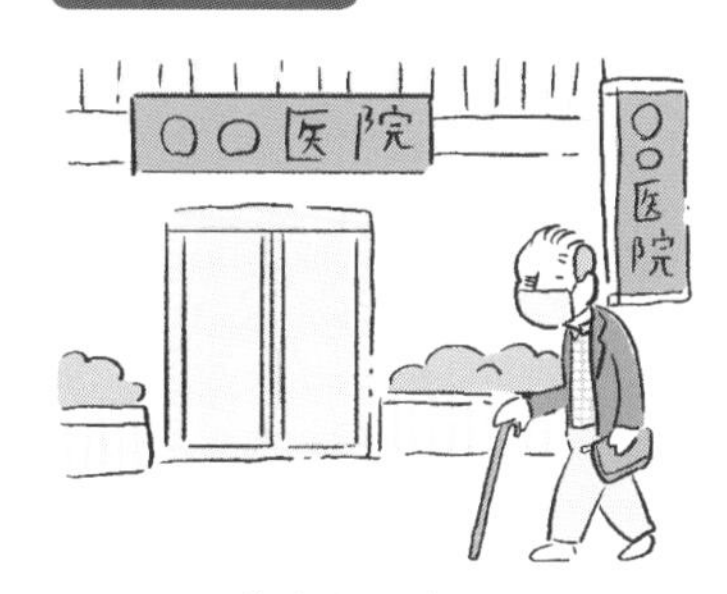

- コロナ回復患者の対応
- 大病院の通常業務を代替

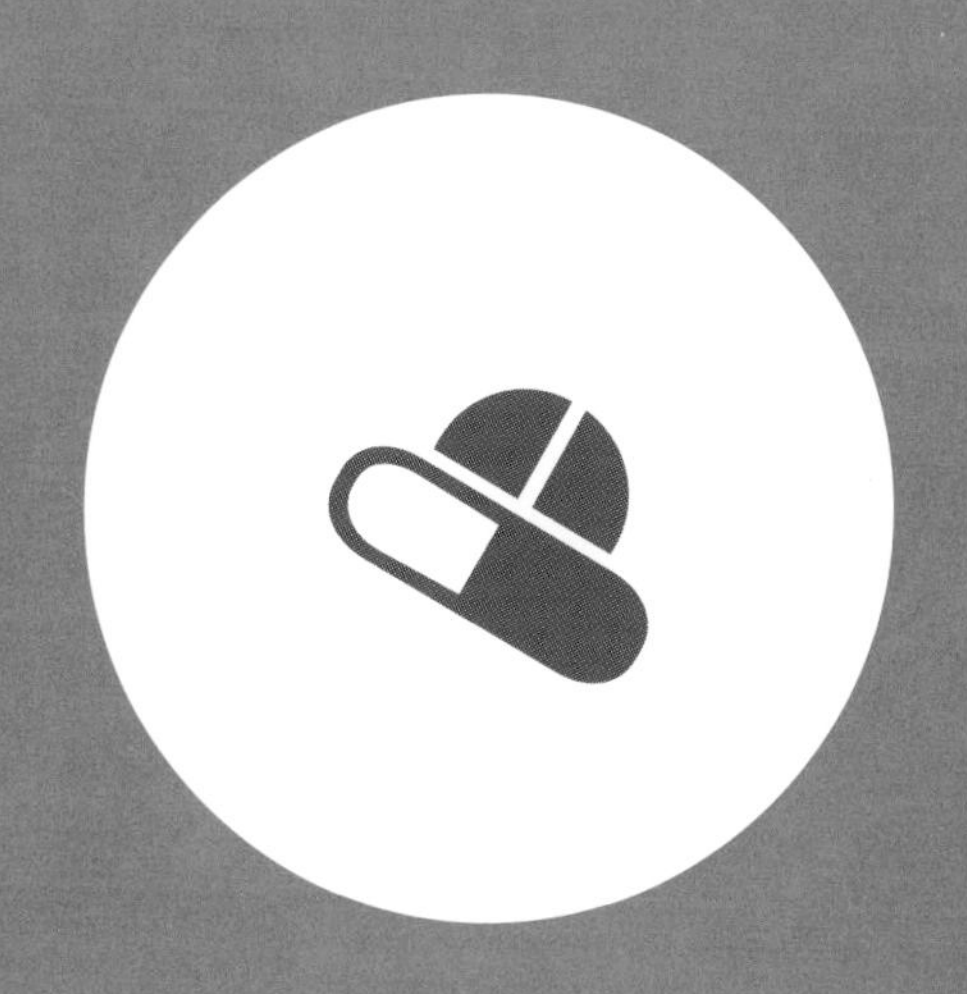

第6章

医療に関わる機関・組織の役割

01

WHOとは？

新型コロナウイルス対策でも注目を集めるWHOとはどのような組織なのでしょうか。その役割と現在の組織運営、パンデミックにおける対処について見てみます。

すべての健康問題に取り組む世界的機関

WHO（World Health Organization：世界保健機関）は、世界で発生しているあらゆる健康問題に取り組む国際機関です。**パンデミックだけでなく、生活習慣病を代表とした、世界全体で対策を講じなければならない課題は次々に出現しています。**WHOは世界各国が課題解決のために協力する調整機関としての役割を果たし、国際的な基準の策定や、健康に関わる情報の収集と発信、研究開発の支援などを行っています。

■ WHOの組織構造

本部と地域事務局

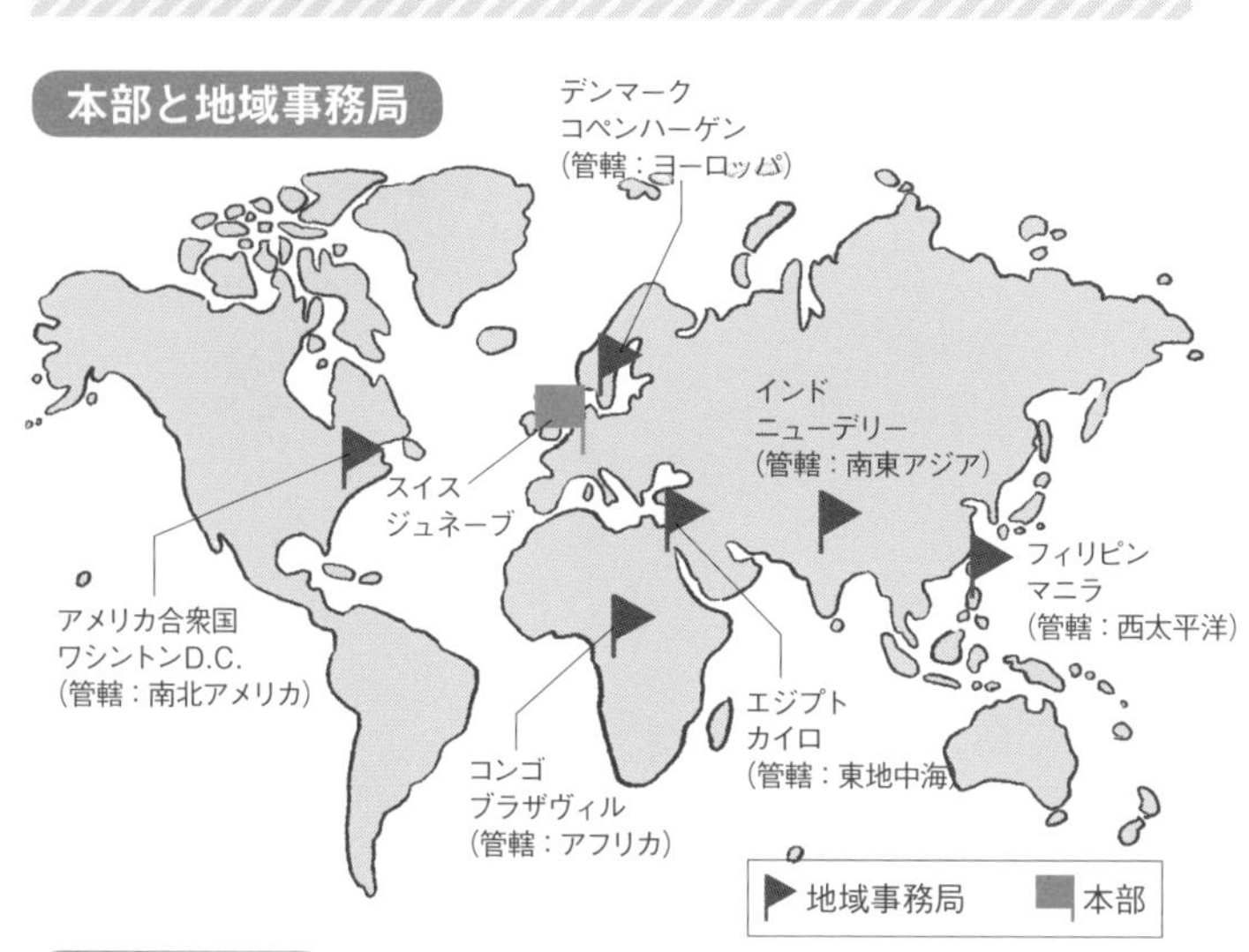

内部構成

総会

全加盟国・地域の代表で構成されるWHOの最高意思決定機関。

執行理事会

総会での決議や政策を有効に促進するための、総会の下部組織。

事務局

南北アメリカ、アフリカ、南東アジア、ヨーロッパ、東地中海、西太平洋の6つの地域事務局があり、世界各地に約150カ所以上のWHO事務所がある。

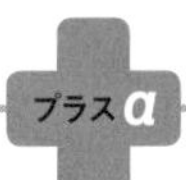

拠出金1位はアメリカ 新型コロナウイルスの影響も?

WHOの財源は加盟国や各種機関からの出資によってまかなわれている。加盟国は割り当てられた分担金のほか、寄付金を拠出して運営を補助する。WHOの拠出金のトップを占めているのはアメリカだが、トランプ政権の際にはWHOへの拠出を停止し、脱退宣言をする事態になった。しかし、バイデン政権では宣言を撤回し、再び世界一の拠出金を出している。新型コロナウイルスの影響を受けてWHOの重要性が高まったことから、支援の必要性を考慮した対応である。

WHOへの拠出金ランキング 2018～2019年度(2019年第4四半期まで)

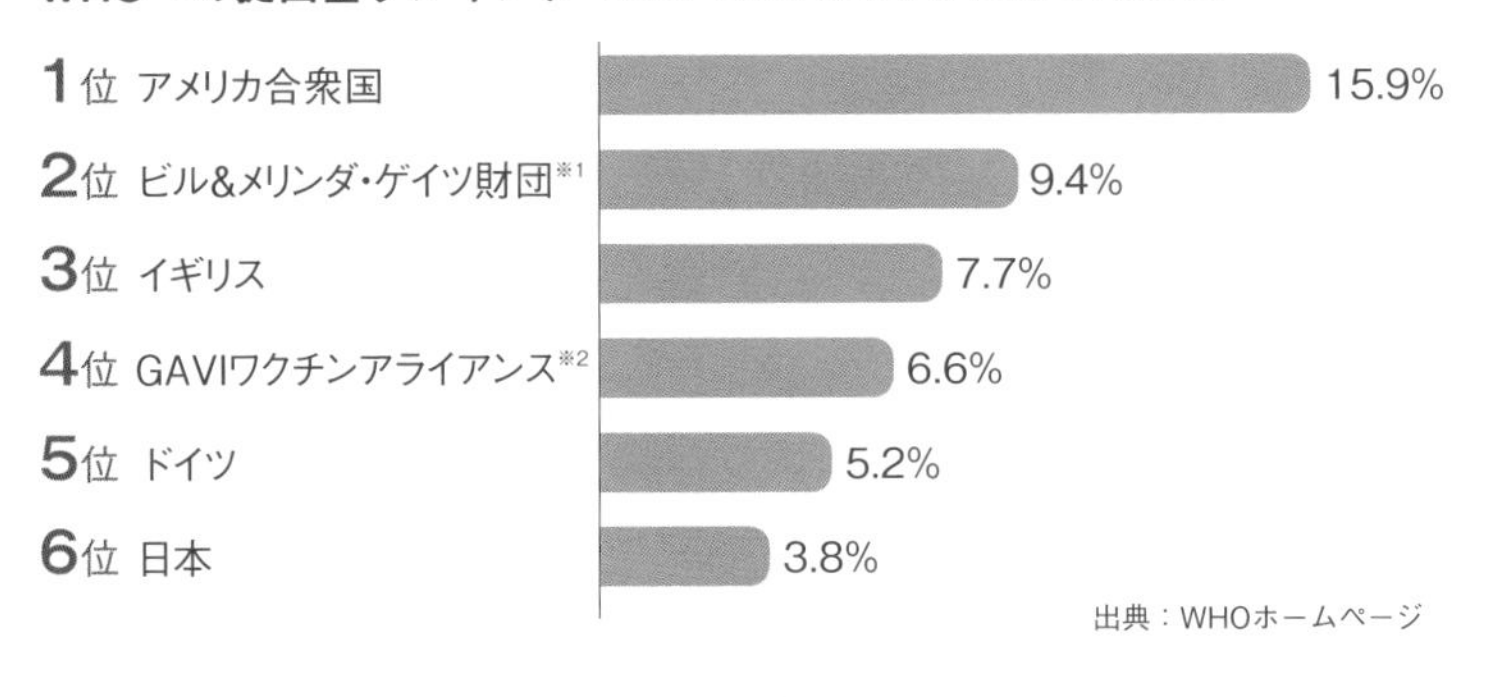

出典:WHOホームページ

これまでのパンデミックとWHOの対応

WHOは世界各国の協力を促し、パンデミックの解決に向けた対応をしてきました。**天然痘の撲滅への取り組みは代表例で、1980年には世界根絶宣言を出しました。**1988年にはポリオを根絶することを決定し、対策を続けています。

近年では新型インフルエンザ対策として深刻度や警戒水準レベルを決定し、世界への情報提供と勧告を行って、早期収束を目指す取り組みをしました。新型コロナウイルスについても世界全体の最新状況を集約し、症例や治療、対策などに関する情報を発信して感染拡大防止対策の中核を担っています。

※1 ビル・ゲイツ(マイクロソフト元会長)と元妻のメリンダによって設立された、世界最大の慈善基金団体。
※2 途上国におけるワクチンと予防接種を推進するための、官民連携の国際パートナーシップ。

02

厚生労働省の医療への働き

2001年に厚生省と労働省が統合して誕生した厚生労働省は、行政機関として、国民の健康や医療、子育て、福祉、雇用、労働などの政策を担っています。

国民の健康・医療・保険制度を管理する

厚生労働省は**健康や医療、医療保険や生活衛生、雇用や福祉などの政策を担う中央官庁**で、医政局や健康局などの部局により構成されています。国民が安心して医療を受けられる体制を整えつつ、健康増進や感染症対策を推進しています。

医薬品や医療機器の承認、食品の安全性基準や水道の水質基準の策定も行います。公的医療保険制度や介護保険制度、国民年金制度も厚生労働省の管轄で、国民のくらしを支える行政を担っているのが特徴です。

■厚生労働省の組織

- 大臣官房
- 医政局
- 健康局
- 医療食品局
- 労働基準局
- 職業安定局
- 職業能力開発局
- 雇用均等・児童家庭局
- 社会・援護局
- 老健局
- 保険局
- 年金局
- 政策統括官

医療政策を扱う（医政局）
保健医療に関する政策や立案、医療の指導や監督、医療機関の整備などを扱い、新たな医療のあり方や医療関連の政策や改革を担う。

国民の健康向上に取り組む（健康局）
国民の健康づくりや疫病対策など健康管理に関する取り組みを行う。新型コロナウイルス対策では感染者の対応や濃厚接触者の調査などを担当。

公的医療保険制度を扱う（保険局）
国民健康保険、後期高齢者医療制度などの公的医療保険制度を扱い、方策の考案や制度構築を担う。診療報酬や薬の価格設定も行う。

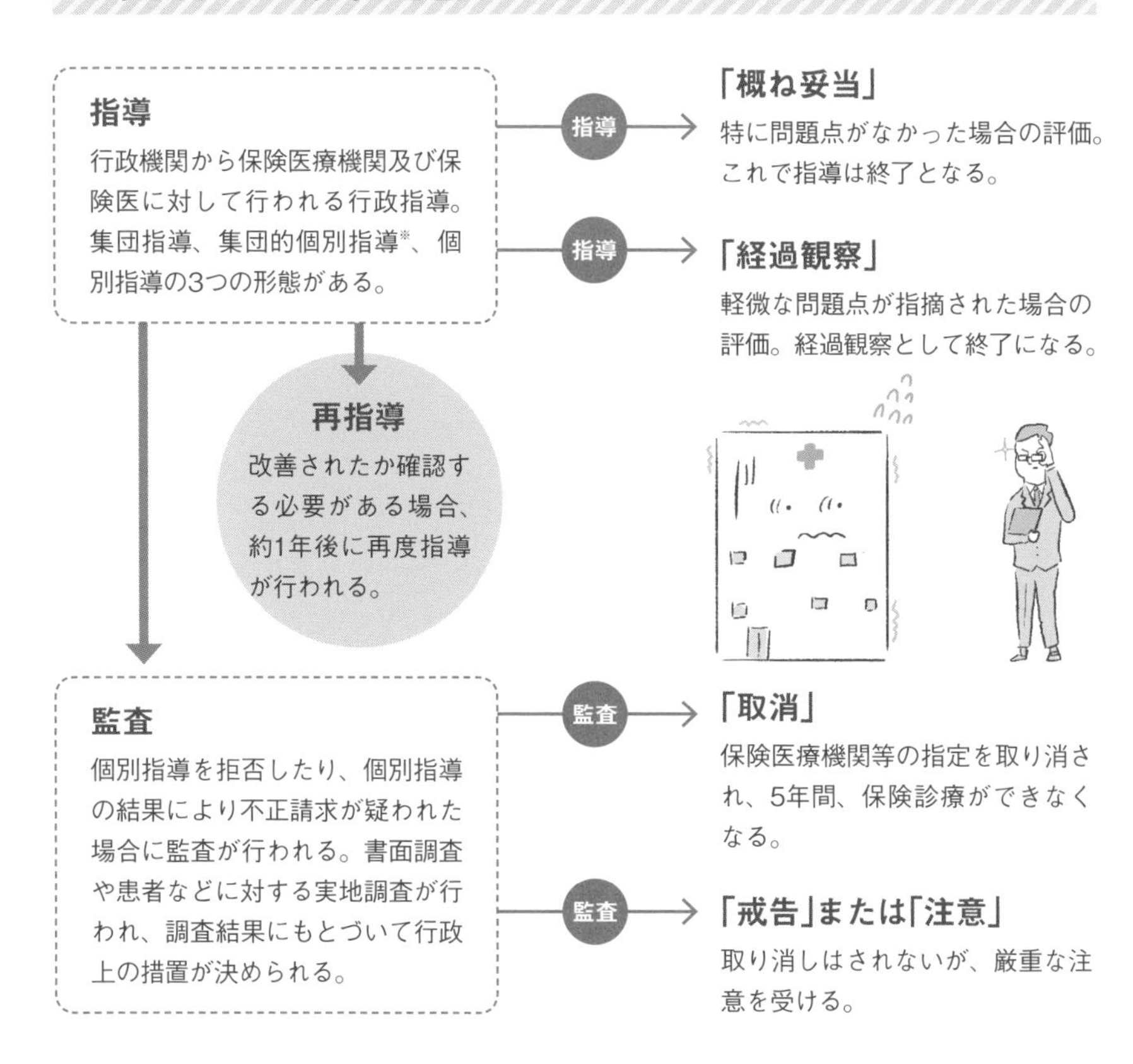

医療機関にとって厚生局はこわい存在!?

厚生局とは各地方で政策の実施を担う機関で、地域ごとに設置されています。厚生局の重要な役割の一つが医療機関の指導・監査です。

故意または重大な過失によって不正・不当な診療（または診療報酬請求）を行ったと認められた場合、保険医療機関や保険薬局（または保険医や保険薬剤師）としての指定を5年間取り消されることがあります。また、医療費の返還を命じられるケースも多く発生しており、令和元年では総額108億円以上が返還の対象となっています。そのため、医療機関や保険薬局は、日頃からきちんとした運営や対策が求められます。

※　集団的個別指導：指導対象となる保険医療機関を1カ所に集めて行う指導。講習などの形式で行う共通部分と、面談形式で行う個別部分がある。

03

保健所の仕事

新型コロナウイルス対策においても大きな役割を担っている保健所。地域住民の健康や衛生管理のために、日々業務を執り行っています。

地域の健康や衛生管理を担う感染症対策の第一線

保健所は都道府県、政令指定都市、中核市、特別区が設置主体となり、**地域住民の健康増進や衛生管理を推進する機関**です。都道府県の保健所は衛生管理の徹底や感染症対策の第一線としての機能を果たします。

市区町村が運営する保健センターは住民の健康を促進する取り組みがメインで、生活習慣病予防対策や母子保健活動などを実施しています。

保健所に就職するには専門職の地方公務員となる必要があります。

■保健所と保健センターの業務内容

保健所

都道府県、政令指定都市などに設置され、広域的な感染症対策や、精神保健福祉に関する相談などを行う。

保健センター

市区町村に設置され、乳幼児健診、健康相談など、より身近で利用頻度の高い保健・福祉サービスを行う。

主な業務

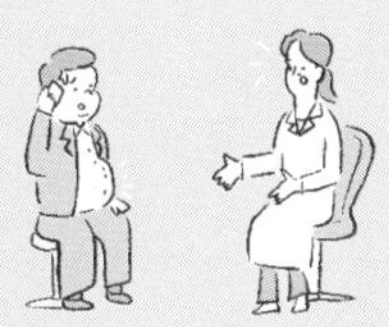

健康関連

- 新型コロナウイルス対策など健康危機管理体制の整備
- 地域保健に関わる統計調査
- 歯科保健の普及や教育

など

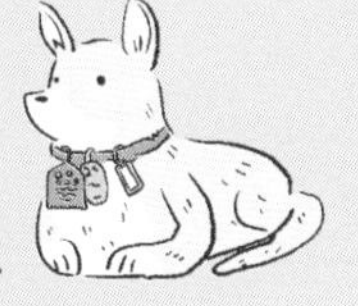

生活・食品衛生

- 飲食店や食品製造業などへの営業許可及び監視、指導
- 水質検査
- 食中毒対策
- 飼い犬の登録や狂犬病予防

など

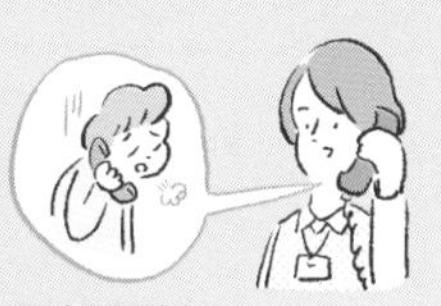

精神保健福祉

- 精神疾患や依存症など心の健康に関する相談事業
- 社会復帰促進事業

など

■保健所で働く人たちと仕事

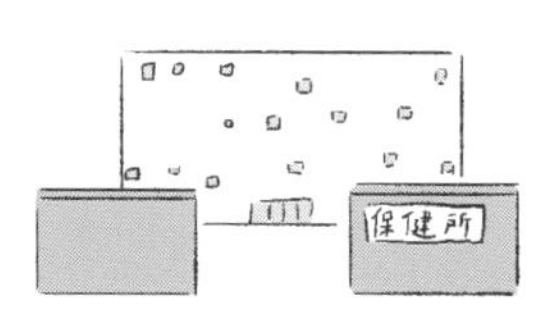

- 所長（原則医師資格が必要）
- 医師
- 看護師
- 保健師
- 助産師
- 薬剤師
- 理学療法士
- 作業療法士
- 管理栄養士
- 獣医師
- 歯科医師
- 臨床心理士
- 事務職員　など

＝ 自治体職員

保健所での新型コロナ対応業務

- 発熱や咳など不安な症状のある住民からの相談に対応する
- 陽性患者を指定医療機関に入院、または適切な場所へ隔離させ、フォローアップする
- 陽性者との接触状況や行動履歴を聞き取り、濃厚接触者を割り出す
- 濃厚接触者を2週間、健康観察する

など

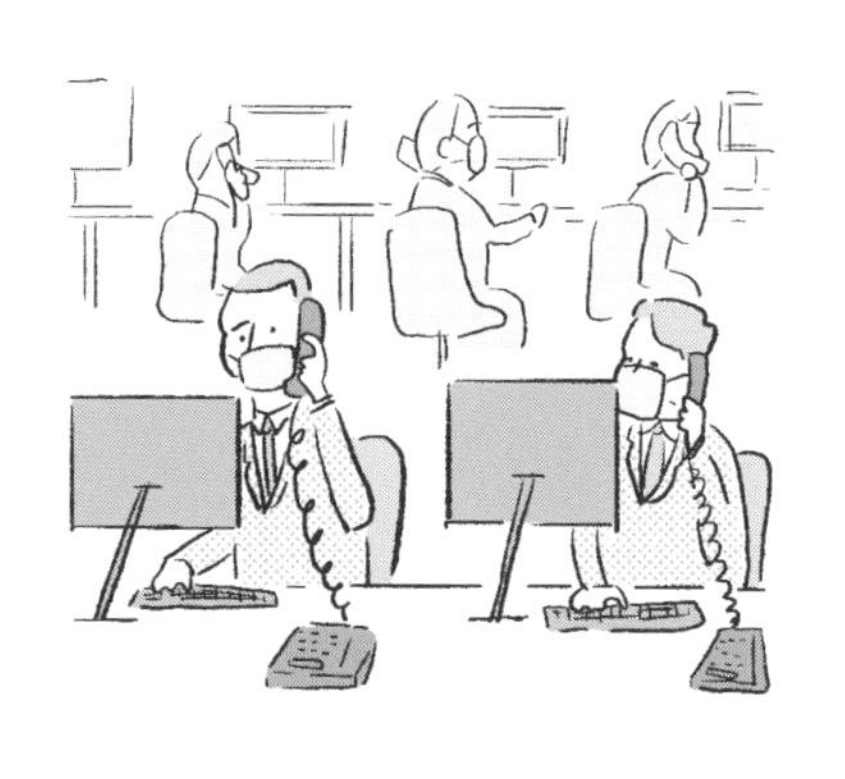

設置数が減ったなかでコロナ対応に追われた

保健所は平成8年には800以上設置されていましたが、令和3年には500程度まで減少しています。衛生環境の改善と高齢化に伴い、限りある**地方財源が保健から医療や介護に移行するようになり**、保健所の統廃合が進められたのが原因です。

実際には保健所の業務は精神保健福祉や食品衛生など多岐にわたっていて、仕事の量も増えている状況があります。さらにコロナ対応では企業や施設への衛生指導を担当し、PCR検査の窓口としての役割も果たす必要が生じました。設置数が減ったにもかかわらず業務が急増した保健所は、激務に追われる状況になってしまったのです。

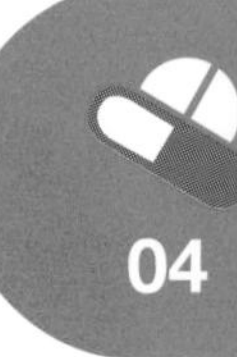

04

国立感染症研究所の仕事

新型コロナウイルスの流行により、その名が広く知られるようになった国立感染症研究所。感染症の制圧と予防のために、先導的で独創的な研究が行われています。

保健所と連携したクラスター対応などに従事

新型コロナウイルス対策では**ウイルスの分離や培養を達成して研究基盤を作り上げ、ワクチン開発にも協力しています。**厚生労働省が設置したクラスター対策班の中の接触者追跡チームは、国立感染症研究所の職員などで構成されており、保健所との連携による現地支援と疫学調査を実施してきました。予算や人員の削減が進められていましたが、コロナ対策を考慮して今後の予算拡張や研究者の増員が検討されています。

感染症予防治療の研究やワクチン開発を行う

国立感染症研究所は、厚生労働省の管轄下で感染症対策のための研究や、情報の収集と提供をしている機関です。

細菌やウイルスの生物学的な研究を通して、感染防止対策につながる現象の解明や、ワクチン及び迅速な診断方法を開発するのが仕事の中心です。国際協力を進めながら感染症のレファレンス業務[※1]やサーベイランス業務[※2]などの多様な業務を担当しています。

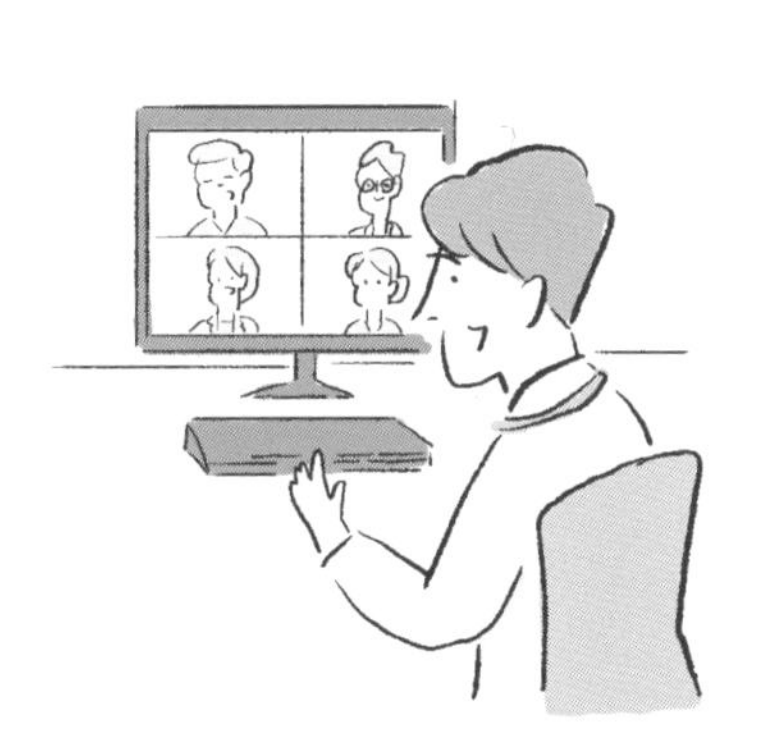

※1　レファレンス業務：感染症に関する資料や情報を必要とする人と、適切な情報源を結びつけるサポートをする業務。
※2　サーベイランス業務：患者の発生状況を統一的な手法で持続的に収集・解析し、得られた情報を感染症予防・対策のために還元する業務。

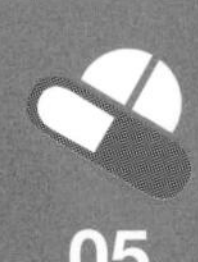

05

検疫所の仕事

「国内に感染症を持ち込まない」という水際対策の要として、重要な役割を担う検疫所。日本全国に13の本所と14の支所、83の出張所があります。

空港や海港で感染症が持ち込まれるのを防ぐ

検疫所は厚生労働省の管轄下で検疫を実施し、海外から感染症などが持ち込まれないように防波堤の役割を果たしています。入国者の検温を行ってリスクを判断し、感染の疑いがある場合には検査を実施します。

コロナ禍においては、すべての入国者に対して**「指定場所（自宅など）にて一定期間待機[※3]し、公共交通機関を利用しない」「待機先や交通手段の登録」「出国前72時間以内の検査証明の提出」**などを求め、検疫を強化しています（2021年8月現在）。

■ 出国・入国時の検疫業務

出国時

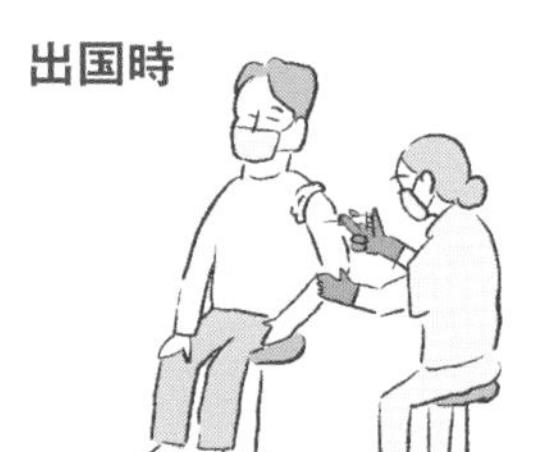

- 出国相談カウンターにて海外で発生している感染症についての注意喚起
- 渡航者への予防接種

など

入国時

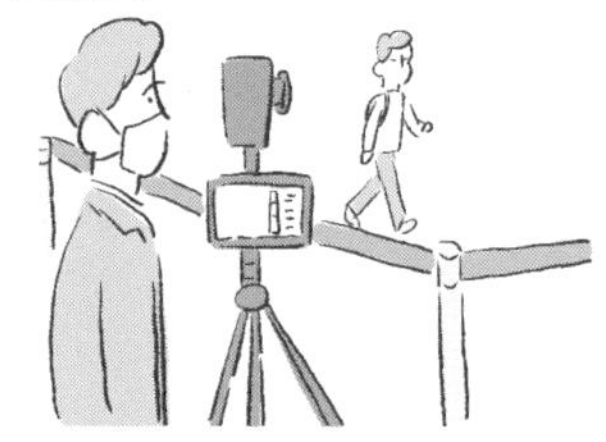

- サーモグラフィーなどでの検温
- 発熱や咳など症状がある人への対処（医療機関への紹介、隔離、停留、消毒など）

など

プラスα

検疫官はどんな人？

出入国者の健康の状態を確認する看護師のこと。空港や海港に常駐し、限られた時間の中での状況判断が求められる。検疫官になるには、看護師免許を取得した後、3年以上の臨床経験が必要になる。

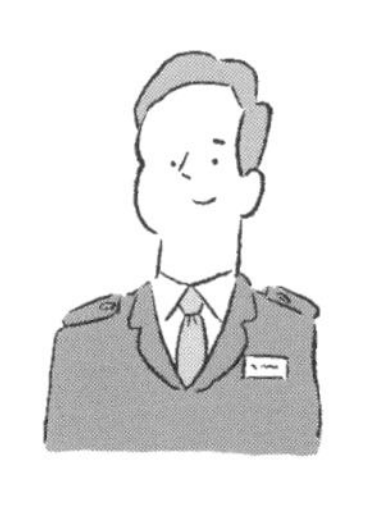

※3　入国日を0日として14日目まで。

06

日本医師会とは？

日本全国の医師たちが会員として所属する日本医師会。医師の研修や親睦を目的に１９１６年に設立され、医療に関する情報発信や提言を行っています。

国の医療政策の提言を行う専門家集団

日本医師会は、公益社団法人として運営されている医学領域の学術専門団体です。医学の発達や公衆衛生の向上、社会福祉の増進のために活動しています。都道府県医師会の会員によって構成されていて、**医師の研修機会の提供や、保険医療及び地域医療の推進を目指し、国の医療政策への提言をする**のがおもな仕事です。都道府県医師会や、地域の医療に取り組む郡市区医師会への情報提供も実施しています。

■日本医師会と日本医学会

日本医師会

医師のあつまり

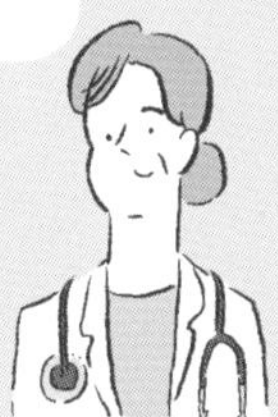

- 日本の医師免許をもつ医師が任意で加盟する民間の学術専門団体
- 医師であれば入会可能
- 会員数は全国で17万人以上※
- 医師の生涯研修や地域医療の推進発展、保険医療の充実などの活動・提言を行う

日本医学会

医学者のあつまり

- 日本医師会のもとに設置された医学系学会の連合体
- 138の分科会を有する
- 加盟は学会単位
- 医学と医療の水準向上のためにシンポジウムなどを行う

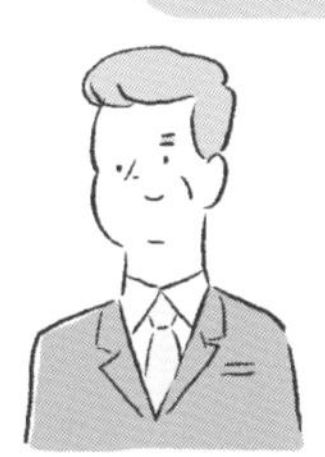

※　令和２年12月1日時点。

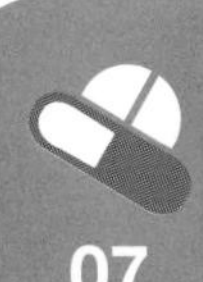

07

日本看護協会とは？

76万人以上の看護職資格取得者（看護師、准看護師、保健師、助産師）が所属する日本看護協会。看護をとりまく環境の改善と看護の発展、社会貢献を目的に、１９４６年に設立されました。

入会する看護職への研修や支援を行う

日本看護協会とは、都道府県看護協会と連携し、医療や福祉における看護の総合的な発展を目指す取り組みを行う公益社団法人です。看護職の資格をもつ人が入会できます。

看護の質を向上させるための研修や教育、資格の認定をしています。看護職の再就業支援のほか、労働条件などを調査して、看護職が働きやすい環境を整備するのも、日本看護協会の仕事です。学術研究の推進や看護領域の開発を進める役割も果たしています。

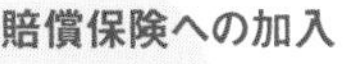

■日本看護協会の会員特権の例

専門図書館の利用
看護の専門図書館にて資料の閲覧、複写のほか、図書のレンタルができる。

学会や研修への参加
看護の知識や技術の向上を目的に開催される研修や学会に、会員料金で参加できる。

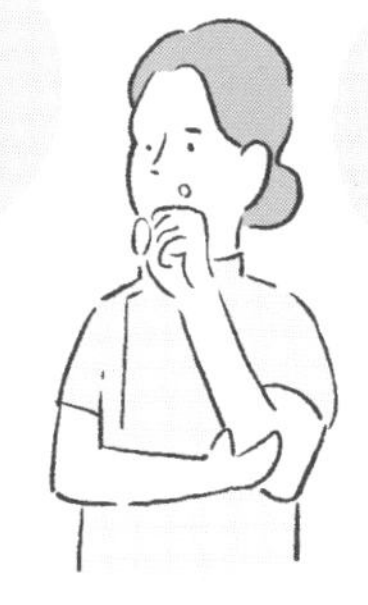

賠償保険への加入
医療事故や物損事故などの際の損害賠償金を補償する賠償保険に任意加入できる。

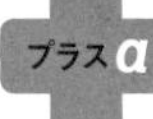

プラスα

潜在看護職を発掘する

日本看護協会では潜在看護職の発掘を行っている。医療や介護の需要の高まりによって、現場で働く看護職の不足が著しいのが現状。離職して働いていない潜在看護職の現場復帰を促すため、研修や実習などを通し、再就業を支援している。再就業を目指す看護職には日本看護協会の支援が役に立つだろう。

08

製薬業界と物流

薬局で買える身近なものから高度医療用のものまで、さまざまな薬を開発し、販売する製薬業界。その種類と流通形態、そこで働く人たちについて解説します。

薬の研究開発から医療機関への情報提供まで

製薬会社は薬の研究開発から始まり、医薬品の承認取得、市場への医薬品の供給、医療機関への情報提供までを担っています。

基礎研究を行う「研究職」、臨床試験を実施する「開発職」、医療機関と医薬品情報のやり取りをする「ＭＲ（Medical Representative：医薬情報担当者）※」が活躍しています。また一般事務のほか、承認申請を担当する薬事部門や、医薬品情報の収集・発信を行う学術部門の仕事も重要です。

■製薬会社の種類と働く人たち

医療用医薬品メーカー
医師の処方せんが必要で、保険薬局や病院で処方される「医療用医薬品」を研究開発する製薬会社。

一般用医薬品メーカー
医師の処方せんは不要で、ドラッグストアなどで売られる「一般用医薬品」を研究開発する製薬会社。

ジェネリック医薬品メーカー
ジェネリック医薬品（P118）を主力商品として研究開発する製薬会社。

研究職

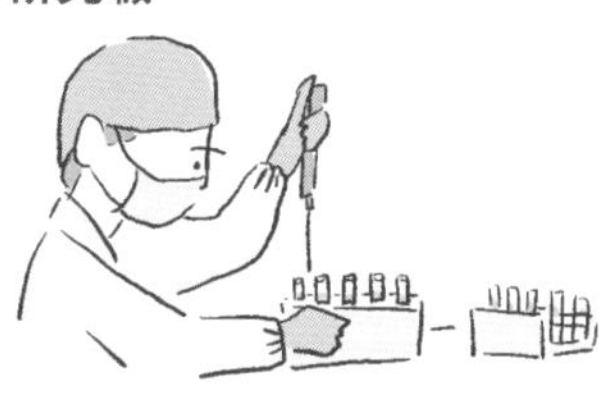

開発職

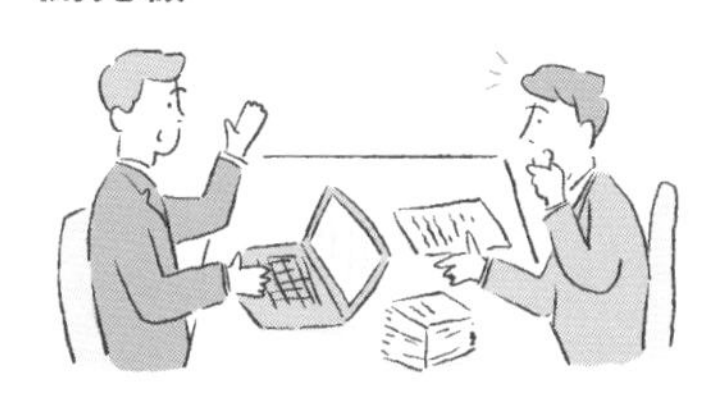

MR（医薬情報担当者）

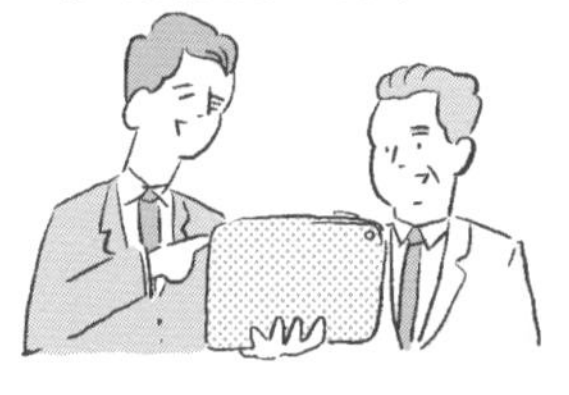

その他

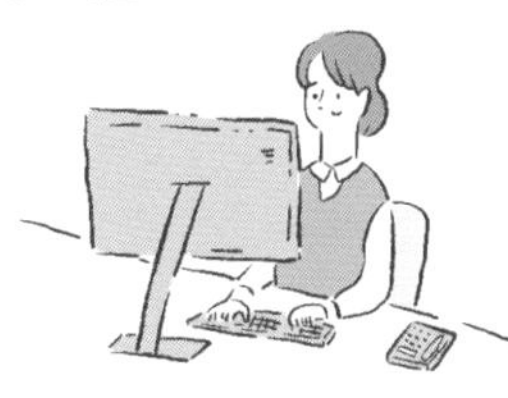

※　MR：製薬会社のいわゆる営業職だが、自社製品の情報を医療機関の医師や薬剤師に提供することが仕事で、販売は行わない。

■医薬品の流通

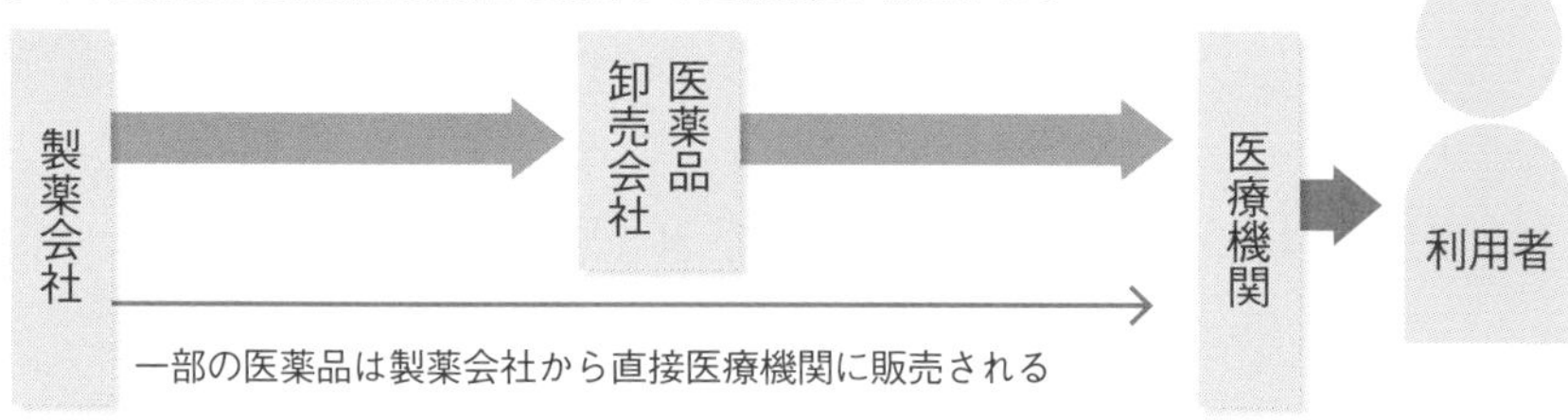

■MRとMSの関係

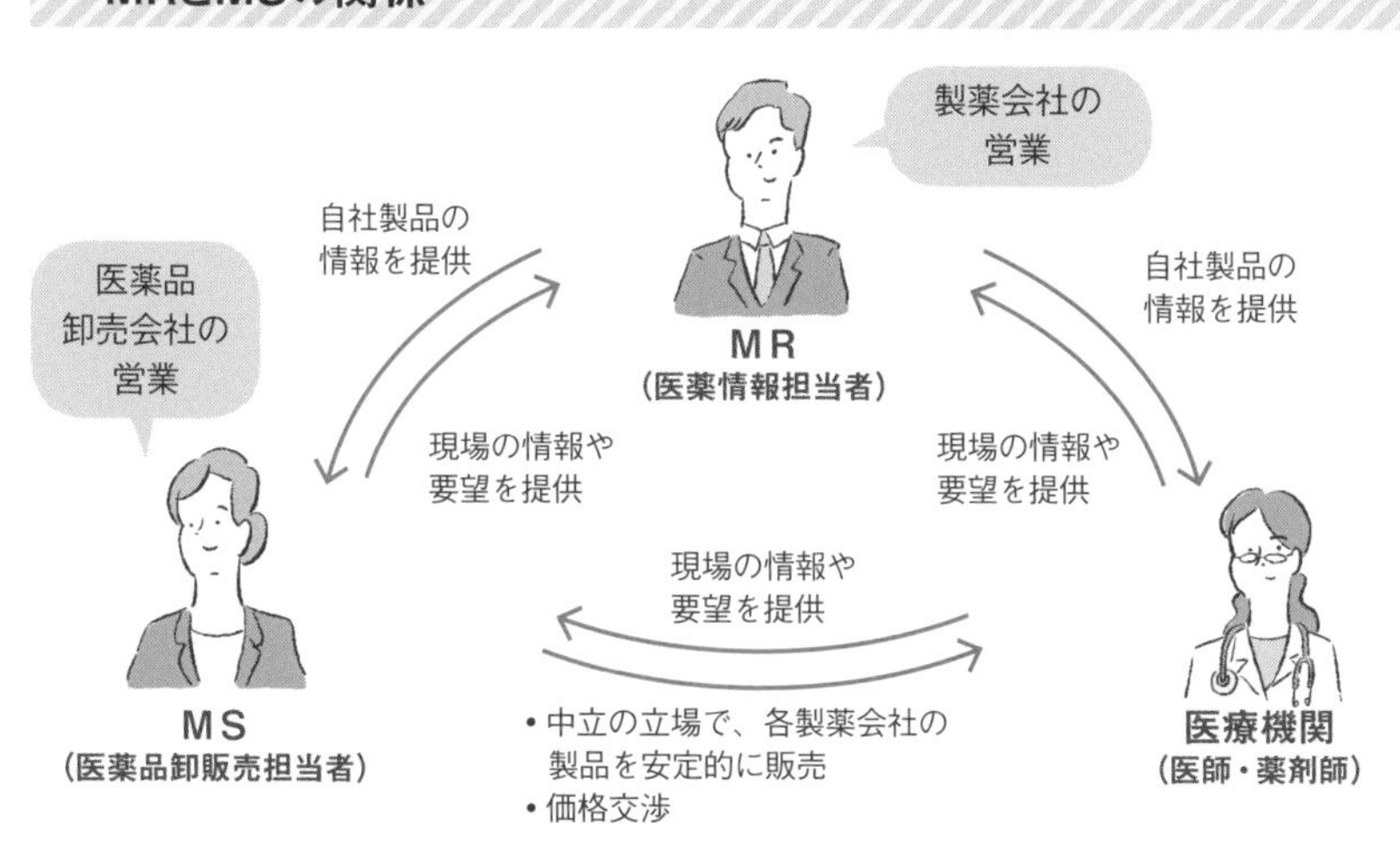

医薬品卸売会社と協力して業務を行う

製薬会社は製造した医薬品の流通のために、「医薬品卸売会社」との協力体制を整えています。**医薬品卸売会社は製薬会社から医薬品を仕入れ、医療機関に安定して供給できるように管理**しています。

医薬品卸売会社ではMS(Marketing Specialist:医薬品卸販売担当者)が営業を担当し、取り扱う医薬品全体を理解して、提案と販売をしています。**MSは医療機関から得られた要望を製薬会社のMRに伝え、MRはMSに自社製品の情報を提供します**。この連携によって、必要な医薬品を適正使用できるようになっています。

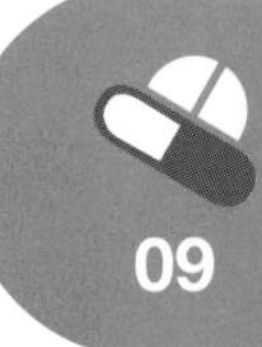
09

新しい薬が承認されるまで

新しい薬を開発するためには、どのようなプロセスが必要になるのでしょうか。開発と承認には、決まった流れがあります。

新薬の開発には10年以上の時間がかかる

新しい薬を医療現場で使用するには、厚生労働省から医薬品としての承認を得なければなりません。

製薬会社で**新薬の開発を始めてから承認を得て現場で使用できるようになるまでには10年以上が必要で、長い場合には20年以上かかる**こともあります。基礎研究から始めて非臨床試験と臨床試験（治験[※1]）を実施して、審査を受けるという長いプロセスが必要だからです。10年以上もの年月をかけたとしても上市[※2]されない可能性もあります。

既存薬を別の用途で使えるようにする取り組みも

まれに薬剤は、現在の治療目的とはちがう治療効果が期待できることがあります。そこで、**既存薬の適用範囲を広げて別の用途で使えるようにする「ドラッグリポジショニング」**の考えが広がりました。

新薬開発に長い時間が必要な大きな原因として、安全性の確認に年月がかかることがあげられます。急性の副作用はすぐに判断できますが、長期投与による副作用は長期間の臨床試験を行わなければ発生頻度を確認できません。しかし、**既存薬は使用経験があるので安全性情報が蓄積されています。**有効性試験だけであれば開発期間は短くてすむため、効率的な医薬品開発になります。

また、副作用によって使用されなくなった医薬品も、別の病気の治療薬として候補にできます。「サリドマイド」のように、薬害によってかつて市場から消えた薬も、多発性骨髄腫の治療やハンセン病の急性症状の緩和に用いられています。

新型コロナウイルスの治療においても、抗ウイルス薬のアビガンが候補として話題に上りました。開発スピードを要求される局面では既存薬の再開発が特に注目されます。

※1　治験：「新薬の開発のための、治療を兼ねた試験」のこと。臨床試験（「治療を兼ねた試験」）の一種だが、臨床試験は、必ずしも新薬の開発を目的とするとは限らない(P157)。

※2　上市：承認された新薬などが市場で販売開始されること。

■新薬開発と承認の流れ

2〜3年

基礎研究

基礎研究は新薬開発の起点で、対象疾患の選定から始める。生物学的な研究や候補化合物の合成と探索を行い、少量でも有効と期待される候補を見出す。

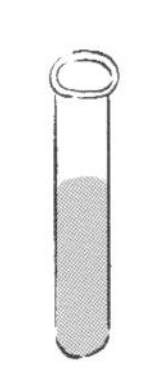

3〜5年

非臨床試験：動物

非臨床試験ではモデル動物に対して薬の候補を投与することで有効性や安全性を確認する。マウスなどから始めて、サルなどの高等動物での確認へと進めていく。

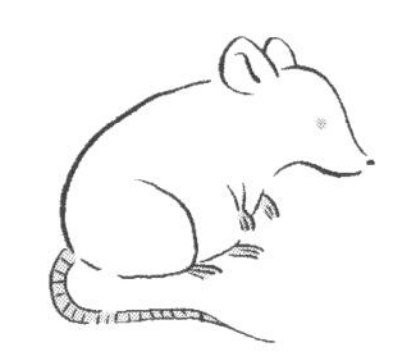

3〜7年

臨床試験(治験)：人

臨床試験では人に薬の候補を投与する。まずは健康な人で安全性を、次に患者で有効性を確認するという流れで進められる。

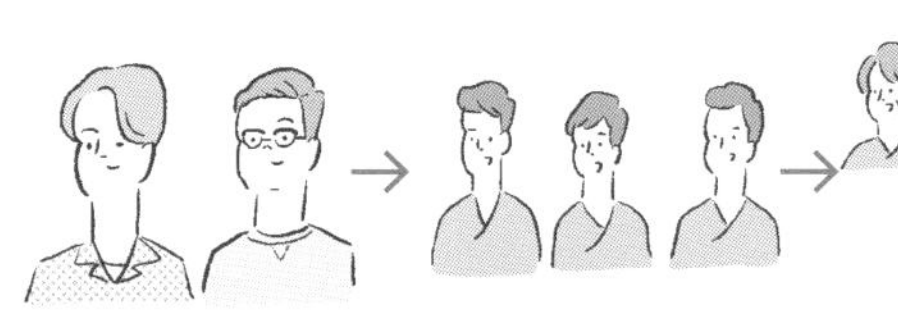

第Ⅰ相
少数の健康な成人

第Ⅱ相
比較的少数の患者

第Ⅲ相
多数の患者

1〜2年

承認申請・審査

厚生労働省・PMDA※3に承認申請をする。厚生労働大臣による承認が下りると、医薬品として販売できるようになる。

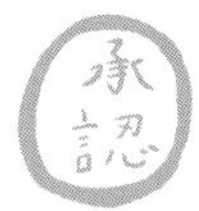

※3 PMDA：独立行政法人医薬品医療機器総合機構。医薬品の副作用などによる健康被害に対しての救済措置や、医薬品・医療機器の安全性・有効性について、審査・検証を行う機関。

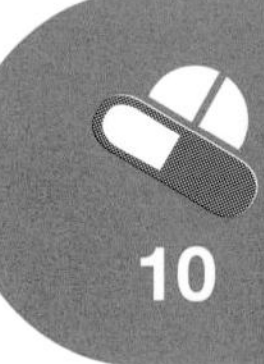
10

ワクチンが開発されるまで

感染症の流行を抑えるために重要な役割を担うワクチン。新型コロナウイルス収束のカギを握るワクチンは、どのように開発されたのでしょうか？

新しいワクチンの承認はより慎重になる

ワクチン開発の流れは新薬（P151）と同じですが、承認にはさらに時間がかかる傾向があります。**病気の治療薬とは異なり、ワクチンのほとんどは健康な人が使用する**からです。病気にならないためのワクチン接種が原因で、健康だったはずの人が別の病気になったり、命を落としたりするのは本末転倒であり、医療機関にとっても、さらなる負担増になります。そのため、ワクチンは安全性の高さについては、より慎重に検討されます。

新型コロナのワクチンが素早く開発されたワケ

新型コロナウイルスのワクチンは、通常10年以上かかる新薬の開発に比べても極めて短い、1年ほどで開発されました。短期間での開発が進んだのは、社会的に必要性が高く、スピード承認が行われたことだけが理由ではありません。製薬会社だけでなく**各国の政府や財団法人などが積極的に資金を投入した**ため、資金を十分にかけて開発に取り組むことができたからです。

さらに、ワクチン開発の基礎研究が事前に進んでいたのも功を奏したといわれています。**インフルエンザウイルスなどの、パンデミックを繰り返す病原体が次々に登場している状況を鑑みて、ワクチン開発の技術の研究を推進していた国が多くあった**のです。

日本では後手に回ってしまったため他国に比べて遅れましたが、**アメリカなどでは予防医療を重視して、ワクチン開発のための生物学的な基礎研究が進められていました。**基礎研究の段階も短縮でき、迅速開発が必要とされている社会状況を受けて臨床試験の期間短縮もできたため、わずかな期間でワクチンが世の中に登場しました。

プラスα

海外で使える薬が日本で使えないワケ

海外で使える新薬が、日本では使用できないということがあります。海外で使われている薬が日本で承認を得て使用できるようになるまでの時差は「ドラッグラグ」と呼ばれていて、開発にかかる「開発ラグ」と審査にかかる「審査ラグ」があります。承認申請までの開発期間、審査にかかる時間の両者が国ごとに異なっているため、年単位でのタイムラグが生じてしまうのです。日本では海外に比べて長期の臨床試験（治験）が必要で、審査期間も長いことからドラッグラグが長くなりがちです。しかし、状況はだんだんと改善されてきています。

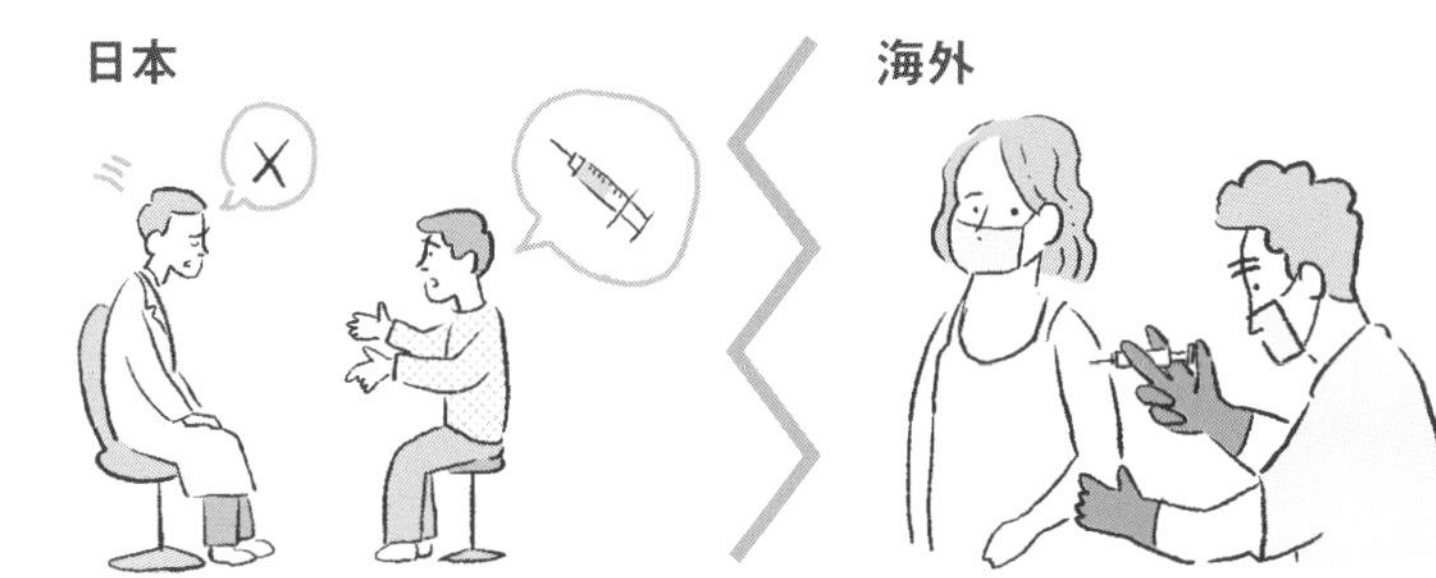

時差をなくす取り組み

スムーズな治験のサポート

開発ラグは厚生労働省が治験の支援体制を整えたことで軽減された。平成18年度から令和元年度の間に0.7年短縮されている。

承認時間の短縮

審査ラグは平成18年度から令和元年度にかけて1.1年短縮された。PMDAの審査員を増員して、承認審査の迅速化を図った結果である。

成果

平成18年度

開発ラグ	審査ラグ	ドラッグラグ
1.2年	1.2年	2.4年

→

平成31年・令和元年度

開発ラグ	審査ラグ	ドラッグラグ
0.5年	0.1年	0.6年

出典：独立行政法人医薬品医療機器総合機構（PMDA）「ドラッグ・ラグの試算」

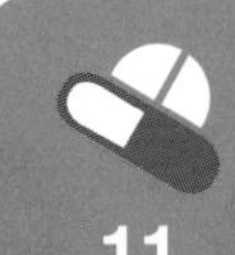

医療機器メーカーの仕事

医療機関で使用される高度なものから家庭で使う身近なものまで、さまざまな医療機器を扱う医療機器メーカー。その仕事にはどのようなものがあるのでしょうか？

高度な機器から身近なものまで幅広い種類がある

医療機器メーカーは、医療に使用される医療機器の製造、販売をしています。**MRIやレントゲン装置のような大型の機器もあれば、コンタクトレンズや体温計も医療機器です。**高度な知識を必要とされる仕事が多いので、工学系の技術に加えて生命科学や物理学、化学、医学の知識も、医療機器の開発では欠かせません。職種としては研究開発、生産技術、サービスエンジニアといった技術職に加えて、医療機器営業が活躍しています。

■医療機器の例

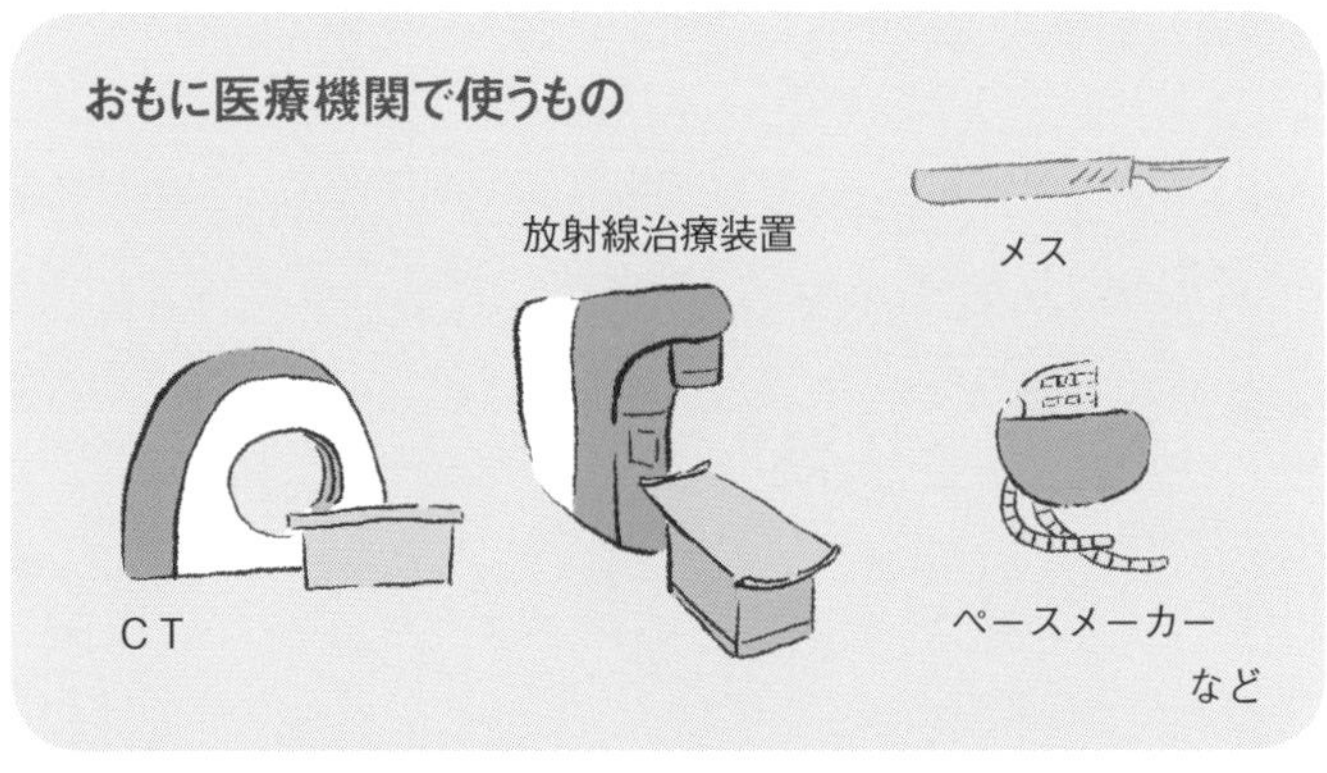

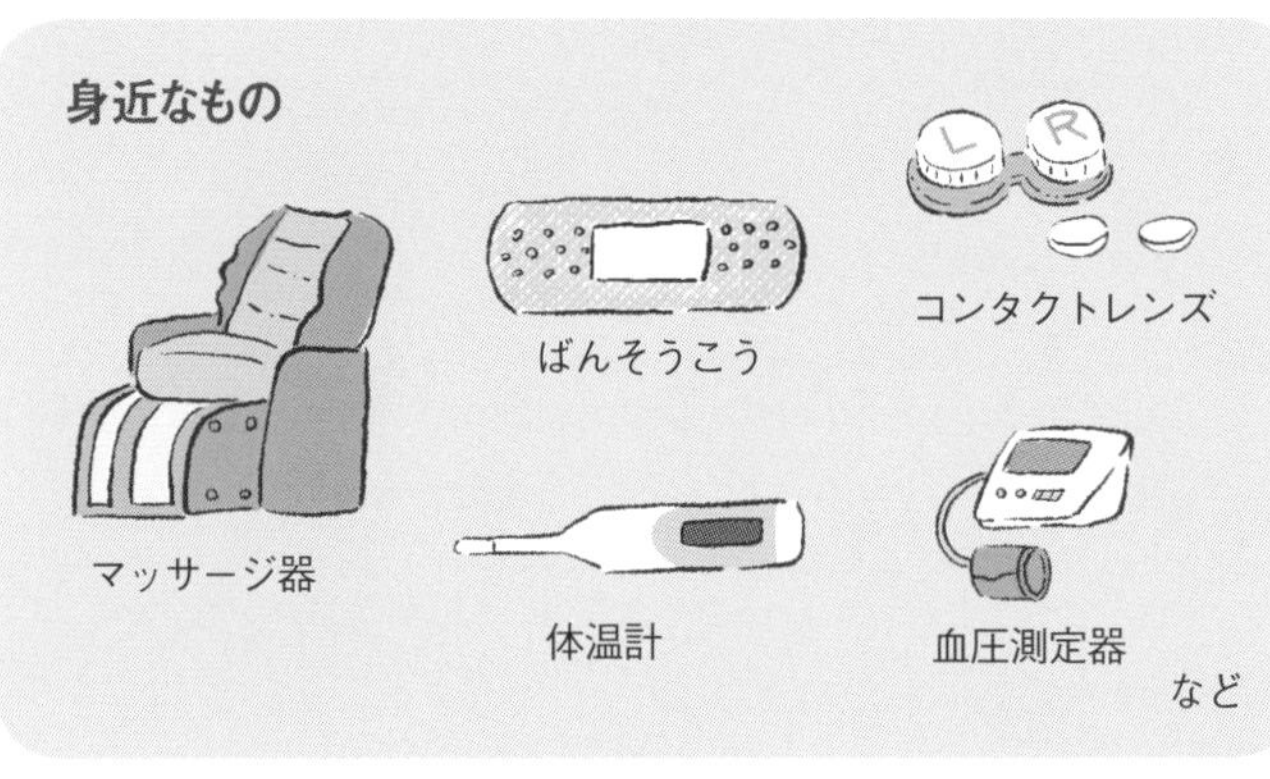

■医療機器メーカーの技術職

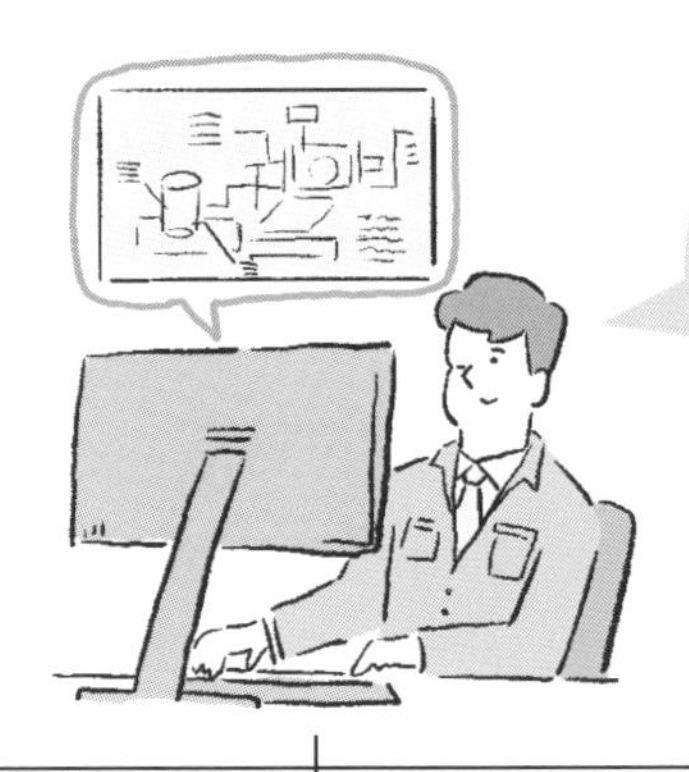

❶研究開発

医療機器の製品開発を行う職種。医学や生命科学に加えて工学系の技術を融合させて新しい価値を生み出すため、基礎研究から応用研究までを幅広く担う。

❷生産技術

基礎研究によって開発された製品の製造プロセスを考案し、低コストで効率的な製造ラインを構築する。製造のための新技術の開発を行う場合もある。

❸サービスエンジニア

医療機関からの注文を受けて医療機器の納品やアフターサービスを担当する。医療機器の設置や使用方法の説明、保守点検のほか、問い合わせへの対応も行う。

■医療機器メーカーの営業職

❶自社製品の紹介

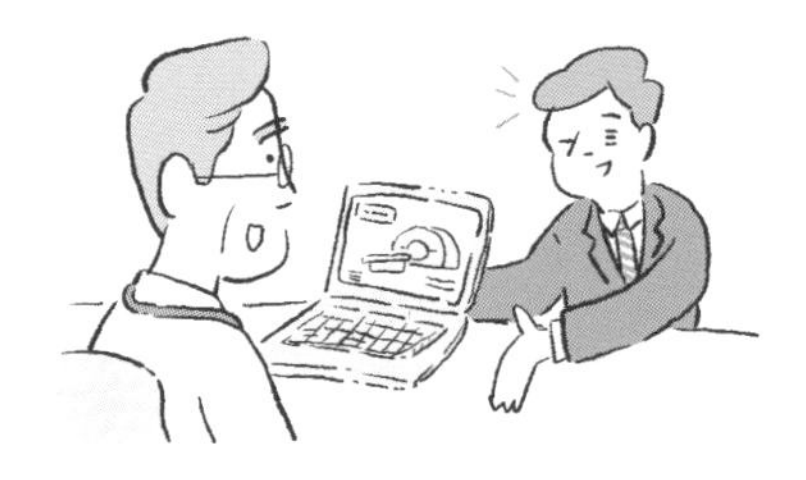

医師などへ、自社の医療機器の情報提供を行う。商品の特徴や魅力をわかりやすく紹介して興味をもってもらい、自社製品の導入を促すのがおもな仕事。

❷現場への立ち会い

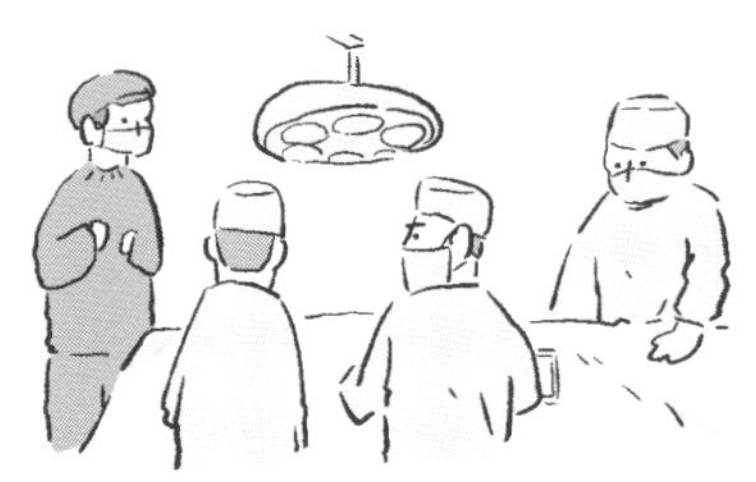

自社製品の導入が決まったら現場への立ち会いをする。導入に際して要望や質問があったときには、サービスエンジニアと協力して柔軟に対応する。

キーワード

病院や医療のしくみをさらに理解するために知っておきたい用語を紹介します。

受託臨床検査企業

受託臨床検査企業とは、医療機関で採取した検体を受け付けて検体検査をする企業です。病院は、院内で実施できない、処理しきれない検査を外注しています。血液学的検査や生化学検査だけでなく、特定の病気に特化した特殊検査も実施できる専門企業です。臨床検査技師は、病院や診療所のほかに、こうした専門企業に就職する選択肢があります。

病院
検査結果
検体
受託臨床検査企業

チーム医療

チーム医療とは、医療現場にいる医師や看護師、リハビリ専門職などのプロフェッショナルが専門性を発揮し、チームとして患者の治療にあたることです。医療の高度化に対応し、個別医療を重視して連携する体制を整えるのが特徴で、患者の満足度とＱＯＬ（生活の質）の向上を目指しています。

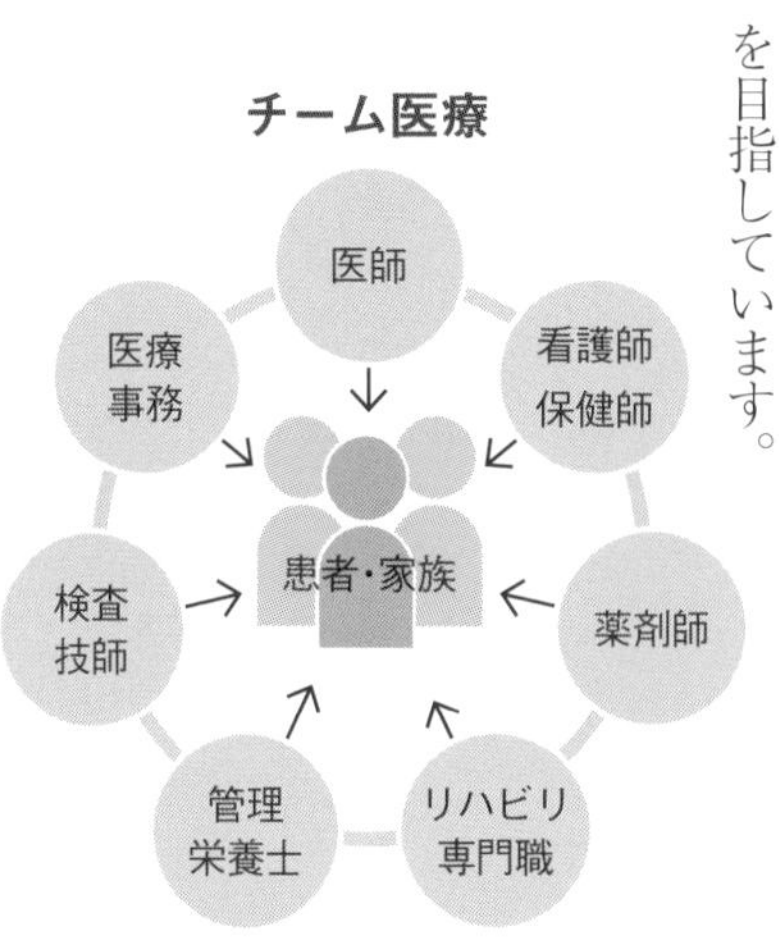

治験参加

治験とは、新しい医薬品開発において、基礎研究、非臨床試験（動物試験）に続いて行われる、人を対象とした臨床試験です。国の承認を得るための安全性や有効性のデータを取得する目的で実施されます。被験者は未承認薬を使用するため、未知の副作用のリスクがあります。その反面、新薬候補の投与を受けられるのが魅力です。

医療機関からの公募や主治医からの推薦によって申し込みが可能です。被験者には治験参加カードが配布され、主治医や薬剤師にも治験に参加している事実と注意事項を正しく伝えられるしくみになっています。

インフォームドコンセント

インフォームドコンセントとは、治療の際に十分な説明によって同意を得ることです。患者が医師の診断と指示に一方的に従うのではなく、患者自身が納得して治療を受けられるように、医療従事者が治療方針や医薬品の効果・副作用などを説明して理解を促します。

患者が主体的に医療を受ける意識が生まれ、医療従事者との信頼関係も樹立できることから治療を進めやすくなります。医療従事者が説明に努めるだけでなく、患者が治療内容について理解する意欲をもつ必要があるため、互いの努力が求められる取り組みです。

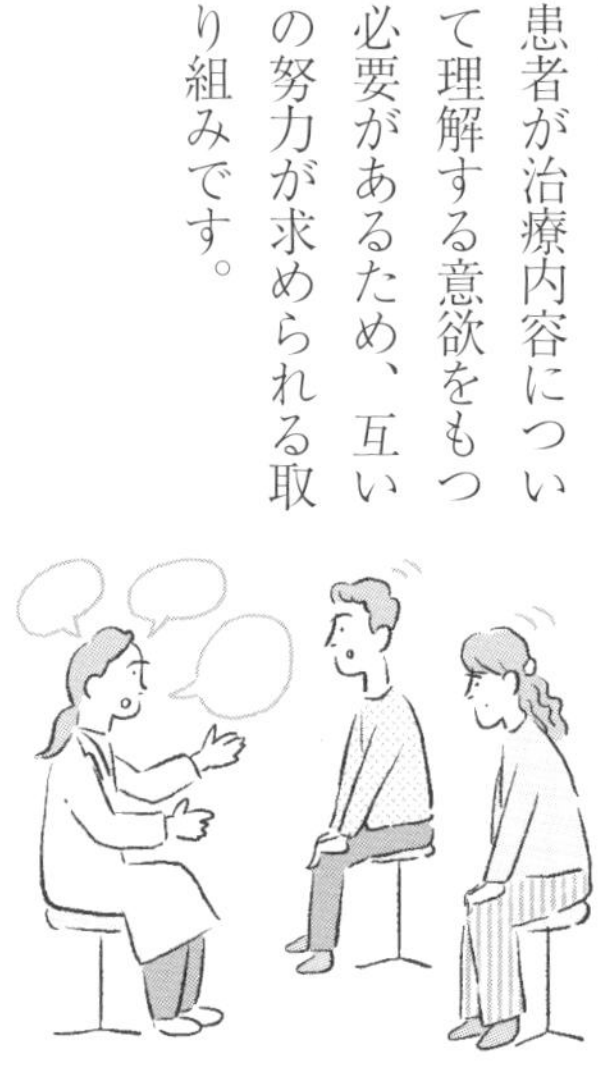

セカンドオピニオン

セカンドオピニオンとは、主治医以外の医師に治療方針などについて意見を求めることです。主治医の意見を受け入れるべきかを判断するために、客観的なアドバイスを得ることを目的として行われます。セカンドオピニオンを得るには、主治医に紹介状を発行してもらう必要があります。その後、相談医による問診を受けて報告書を受領し、主治医を再受診して治療方針を再度相談するのが一般的です。

主治医
❶紹介状を発行
❹報告書を持って再受診
患者
❷相談
❸報告書を発行
相談医

医療事故

医療事故とは、医療の中で発生した人身事故を指します。医療従事者の過失の有無は問われず、死亡やケガなどにつながったら医療事故です。医療事故の中でも医療従事者が注意義務を怠ったことにより発生した事故は「医療過誤」になります。事故にはならず、リスクがあっただけの場合には「インシデント※」と呼びます。

たとえば、点滴袋に記載された患者の名前がちがうのに気付いて抜針した場合、異常がなければインシデント、急変を起こしたら医療事故、名前がちがうのに気付かずに点滴を続けて事故に至った場合には医療過誤になります。

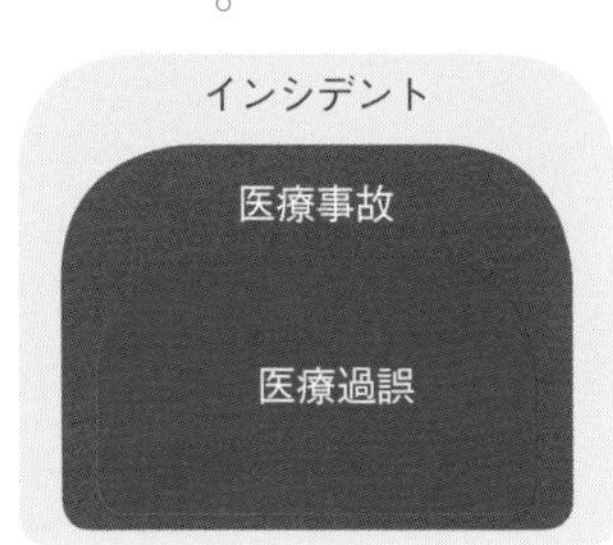

※　「インシデント」は、リスクがあった出来事そのものをいう。「ヒヤリ・ハット」（P100）は、インシデントを発見して「ヒヤリ」としたり「ハット」したりした事例のこと。